KB076262

병원행정가는 이렇게 일한다

병원행정가는 이렇게 일한다

손종영 지음

병원으로 출근하는 사람들 ⑩

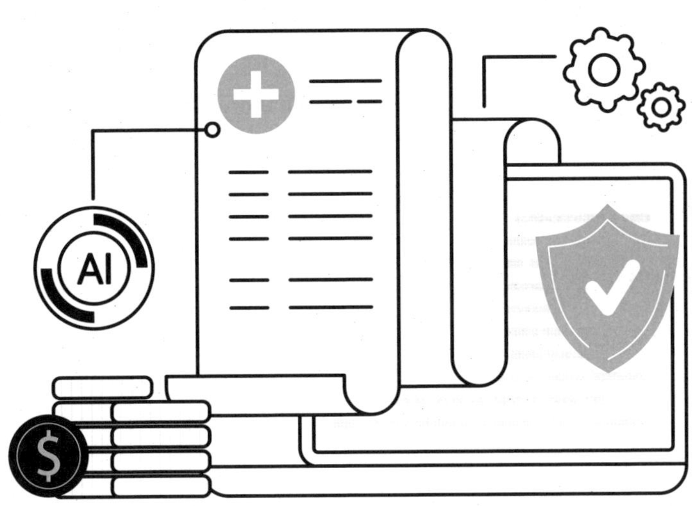

청년의사

|프|롤|로|그|

병원행정가로의 미래를 그리는 이들에게

초등학교 시절, 친구들과 놀다가 앞으로 넘어지면서 짚었던 팔에 금이 간 적이 있었다. 어머니와 함께 병원에 가서 깁스를 하고 나왔는데, 집에 오는 길에 어머니가 바나나 하나를 사주셨다. 꽤 오랜 세월이 지난 지금, 그때를 떠올려보면 내 기억 속에 뚜렷하게 남아 있는 것은 '깁스'와 '바나나'밖에 없다. 왜일까?

내 기억에는 없지만 깁스를 하기까지 병원에서 여러 절차를 거쳤을 것이다. 진료를 보기 전에 환자등록을 하고, 의사는 진료를 보면서 기록지에 수기로 진료 내용을 기록했을 것이며, 그 뒤에는 깁스를 위한 일이 진행되었을 것이다. 의사가 약을 처방하고 약사가 조제도 했을 것이다. 어머니는 수납을 하고 난 후에 앞으로 어떻게 관리해야 하는지에 관한 설명을 들었을 것이다. 하지만 난 아무것도 기억하지 못한다. 환자는 아프다. 아픈 환자는 설명에 집중하기가 어려워서 병원에서의 순간을 온전히 기억하기 어려울 수밖에 없다.

대학 진학을 고민하고 선택하면서 병원과의 인연이 다시 시작되었다. 대학을 졸업한 지 30년이 다 되어가기에 떠올리기가 쉽진 않지만, 당시 병원 행정과 보건정책에 관련된 전공은 사회에 반드시 필요한데 우리나라에서는 이제 막 태동하고 있는 틈새 분야라는 점이 내가 보건행정학과를 선택하는 데 주요한 이유가 되었다.

대학생이던 시절, 나는 대학의 낭만을 즐기기보단 앞으로 나아가야 할 방향을 모색하기 바빴다. 그래서일까? 학우들과 함께 활동하는 모든 일을 졸업 후에 어떻게 활용할 수 있을지 연관 짓는 버릇이 생겼었다. 예를 들면, 학우들과 당구 게임을 하면서도 나중에 사회에 나가 직장동료들과 공감대를 형성하고 대인관계를 넓힐 수단으로 당구를 활용할 수 있겠다고 생각했다. 의도하지는 않았지만 목표 지향적인 사고를 주로 했기 때문인 것 같다. 이처럼 나의 모든 대학생활을 앞으로 그려질 '병원'이라는 미래의 공간으로 가는 준비 과정으로 여겼다. 하지만 이런 여러 작은 시도들은 나에게 정확한 해답을 주지 않았다. 내가 목표로 하는 병원이 어떤 인재를 선호하는지, 어떠한 가치를 원하는지, 그리고 그에 따라 내가 적절히 준비해야 할 것은 무엇인지에 대해서는 알 수 없었다.

우리는 대학생활을 하면서 정답만을 찾아가진 않으며, 무언가를 만들어내는 과정 자체를 경험하기도 한다. 과에서 엠티 행사를 진행한다고 해보자. 그 행사를 진행하기 위해서는 기본적인 기획을 한 후 세부적인 비용 산출을 통해 예산을 책정한다. 참석 인원을 확인하고 엠티 장소를 정한 다음 사전 답사를 간다. 그리고 행사의 세부 진행 프로그램을 만들고, 그 프로그램의 진행을 위한 주요 사람들을 섭외하고 역할을 배정한다. 이러한 기본적인 과정부터 엠티를 통해 어떤 메시지를 공유해야 하는지 등 핵심 이슈를 정리해서 공유하는 일까지, 참으로 많은 일을 해야 한다. 그렇다면 이러한 작은 프로그램을 진행한 경험이 앞으로 병원행정가(관리행정가, 원무행정가, 프로세스디자인행정가, 사무행정가, 병원행정사, 건강보험사 등으로도 불리는데 이 책에서는 주로 '병원행정가'로 총칭한다)로 살아가는 데 도움이 된다고 할 수 있을까? 책에서 풀어갈 여러 사례를 통해 이 질문에 대한 해답을 충분히 얻을 수 있을 것이다.

이 책은 5장으로 구성되어 있다. 내가 병원에서 근무하며 시기별로 자연스럽게 담당했던 관리행정가, 원무행정가, 프로세스디자인행정가로서의 역할을 실제 사례를 중심으로 구성했다. 제1장에서는 병원행정가의 필요성과 세 가지 업무 유형(관리행정, 원무행정, 프로세스디자인행정)의 전문 분야에 대한 역할을 간략하게 담았다. 제2장에서는 병원행정가의 역할 중 관리행정 업무를 시작하면서 경험한 의사결정 과정의 사무관리 역할과 인적자원·성과관리의 중요성에 대한 내용을 주로 다뤘다. 제3장에서는 환자 진료와 가장 밀접하게 행정 업무를 진행하는 원무행정가의 주요 역할과 원무행정 업무의 개선활동을 중심으로 실제 경험한 사례를 나누고자 했다. 제4장에서는 환자중심 진료를 위해 주요 문제점을 찾아내고 이를 해결하는 과정을 통해 프로세스디자인행정가의 역할과 환경 변화에 대응하기 위해 틀을 깨는 다양한 사고를 구사하는 병원행정가의 모습을 담으려 했다. 제5장에서는 급속히 발전하는 IT의 변화 속에서 다가올 진료시스템의 다양한 모습을 상상해보았다. 특별히 5장에는 이 책을 접할 미래의 병원행정가들이 기존의 틀에서 벗어나 다양한 상상을 즐기고, 그 상상이 적절한 시기가 되어 실현되어가는 경험을 하기를 바라는 마음을 담아냈다.

병원은 환자가 의사와 만나서 진료를 본다는, 아주 단순한 목적을 위한 공간이다. 하지만 이러한 단순한 목적을 위해 정상적인 진료가 이루어지도록 우리가 상상하는 것 이상으로 복잡한 과정을 거치고 있음을 이해하기란 쉽지 않다. 병원행정가로서 가장 중요한 것은 직관적 사고와 분석적 사고를 병행하는 '통합적 사고'라고 할 수 있다. 통합적 사고가 형성되어야 비로소 원활한 진료라는 궁극의 목표를 달성할 수 있다. 따라서 이 책에서는 병원행정가를 꿈꾸는 이들에게 그 역할을 소개하고, 병원행정가로서 어떻게 성장할 수 있는지 사례를 중심으로 경험을 나누고자 한다. 나의 이야기가 앞으로 병원을 이끌어갈 미래의 병원행정가들이 긍정적인 방향을 모색하는 데 자그마한 도움이 되기를 바란다.

병원행정가
손종영

| 차 | 례 |

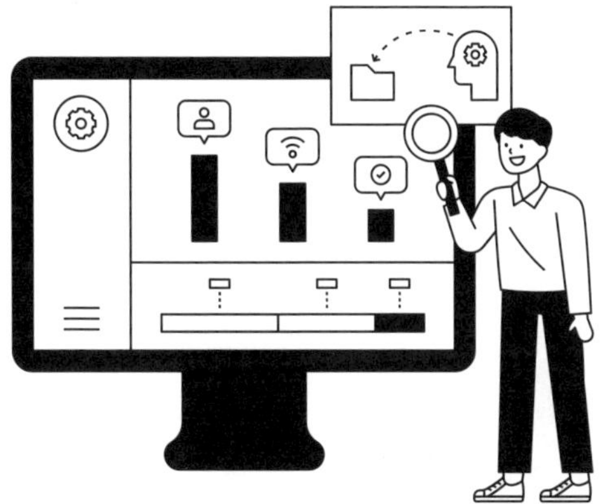

제2장 관리행정가로서 첫출발

원무행정가로서 병원 관리하기

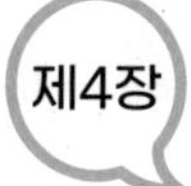

프로세스디자인행정가로서 환자중심병원 만들기

미래 혁신적인 진료프로세스

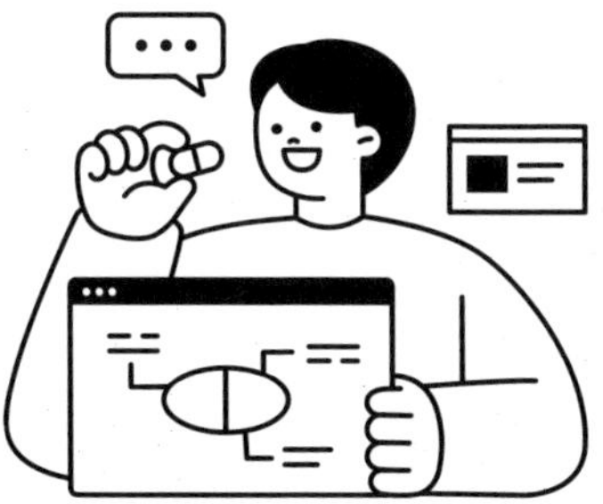

(제1장)

병원행정가 이해하기

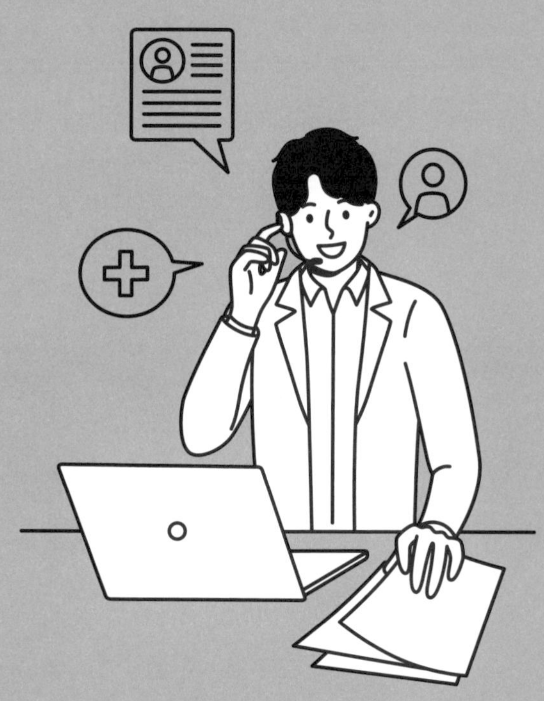

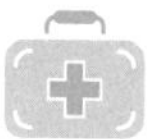

병원행정가, 왜 필요한가?

2022년 12월경, 보건복지부에서 '2024년 의료질평가 기준'을 발표했다. 2024년 의료질평가 기준에는 코로나19와 같은 신종감염병에 대비하여 음압병실을 의료질평가 기준으로 추가하면서 음압병실의 설치 기준 역시 강화되었다.

점수	300병상 이상	300병상 미만	S 병원 필요 병상수
4	2.5% 이상	2% 이상	62
3	1.5% 이상~2.5% 미만	1.0% 이상~2.0% 미만	37
2	1.0% 이상~1.5% 미만	0% 초과~1.0% 미만	25
1	0% 초과~1.0% 미만		12

표 1-1. 의료질평가 기준 중 음압병실 설치 기준

이 기준에 따라 병원에 필요한 음압병실의 수는 '표 1-1'과 같다. 내가 있는 S 병원의 경우 의료법 기준의 음압병실을 25개 보유하고 있어 현재 시점에서 2점을 받을 수 있었다. 2022년 의료질평가 결과에서 '1등급-가'를 받은 병원은 총 여덟 곳으로 S 병원은 공동 7위를 했다. 소수점 차이로 간신히 1등급-가를 유지할 수 있었다. 이른바 '빅5 병원(서울아산병원, 서울대병원, 세브란스병원, 서울성모병원, 삼성서울병원)' 중에 1등급-가 등급을 받지 못한 곳도 있었는데 해당 병원은 명성에 큰 타격을 받았다. 연간 의료수익에도 60억 원 이상의 손해가 발생했다.

변경된 의료질평가 기준을 그대로 유지한다면 S 병원이 1등급-가를 유지하기가 어렵다는 사실은 명확했다. 1등급-가를 유지하지 못할 경우 약 70억 원의 의료수익 감소가 예상되었는데, 이렇게 되면 병원의 명성과 재정적 측면에서 손실이 발생할 수밖에 없었다.

병원행정가는 이 상황에서 무엇을 할 수 있을까? 음압병실을 2023년 안에 12개 더 확보하면 1점을 올릴 수 있고, 그로 인해 1등급-가의 지위를 유지할 가능성이 한층 높아진다. 따라서 의료법 기준을 바탕으로 우선 음압병실의 현황을 세밀하게 검토하기 시작했다. 의료법상 음압병실에는 배기설비, 급기설비, 전실, 오폐수 별도 관리, 환기 등의 시설이 완비되어야 한다. 이 기준을 모두 충족한 음압병실은 병원 내에 25개였다. 그리고 오폐수만 별도로 관리하면 기준에 맞출 수 있는 음압병실이 본관 건물에 6개가 있다는 사실도 확인할 수 있었다. 오폐수 별도 관리를 위해서는 건물 전체를 대상으로 공사해야만 한다. 본관 건물을 면밀하게 분석해 살펴보면 적절한 대안을 마련할 수도 있다는 가능성이 확인되었다.

본관은 총 1,000병상 정도를 운영하는 20층 규모의 건물이고, 건축된 지 20년 정도 되어 상당한 기간이 지난 상황이었다. 20년의 기간 동안 건강보험의 여러 정책(입원전담전문의제도, 간호간병통합병동 등)에 대응하기 위해 공간에 다양한 개조 공사를 했고, 이런 이유로 공간 사용 용도가 층별로 많이 차이 나게 되었다. 층별 공간의 상당한 차이를 표준화하고 현재의 병상을 유지하면서 음압병실을 추가로 조성할 수 있다면 최상의 결과를 얻을 수 있겠다는 확신이 생겼다. 기둥이 있는 2인실을 1인실의 음압병실로 조성하고, 신종감염성 질환이 없을 때는 1인실로 활용하기로 했다. 2인실을 음압병실용 1인실로 변경하면 의료수익 측면에서도 긍정적인 효과를 볼 수 있다는 결론에 도달했다.

다음으로 본관 건물의 층별 도면을 확보했다. 층별로 현장 실사를 하여 분석해보니 층별 운영 형태가 총 네 가지 유형으로 구분됨을 확인할 수 있었다. 이전에 분석했던 기둥이 있는 2인실은 층별로 커다란 건물을 지탱해주는 내력기둥이 있는 공간이라서 기둥을 제거할 수 없었는데, VOC(Voice Of Customer, 고객의 소리)를 분석하면 이 2인실 병실의 기둥으로 인해 보호자 공간이 좁아지는 불편에 대한 환자 의견이 유독 많이 접수되고 있다는 사실을 확인할 수 있었다. 그리고 층별로 일부 병실을 개조하여 입원전담전문의와 전공의를 위한 업무공간으로 조성한 곳도 있음을 확인했다.

확인을 완료하고 나서 건축팀과 미팅을 진행했다. 기둥이 있는 2인실을 1인실의 음압병실로 조성한다면 의료법상 시설 기준을 충족할 수 있는지 여부와 공사비용에 대한 사항을 논의했다. 공사비용을 분석한 결과, 기둥을 활용한 공조시설 조성이 가능하며 약 1억 8,000만 원의 공사비용이 소요되는 것으로 분석되었다. 또한 2인실을 1인실로 조성할 경우의 의료수익을 분석하니 연간 약 1억 4,000만 원의 추가 수익을 올릴 수 있는 것으로 확인되었다.

음압병실 확보를 위해 8층과 15층에 각 2개실 그리고 중환자실 2개실에 오폐수 시설을 추가하여 6개의 음압병실을 확보하고, 일반병실 중 층별 기둥이 있는 2인실 9개를 1인실 음압병실로 조성하여 9개의 음압병실을 추가로 확보할 수 있었다. 축소된 병실을 위해 입원전담전문의와 전공의의 업무공간 4개를 1인실로 변경하고, 1개의 업무공간은 5인실로 조성하여 총 9병상을 확보해 전체 병상수는 동일하게 유지할 수 있었다. 공사비용과 수익분석을 통해 2023년까지 병실 표준화 사업을 완성한다면 2024년 의료질평가에서 1등급-가를 획득하여 연간 약 70억 원의 의료수익을 확보할 수 있고, 병실 표준화에 따른 수익분석을 해보니 연간 약 10억 원의 추가 수익 발생이라는 부가적 효과도 확인할 수 있었다. 이 사례는 병원행정가가 어떤 역할을 해야 하는지 생각해볼 수 있게 해준다.

병원행정가는 의료환경의 변화에 따른 대응 방안과 문제점을 분석하고, 이를 해결하기 위한 혁신적인 아이디어를 제시할 수 있는 능력을 갖춰야 한다. 의료서비스의 효율성을 높이기 위해 각종 만족도를 조사하고, 진료프로세스 여정 지도를 그리면서 문제점을 파악하며, 찾아낸 문제점을 개선하기 위해 팀을 구성하는 등 실질적인 개선을 계속해서 수행해야 하기 때문이다. 또한 의료기술의 발전을 모니터링하고 이를 병원 내부의 시스템에 도입할 수 있는지를 분석하여, 효과성과 효율성 측면에서 적절한 균형을 맞춰 실제로 도입하는 절차도 진행한다. 이를 성공적으로 진료현장에 적용하기 위해서는 의료진과 환자 간의 원활한 소통이 중요하다. 따라서 병원행정가의 가장 중요한 역할은 외부환경을 모니터링하면서 동시에 내부 직원과 환자를 대상으로 그들의 원활한 의사소통을 위한 가교역할을 수행하는 것이다.

병원행정가는 의료현장에서 의료진을 지원하며, 병원의 효율적인 운영을 위해 다양한 업무를 수행하는 사람이다. 의료서비스의 질을 향상하고 환자 만족도를 높이는 데 필요한 방향과 대안을 제시한다. 의료진과 환자 사이의 원활한 의사소통을 위해 병원 내부의 모든 업무프로세스를 관리하고 개선한다. 진료기록 관리, 예약 및 스케줄 관리, 의료보험 청구, 병실 및 공급망 관리 등 여러 업무를 담당한다. 또한 의료시설의 자원을 효율적으로 운영하기 위한 인력 및 장비의 배치 방안을 계획하고, 병원 예산 역시 효율적으로 운영 및 배분될 수 있도록 관리하는 역할을 수행한다.

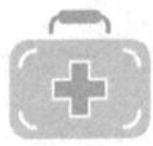

관리행정

환자와 의사가 만나 진료가 이루어지기 위해서는 외래, 입원, 수술, 처치, 주사, 검사, 치료재료, 약, 설명, 기록, 병원 환경, 내원 방법 등의 여러 요소가 모두 연결되어 있어야 한다. 이러한 진료과정이 환자를 중심으로 자연스럽게 연결될 수 있도록 도와주는 전문가가 필요하다. 진료프로세스 과정을 살펴보면서 병원행정가의 역할을 쉽게 이해할 수 있다.

환자는 단지 아프다

환자가 병원을 찾는 이유는 간단하다. 아프기 때문이다. 환자는 의사를 만나서 진료받는 것 이외에는 관심이 없다. 환자는 병원에 와서 의사에게 진찰받은 후 검사를 받고, 적절한 약 처방전을 받아 약을 복용한다. 그리고 질환이 심하면 수술이나 집중 치료를 위해 입원한다. 이 과정 외에 병원에서 어떤 다른 일이 일어나는지는 환자에게 전혀 중요하지 않으며 관심도 없다. 단지 환자는 여기저기가 아플 뿐이다. 따라서 환자의 진료프로세스는 의사와 만나 진료 후 치료를 받는 매우 단순한 과정이라 할 수 있다. 하지만 병원 입장에서는 그렇지 않다. 병원의 규모는 계속 커지는데 진료과정의 주요 지점마다 체계적인 관리를 해주지 않는다면 커다란 혼란이 발생할 수 있고, 진료에 대한 예기치 않은 나쁜 결과가 초래될 수도 있기 때문이다.

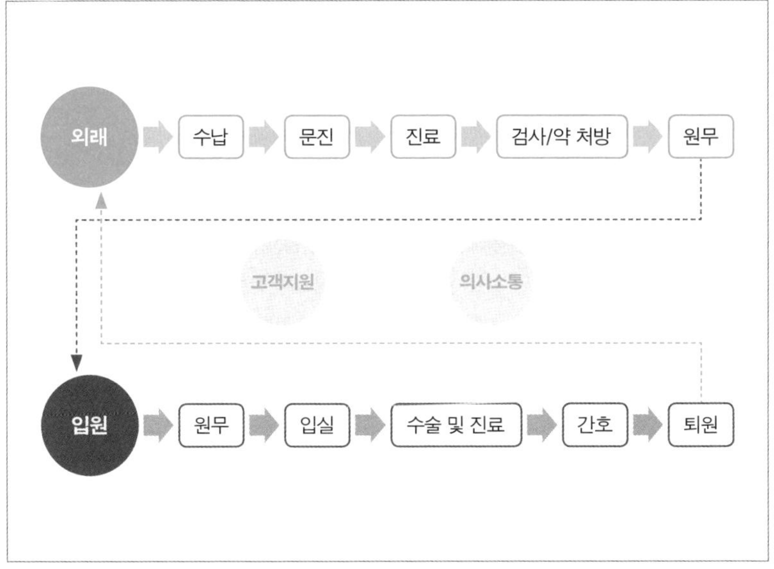
외래
수납
문진
진료
검사/약 처방
원무
고객지원
의사소통
입원
원무
입실
수술 및 진료
간호
퇴원

표 1-2. 진료프로세스 흐름도

보이지 않을 뿐 소홀히 할 일은 없다

의료광고는 의료법에 따라 엄격하게 관리되고 있으며, 대한의사협회에서는 의료광고심의위원회를 운영하면서 심의절차에 따른 허가를 받도록 하고 있다. 원칙적으로 의료인이나 의료기관은 의료광고를 하는 것이 가능하지만, 의료광고에 해당하는 항목을 세세하게 나열하고 있기에 사실상 의료광고는 허용되고 있지 않다고 보는 편이 합리적이다.

그렇다면 의료법에 근거하여 실질적인 의료광고가 불가능한 병원의 입장을 고려할 때, 환자는 어떻게 가고 싶은 병원을 찾아보고 선택을 하고 있을까? 다음의 의료광고 관련 의료법을 살펴보자.

의료광고 관련 의료법

의료법 제56조(의료광고 금지 등)

① 의료기관 개설자, 의료기관의 장 또는 의료인(이하 "의료인등"이라 한다)이 아닌 자는 의료에 관한 광고(의료인등이 신문·잡지·음성·음향·영상·인터넷·인쇄물·간판, 그 밖의 방법에 의하여 의료행위, 의료기관 및 의료인등에 대한 정보를 소비자에게 나타내거나 알리는 행위를 말한다. 이하 "의료광고"라 한다)를 하지 못한다.

② 의료인등은 다음 각 호의 어느 하나에 해당하는 의료광고를 하지 못한다.

1. 제53조에 따른 평가를 받지 아니한 신의료기술에 관한 광고

[중약]

15. 그 밖에 의료광고의 방법 또는 내용이 국민의 보건과 건전한 의료경쟁의 질서를 해치거나 소비자에게 피해를 줄 우려가 있는 것으로서 대통령령으로 정하는 내용의 광고

내가 속한 S 병원은 의료서비스품질을 향상하기 위해 매년 전문업체를 통한 컨설팅을 받고 있다. 이 컨설팅 조사 문항 중 '○○병원을 처음 이용하게 된 계기는 무엇인가?'라는 질문을 통해 환자들이 주로 어떤 경로로 병원에 내원하는지를 조사해보았다.

이 조사의 결과를 보면 '주변 지인의 소개(70%)'와 '다른 병원 의사의 소개(18%)'를 통해 추천받고 내원하는 경우가 88%에 달했다. 이는 환자 대부분이 구전(口傳, 말로 전함)을 통해 병원에 내원하고 있다는 흥미로운 결과를 보여준다. 이 결과에 따라 어떻게 다른 사람들에게 '추천'이라는 행동과 결정을 하게 되는지를 생각해보면, '환자의 긍정적인 경험'이 가장 큰 상관관계가 있을 것이라는 결론을 내릴 수 있다. 다시 말해서, 환자가 병원에 내원하여 겪는 모든 과정을 통해 긍정적인 경험을 할 수 있게 한다면 최고의 마케팅 효과를 얻을 수 있을 것이다.

내원 경로	비율
주변 지인의 소개	70%
다른 병원 의사의 소개	18%
TV/신문/잡지/인터넷	3%
기타	9%
합계	**100%**

표 1-3. 병원을 처음 이용하게 된 계기

병원에는 하루에 만 명이 넘는 환자가 찾아온다. 자가용으로 오는 환자도 있고 대중교통으로 오는 환자도 있는데, 내원객 수를 고려하면

작은 불편도 결코 소홀히 할 수 없다. 대중교통을 이용하여 병원에 오는 환자들을 위해 셔틀버스 운영을 도입할지, 그들이 주로 이용하는 대중교통은 무엇이며 어떻게 안내할 것인지 등을 고민해야 한다. 자가용으로 오는 환자들을 위해서도 병원 내의 주차 공간이 충분한지, 주차비용은 어떤 방식으로 부과할 것인지 등과 같이 기본적인 운영시스템을 관리하는 병원행정가의 역할이 필요해진다.

관리 영역만을 전문적으로 수행하는 업무를 '관리행정'이라고 한다. 관리행정의 영역은 물류, 자산, 청소, 주차, 보안, 용역관리, 인력관리, 교육 등이다. 환자 진료와 직접적으로 관련되진 않지만 병원의 운영체계를 형성하고 있는 기본 틀에 해당하는 업무로, 만약 병원에서 관리행정에 소홀하게 되면 진료프로세스에 혼란을 야기하고 제대로 된 진료운영이 불가능해져서 환자 진료에 적합한 환경을 유지할 수 없게 된다.

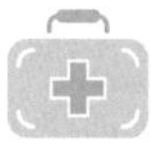

원무행정

환자에게 부담되지만 누군가는 해야 한다

상급종합병원에는 환자가 진료를 위해 바로 올 수 없는 의료전달체계가 마련되어 있다. 먼저 환자는 1·2차병원에서 진료를 한 후 진료의뢰서를 받아야 상급종합병원에 사전 예약을 할 수 있다. 예약일에 맞춰 병원에 오면 원무부서 중 처음 방문한 환자를 위해 마련된 창구에서 환자의 기본 자료 등록, 자격 확인 등과 같이 진료에 필요한 정보를 등록한다. 원무부서는 내원한 환자의 접수와 수납을 담당하는 곳이다. 건강보험제도는 수가체계, 환자부담률 등 1년에도 여러 차례 변경되는데, 원무부서는 이러한 보험 환경 변화에 긴밀하게 대응해야 한다. 변화에 민감하게 반응하여 수납 전에 미리 반영하지 않으면 진료비를 과수납하거나 부족하게 수납하게 되고, 이를 정정하기 위해서는 추가납부 요청 또는 환불 절차 등 추가적인 업무가 발생하므로 더욱 신중하게 대응해야 한다. 환자가 수술 등을 위해 입원하면 입원진료가 원활하게 진행되도록 입원접수, 입원수속, 진료비 정산 등의 업무도 필요하다.

내가 입원원무팀에서 근무할 때는 입원환자를 관리하는 업무를 했는데, 그때 입원환자의 진료 외 다양한 업무를 서로 이해하고 협력을 강화하기 위해 혈액내과에서 병원 직원들을 대상으로 워크숍을 진행한 적이 있다. 사회사업사와 원무행정 직원들이 함께 토론하는 시간을 만들었고 원무행정과 관련된 자료를 발표하고 공유하기도 했다. 2001년이던 당시에는 혈액내과에 백혈병, 재생불량성빈혈, 골수이식 등처럼 건강보험 대상이 되지 않는 치료항목이 많아서 고액의 치료비가 발생할 수밖에 없었다. 그래서 혈액내과에 입원하여 치료받는 다빈도 진단명과 치료비에 대한 통계를 정리하고, 비급여가 발생하는 사례와 기준 등도 혈액내과 의료진에게 브리핑했다. 그때 나는 원무행정을 '생선'에 비유해 설명하기도 했다. 생선을 오랫동안 먹기 위해 소금으로 절이는 과정, 그 노고와 시간을 통해 오래 두고 먹을 수 있는 맛있는 생선이 사람들에게 제공되는 유통과정에 빗대어 원무행정의 의미를 설명한 것이다.

원무행정체계는 고가의 병원 치료비를 환자들에게 청구한다. 환자들은 치료를 받기 위해 자신의 모든 에너지를 쏟아야 하지만, 동시에 치료비 준비와 그 걱정까지도 함께 해나가야 한다. 이러한 환자들에게 치료 외의 고통을 어쩔 수 없이 주어야 하는 역할을 담당하는 사람이 원무 직원이다. 환자의 치료과정은 무엇보다도 힘들 것이다. 하지만 병원에 있는 누군가는 그들에게 진료비를 청구하고 수납해야만 한다. 그 진료비는 다른 환자들을 진료하기 위한 진료재료, 주사, 약, 검사장비 등의 구매에 지출되며 병원 직원들의 또 다른 삶이 유지되도록 지출되어야 하기 때문이다.

하나의 생명체와 같은 병원

우리나라에 최초의 서양식 진료가 이루어졌던 1885년, 알렌의 제중원은 의사와 환자만이 있는 아주 단순한 구조였다. 그러나 점점 환자가 많아지면서 자연스럽게 진료받기 위해 오는 환자들을 대문 밖에 줄 세우고 앞줄로 끼어들지 못하게 하는 관리 직원이 필요해졌고, 의사를 도와줄 간호사에 대한 교육도 필요해졌다. 이후 의료법이 만들어지면서 병원의 설립 근거가 마련되었고 그 세부적인 운영기준도 모두 의료법, 의료법 시행령, 의료법 시행규칙 등에 의해 운영되도록 제도가 완성되었다. 병원의 진료비 부과 기준에 영향을 주는 건강보험은 1977년에 우리나라 환경에 맞는 직장 의료보험제도가 처음 시행되고, 1989년에는 전 국민 의료보험제도가 확립되면서 그 구조가 완성되었다.

2023년 4월, 서울 서대문에 소재한 S 병원에서 국내 최초로 중입자치료센터를 설립하고 중입자치료를 하기 시작했다. 중입자치료를 시행한 국내 사례가 없었기에 임상적 성과가 전혀 없는 상황이었다. 따라서 중입자치료기기의 허가는 일본에서 시행한 임상 실적을 근거로 할 수밖에 없었다. 식품의약품안전처에서 효과·안전성 등을 평가하여 치료기기의 허가 여부를 결정하며, 기기에서 방출되는 방사선에 대한 한국원자력안전기술원의 안전성 평가에 따른 허가도 필수적이다. 이후 신의료기술에 대한 임상적 성과와 경제성 등을 분석하여 한국보건의료연구원과 건강보험심사평가원으로부터 신의료기술로 인정을 받아야만 수가 책정이 가능하다. 건축물은 보건소 등의 진료가 가능한 공간으로 허가를 받아야 한다. 이 모든 절차가 순차적으로 진행되어야 환자에게 양질의 치료를 제공할 수 있다.

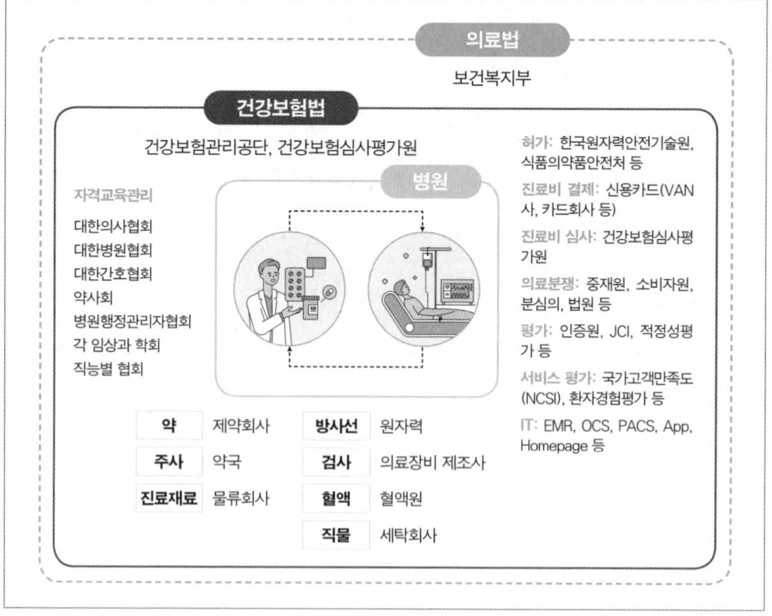

표 1-4. 병원 환경 구성도

병원이 우후죽순으로 생기면서 의료 질 차이가 커지는 문제의 관리와 일정 수준의 질 관리를 위해 의료기관평가인증원을 설립하여 4년에 한 번씩 평가인증을 받도록 하고 있으며, 글로벌 병원으로 인정받고자 하는 병원들은 JCI(Joint Commission International, 국제의료기관평가위원회)에서 시행하는 인증평가를 받는 사례도 많다. 또한 상급종합병원 인증평가를 3년마다 실시하여 상급종합병원을 매번 재지정하고 있으므로, 상급종합병원의 경우 해당 기준에 따라 병원이 운영될 수 있도록 관리체계를 만들어야 한다. 이렇듯 병원은 각종 평가 등의 기준 변화에 영향을 받을 수밖에 없어서 이에 항상 대비할 수 있는 조직체계를 만들고 관리하는 것이 중요하다.

병원에서는 진료과정에 대한 시각 차이로 인해 환자와 의료진과의 의견충돌이 발생하기 마련이다. 사소한 문제들은 고객상담실과 같은 곳에서도 해결할 수 있지만, 진료적인 문제로 의견 차이가 발생하면 자칫 환자와 병원 간의 다툼인 '의료분쟁'으로 문제가 커지게 된다. 이러한 의료분쟁은 환자와 상담하면서 오해를 풀거나 불가피성에 대하여 설명해주면서 잘 마무리되기도 한다. 하지만 병원의 노력에도 불구하고 해결이 되지 않는다면 한국의료분쟁조정중재원이나 한국소비자원 등에서 갈등을 중재하게 되고, 이 기관에서도 중재가 되지 않을 때는 민사·형사소송 절차를 진행하게 된다. 따라서 병원은 의료분쟁의 발생으로 인한 비용을 최소화하기 위해 환자안전활동 등 자체적인 개선활동을 강화하고, 직원교육을 통해 안전사고에 대한 경각심을 고취하고 있다.

환자는 진료 후에 진료비를 수납하는데, 이는 환자가 부담하는 본인부담금만 납부하는 것이다. 나머지 공단부담금은 건강보험관리공단에서 지급하는데, 지급하기 전에 진료비 심사 절차를 건강보험심사평가원과 긴밀히 협의하여 삭감을 최소화한다. 신의료기술 등의 등재 절차를 통해 비급여 항목을 관리하는 것도 필요하다. 무엇보다 진료비의 60% 이상이 공단에서 입금되므로 병원의 지속 가능한 경영을 위해서 이는 가장 중요한 과정이라고 할 수 있다. 또한 환자의 진료를 위해 필요한 약, 주사, 진료재료, 직물 등의 조달을 위해서는 제약회사·물류회사 등과 원만한 협력관계를 유지하여 외부 공급망 관리체계를 잘 구축해야만 위기 상황에서도 진료가 제대로 이루어질 수 있다.

최근 병원의 주요 어젠다 중 하나는 '디지털병원으로의 전환'이다. EMR(Electronic Medical Record, 전자의무기록), OCS(Order Communication System, 처방전달시스템), PACS(Picture Archiving Communication System, 의료영상저장전송시스템) 등이 효율적인 운영을 위해 도입되고 있으며, 전산운영체계의 고도화를 위해 클라우드, 사물인터넷(IoT), 비콘, 와이파이, 서버의 이중망 등이 다양해지고 있다. 또한 모바일 영역에서 서비스가 급속히 확장되며 예약, 검사 결과, 각종 안내, 정보제공, 진료 등을 연계한 여러 아이디어를 적용하는 서비스 경쟁도 치열하게 진행되고 있다. 이처럼 병원에서의 IT 영향력은 이미 절대적인 수준에 도달해 있으므로 전산이 다운되거나 오류가 발생하지 않도록 하는 상시 모니터링체계가 구축되어야 한다. 그럼에도 전산이 다운되는 상황이 발생하면 즉시 적절히 대응할 수 있는 모의훈련도 정기적으로 시행할 필요가 있다.

병원은 여러 분야의 다양한 요소가 유기적으로 관계를 맺고 있는 곳이며 이 중에 하나라도 오류나 실수가 생기면 환자 진료에 치명적인 문제가 발생할 수 있는 곳이다. 사람이 살아가기 위해서는 각각의 신체기능이 완전할 때 온전하게 생활할 수 있는 것처럼, 병원도 하나의 생명체와 같은 환경을 유기적인 체계로 만들어야만 이 공간에서 환자와 의료진이 만나 원활한 진료가 이뤄진다.

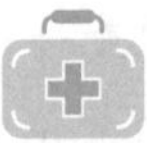

프로세스디자인행정

병원의 역할 변화

의료법은 모든 국민이 수준 높은 의료 혜택을 받을 수 있도록 국민의료에 필요한 사항을 규정함으로써 국민의 건강을 보호하고 증진하는 것을 목적으로 하고 있으며(의료법 제1조), 의료인은 국민보건의 향상을 이루고 국민의 건강한 생활 확보에 이바지할 사명을 가져야 함을 강조하고 있다(의료법 제2조 제2항). 의료인이 구성원으로 있는 병원은 국민의 건강에 대한 기본적인 의무감을 내재해야 한다. 서울 소재의 모 병원 사명을 보면 "하나님의 사랑으로 인류를 질병으로부터 자유롭게 한다"라고 하여 국민 건강보다 더 확장된 인류애적인 의미를 담고 있다. 이렇듯 병원의 의료서비스에는 공공재적인 성격이 있음이 의료법과 병원 사명을 통해 드러난다. 하지만 병원은 국가로부터 크지 않은 규모의 지원만을 받고 있기에 자체적인 의료수익으로 운영되어야 한다. 따라서 우리나라 병원들은 '공공재'이면서 동시에 '사적재'인 성격을 가지고 있으며 그로 인해 여러 문제가 발생하기도 한다. 사적재의 특성을 강조하여 운영하면 의료서비스를 제공할 때 효율성에 비중을 둘 수밖에 없고, 공공재의 특성에 무게를 두면 형평성을 더욱 강조할 수밖에 없다.

서울 서대문 소재의 S 상급종합병원은 2,462병상을 운영하고 있는데, 이 중 1인실은 253병상으로 일반병상의 88%를 유지하고 있다. 〈국민건강보험 요양급여의 기준에 관한 규칙〉에 따르면 상급종합병원은 일반병상 보유 비율을 80% 이상으로 유지하도록 하고 있으므로, 1인실을 180병상 정도 더 늘려서 병상운영 수익을 높일 수도 있다. 이 병원에서 중환자실은 280병상을 운영하고 있는데, 중환자실·응급실과 같이 많은 의료인력이 필요한 병상은 사실상 원가분석을 통해 보면 수익보다 나가는 비용이 큰 구조를 보인다. 즉, 병원의 경영 측면에서 살펴보면 '상급병상>일반병상>중환자실 병상' 순으로 수익이 발생한다. 병원의 사적재 특성을 고려한다면 상급병상을 최대한 운영하여 수익을 더욱 높여야 하지만, 일반병상과 중환자실을 운영하면서 공공재로서의 의무도 동시에 수행하는 이중적 구조로 운영될 수밖에 없다.

이러한 환경 속에서 의료서비스는 생명공학, 제약산업, U-헬스케어, 빅데이터, AI 산업에 이르기까지 산업 발전의 많은 영역에서 점점 더 중요한 역할을 하고 있다. 이 의료서비스 산업의 중심에 있는 병원의 사적재 역할 또한 점차 확장되어가고 있다.

병원은 끊임없이 변화해야 한다

병원은 2000년대부터 서비스 산업으로의 변화를 시작했다. 환자가 병원을 선택할 때, 병원에서 지내는 동안 모든 서비스접점(MOT: Moment Of Truth)에서 긍정적인 경험을 하는 것이 중요해졌다. 병원은 모든 부문의 서비스접점 서비스품질을 관리함으로써 환자의 선택을 받고자 노력해야 하는 시대가 도래한 것이다.

'서비스품질에 문제가 있을 때 그것을 어떻게 찾을 수 있을까?' '그 문제를 어떤 방식으로 해결할 수 있을까?' 등과 같은 질문을 통해 끊임없이 서비스품질을 개선하고 문제를 해결하려는 노력을 진행해야만 서비스의 가치를 높일 수 있다. 서비스 가치는 가격에 대비하여 체감하는 품질의 수준을 나타낸다. 건강보험체계하의 건강보험수가는 제한적이다 보니 병원은 진료행위에 따른 진료수익에 상당한 제한을 받고 있다. 실제로 많은 투자를 할 수 없는 구조이기에 서비스 가치를 올리는 것이 절대 쉽지 않다. 하지만 서비스 가치를 올릴 수만 있다면 가격 대비 고품질의 서비스를 경험한 환자는 병원에서 받은 의료서비스에 만족하게 되고, 향상된 만족도는 병원에 대한 환자의 충성도(loalty)를 높여주어 자연스럽게 주변 사람들에게 그 병원에 대한 경험을 전달함과 동시에 추천으로도 이어질 것이다. 환자의 추천으로 신규 환자의 유입이 이루어지면 이는 다시 병원의 수익 증가로 이어진다. 환자 진료로 발생하는 수익은 다시 제한적이나마 진료프로세스를 재설계하거나 새로운 검사장비를 도입하는 데 사용할 수 있다. 즉, 서비스품질을 분석하여 부족한 서비스를 향상하기 위한 활동을 지속하면 서비스 가치를 높이는 데 도움을 주고, 높아진 서비스 가치를 경험한 환자들의 만족도가 커지면 결국 이는 다시 진료수익을 높이는 선순환의 흐름을 보이게 된다.

병원이 건실하게 존립하기 위해서는 주변 병원과의 경쟁에 따른 위험요소와 건강보험체계의 변화 및 의료환경의 정책 변화에 대응하여 끊임없이 변화해야 한다. 만약 변화를 거부하거나 변화하지 않으면 곧 도태되어 소멸될 수 있다.

앞서 살펴본 S 병원은 2000년에 1,000병상의 새 병원 건축을 진행했는데, 당시 병원 구성원들은 건축에 대해 상반된 의견 차이를 보였다. 20층이 넘는 1,000병상 규모의 건물을 지으면 부채로 인해 10년 안에 파산할 수 있다는 의견과, 1,000병상 규모의 건물을 짓지 않으면 100년 안에 천천히 경쟁에서 도태되어 결국에는 사라질 것이라는 의견이 대립한 것이다. 결국 병원은 투자 위험을 무릅쓰고 1,000병상 규모의 건물을 건축하는 데 성공했으며 덕분에 또 다른 100년의 미래를 그릴 원동력을 마련할 수 있었다. 이렇듯 병원은 서비스품질의 세세한 부분을 끊임없이 개선하는 변화와 함께 병원 전체의 운명을 좌우하는 커다란 변화를 체계적으로 이행해야 하며, 그렇게 되면 표 1-5의 '서비스-이익체인 모델(Service-profit chain model)'에서 보듯이 선순환 구조를 이루며 계속해서 성장할 수 있다. 만약 반대 방향의 흐름으로 간다면 악순환 구조로 인해 순식간에 위기에 빠질 수도 있다.

과거 우리나라의 의료는 환자중심적 진료환경이 부족했고, 대부분

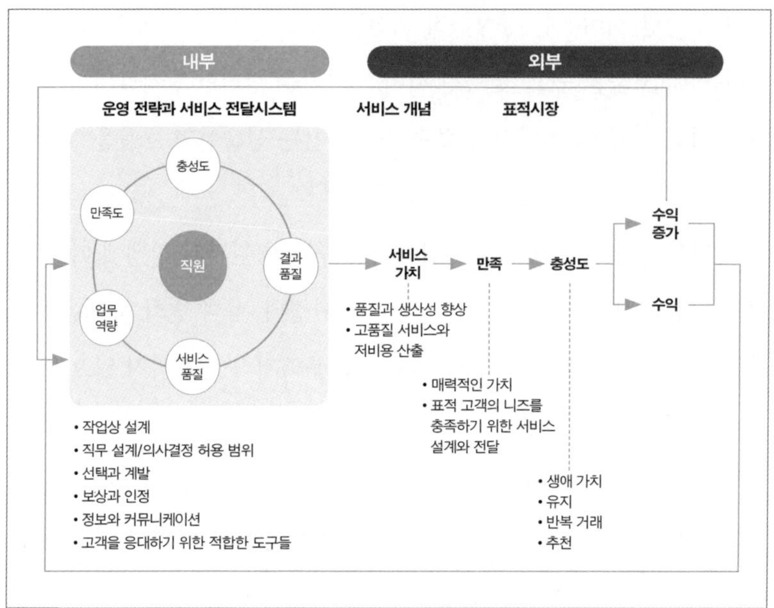

표 1-5. 서비스-이익체인 모델

폐쇄적 환경 속에서 운영되었다. 그러다가 1998년 외환위기를 기점으로 외환자유화가 시행되며 해외에서 의료서비스를 구매하는 것이 자유로워졌으며, 이 시기에 NCSI(National Customer Satisfaction Index, 국가고객만족도) 조사가 본격화되면서 환자중심의 의료서비스에도 관심을 두기 시작했다. 2017년부터는 건강보험심사평가원에서 적정성 평가에 환자경험평가를 추가하면서 의료서비스에 대한 질 관리 측면의 중요성을 국가적으로 강조하고 있다.

따라서 병원행정가는 병원에 영향을 미칠 여러 환경적 변화를 지속해서 분석하고 문제점을 찾아내는 역할을 해야 한다. 변화를 긍정적인 방향으로 받아들이고 문제점을 개선해나갈 방안을 끊임없이 모색함으로써 변화에 대응하는 역할을 수행해야 한다.

의료법을 통해 병원의 기본체계 이해하기

현행 의료법에서는 의료의 실질적인 개념을 명확히 규정하고 있지 않다. 예를 들면, 무면허 의료행위를 유권해석이나 법원의 판례를 통해 간접적으로 확인하고 있는 것이 하나의 사례이다. 의료법 규정은 의료인, 의료행위, 의료기재 등을 순환 구조로 만들고 있다. 의료인은 '의료행위를 하는 자'(의료법 제27조 제1항)이고, 의료행위를 위해서 필요한 도구, 약품, 기타 시설 및 재료는 의료기재라고 할 수 있다. 이를 근거로 보면 '의료란 실제적인 개념의 의료주체인 의료인이 의료기재를 수단으로 하여 의료행위를 하는 것'으로 정의할 수 있다.

환자는 병원이라는 공간적인 장소에서 의료인에게 의료기재를 통해 진료받는다. 다시 말해서, 병원이라는 공간이 마련되어 있지 않다면 의료법상 진료행위가 이루어지는 경우는 거의 없다고 보는 것이 현실적이다. 이는 의료기관 개설의 자격관리를 통해 자연스럽게 무면허 의료행위를 일차적으로 관리할 수 있다는 관리의 효율성 측면에서도 상당한 의미가 있다. 현재 의료기관의 개설 자격은 '의료전문성을 가진 의사나 공적인 성격을 가진 법인, 기관' 등으로 엄격히 제한된다. 이는 의료가 국민의 건강을 보호하고 증진해야 한다는 목적을 달성하기 위한

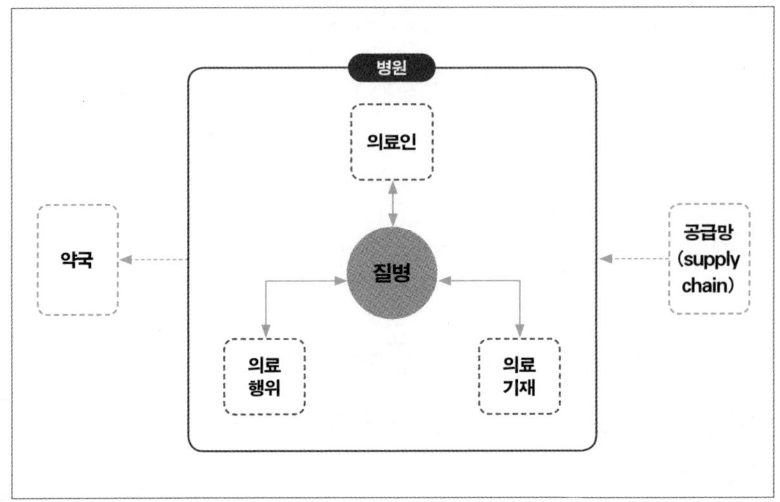

표 1-6. 병원의 진료체계

허가 기준을 마련함으로써 민간의료기관의 공공성을 도모할 수 있게 한다.

세브란스병원와 서울성모병원은 학교법인으로 의료기관을 개설했으며, 서울아산병원은 아산사회복지재단을 설립한 후 의료기관을 설립했다. 삼성서울병원은 삼성생명공익재단을 설립하고 의료기관을 설립했다. 이렇듯 공익적 목적의 법인 설립을 통해 의료기관 설립을 허가하고 있어 긴급재난이나 전시에도 협력 가능한 체계가 마련되어 있다.

의료법상 의료기관은 의원, 병원, 종합병원, 치과병원, 요양병원, 정신병원, 의료재활시설 등으로 설치되어 운영되고 있으며 의료법 이외에 정신보건법, 장애인복지법 등의 법령에 따른 시설도 운영되고 있다. 복지부 장관은 특수하게 상급종합병원이나 전문병원을 지정할 수 있는

데, 3년 주기로 상급종합병원 지정평가를 실시하여 상급종합병원을 평가하고 재지정한다. 이대목동병원의 경우 2018년에 있었던 신생아중환자실 사망 사고로 인해 2018년 4월에 상급종합병원 지정에서 자진철회 방식으로 제외되었으며, 종별 가산율이 줄어들어 2018~2020년 동안 매년 300억 원 이상의 의료수익이 감소했다. 이후 2020년에 상급종합병원 평가를 받고 다시 2021년부터 재지정되었다. 여기서 종별 가산율이란, 의료기관은 종류별로 시설·인력·장비·서비스 수준의 차이로 인해 처치·검사·치료 등에 비용 차이가 발생하므로 의료기관 종류별로 진료비 등 의료서비스 비용에 일정률을 더하는 것을 말한다. 상급종합병원은 30%, 종합병원은 25%, 병원은 20%, 의원은 15%를 가산하고 있다.

현행 의료법에서 약국이 병원 내에 있으면 처방을 독점하게 되는데, 독점으로 인한 이득을 방지하려는 목적으로 의료기관의 외래환자는 원외에서 약을 조제하도록 의무화하고 있다(의료법 제33조 제7항). 의료법에는 명확한 근거가 없지만 환자 진료를 위해 필요한 의료용품, 진료재료 등의 공급망(supply chain)을 만들어 항시 지원할 수 있는 체계도 마련해야 한다. 최근 각종 형태의 평가가 만들어지고 병원 공급망에 대한 중요성이 새롭게 인식되면서 공급망에 대한 지표를 새롭게 만들어 그 적정성 여부를 정기적으로 점검하고 있다.

(제2장)

관리행정가로서
첫출발

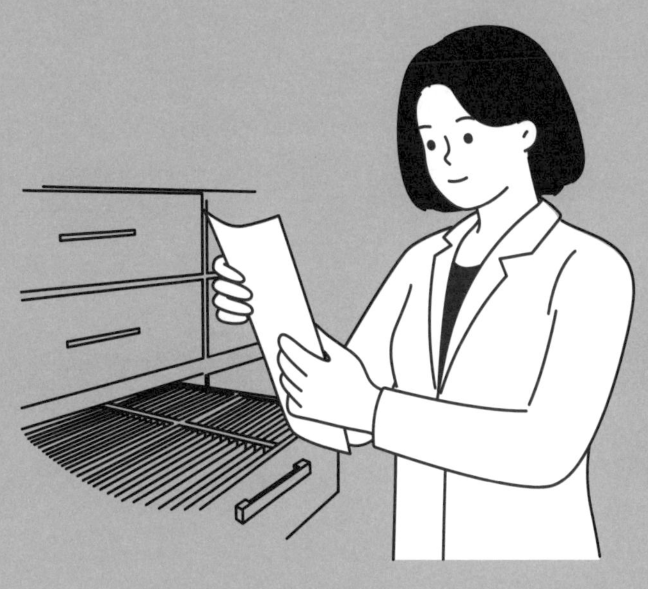

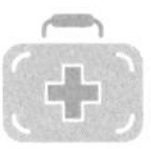

의료보험의 발전과 첫 병원 취업

우리나라의 의료보험은 1977년에 500인 이상 사업장에 먼저 도입되었고, 1979년에는 공무원 및 사립학교 교직원에게 도입되었다. 이후 1989년에 드디어 전 국민을 대상으로 의료보험이 도입되었다. 이 시기에 맞춰 대학별로 보건행정 관련 학과가 신설되기 시작했다.

고등학교 시절에 나는 '사회에서 장차 어떤 역할을 할 것인지'와 '나의 경쟁력을 어떻게 발휘할 수 있을지'를 함께 고민하고 있었다. 그때 '보건행정학과'가 눈에 들어왔다. 보건행정학과에 대한 정보가 많진 않았지만 학과 이름만 보고 막연히 병원이나 보건복지부 같은 보건행정 기관으로 진출할 수 있겠다고 생각했다. 대단한 꿈을 가지고 진로를 결정한 건 아니었지만 나름대로 보건산업을 앞으로 성장 가능성이 높은 산업으로 생각했고, 아직 활성화되지 않은 분야에 대한 미래 전망을 보고 보건행정학과를 선택하게 되었다. 지금 생각하면 우리나라에 의료보험이 확대되면서 보건행정 분야가 성장한 시기와 맞아떨어졌던 것 같다.

나의 대학시절은 지역의료보험, 직장의료보험, 공무원 및 사립학교 교직원 의료보험으로 나누어 운영하자는 의료보험 '조합주의'와 의료보험을 통합하여 효율적인 운영체계를 만들어 운영하자는 '통합주의' 사이의 사회적 논쟁이 치열했던 시기였다. 그 시기를 지나 대학을 졸업한 1996년, 다양한 진로(정부 기관, 병원, 제약회사 등) 중에서 나의 첫 직장은 병원이 되었다.

우리나라 의료보험 연도별 변화

1963. 12. 16. 의료보험법 제정·공포 후

1965. 09. 25. 호남비료의료보험조합 설립(최초인가 피용자조합)

1968. 05. 13. 부산 청십자 의료보험조합 설립 → 1969. 7. 29. 설립인가(최초인가 자영업 조합)

1977. 07. 01. 500인 이상 사업장(공업단지 내 사업장 포함) 근로자 의무적용
근로자(피보험자) 116만 명(피부양자 194만 명), 486개 조합 설립

1979. 01. 01. 공무원 및 사립학교 교직원 의료보험 시행

1981. 01. 01. 100인 이상 사업장 의료보험 당연 적용(16인 이상 사업장 임의가입 권장)

1988. 01. 01. 농어촌지역의료보험 전국 확대 실시(134개 조합 설립)

1989. 07. 01. 전 국민 의료보험 실현(도시지역의료보험 전국 확대 실시)

1998. 10. 01.~2000. 6. 30. 국민의료보험공단(지역 및 공교 통합), 직장조합으로 운영

2000. 07. 01.~현재 국민건강보험법에 의하여 전 국민을 포괄하는 '국민건강보험공단' 단일 보험자 설립

내가 병원에서 처음 맡은 역할은 인사팀 복지 관련 업무였다. 건강보험, 교원공제회, 사학연금, 건강검진, 학비보조와 같은 복지 업무를 담당했다. 건강보험을 담당하여 의료보험 자격·상실 등의 업무를 하면서 건강보험카드도 처음 보았다. 학부 중 전공과목 강의는 학문적 이론을 중심으로 이뤄진다. 실제로 운영되고 있는 보험체계를 경험하는 건 졸업을 앞두고 병원실습을 나갔을 때가 유일했다. 경험은 부족했지만 건강보험 실무를 진행하면서 건강보험법에서 기술하고 있는 법령의 의미를 쉽게 이해할 수 있었다. 단순히 건강보험 운영체계를 이해하는 것을 넘어 법령에 근거하여 실제 현장에서 구현되는 방식을 업무적으로 경험할 수 있었고, 그 덕분에 새로운 시각을 갖게 되었으며 사고의 폭도 넓어지는 계기가 되었다. 그리고 건강보험이 급변화하는 역사의 시기에 실무를 담당하면서 우리나라 의료보험의 발전을 바로 곁에서 지켜볼 수 있었다.

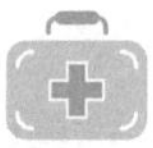

병원의 사무관리

병원 행정에선 효율적인 사무관리가 무엇보다 기본이 된다. 병원의 효율적인 운영을 위해서는 정확한 의사결정 과정 및 내외부의 업무상 의사소통 활동이 필요하며, 자료의 연속성 유지를 위한 문서관리와 정보 관련 자료의 체계적 관리는 업무 변화에 탄력적으로 대응할 수 있는 기반이 되므로 중요하다. 조직관리 차원에서 보면 계층별 업무의 책임과 의무가 상이하여 지향하는 목표와 실제 업무가 다를 수 있다. 그럼에도 업무의 일관성을 유지하고 효율성을 높이기 위한 최적의 방식을 끊임없이 연구함으로써 개선하려는 노력을 지속해야 한다. 최근에는 IT의 발전에 발맞춰 사무운영시스템도 자동화 방식으로 급속하게 변화하고 있기에 변화의 속도에 맞춰가려는 적극적인 노력이 필요하다.

10원의 의미

병원에서 건강보험을 담당하며, 공무원 및 사립학교 교직원 의료보험에 가입해 있는 교직원들의 건강보험료를 급여공제하여 납부하는 업무를 했다. 내가 있는 S 병원은 당시에 직원이 4,000~5,000명 정도였고 자매병원과의 인력 교류로 인해 파견의도 많았다. 건강보험 납부 명부에 파견자 현황, 휴직자 현황, 퇴직자 현황, 입사자 현황 등 인력 변동사항을 모두 반영하여 건강보험 납부액을 확정하면 되어서 업무 자체는 단순했다. 다만 납부 착오 시에는 위약금 등 불이익이 있기에 정확한 납부가 무엇보다 중요했다.

병원에서 급여를 지급하는 업무는 월례행사나 다름없었다. 정확한 지급을 위해 어떨 땐 밤샘 업무를 하기도 했다. 급여 업무 중 건강보험료 납부를 위한 급여공제 업무는 아주 일부였다. 건강보험공단에서 건강보험 자격이 있는 교직원 명단을 받아 전산에 업로드를 하면, 의료정보팀에서 실제로 급여공제가 적용되는 명부를 종이로 출력하여 급여 업무 담당자에게 제공한다. 건강보험공단에서 제공한 명단과 급여공제가 되는 명부를 정확히 맞추면 되는 아주 단순한 작업이다. 보험료도 호봉에 따라 구분되어서 정확한 금액으로 공제가 되고 있기에 쉽게 업무를 마무리할 수 있을 것 같지만 꼭 그렇지도 않았다. 파견인력자, 휴직자, 퇴직자, 신규 입사자 등 여러 변동사항을 반영하다 보면 간혹 건강보험공단 청구액과 실제 급여공제액 사이에 '10원'의 차이가 발생하는 경우가 있었다. 이런 차이가 발생하면 여지없이 다음 날 새벽까지 자료를 분석해야 한다. 차액은 10원이지만 이는 적어도 2개 이상의 오류가 발생했음을 의미하기에 자료 분석이 더 어려울 수밖에 없었다. 지금은 데이터를 엑셀 등의 소프트웨어를 통해 여러 방식으로 검증할 수 있지만, 그 당시의 병원 전산화 수준이란 종이에 신속하게 출력해주는 정도였다. 그래도 그게 상당한 도움이 되긴 했다.

10원을 아주 작은 돈이라고만 보면 그냥 내가 가진 돈으로 채워 넣으면 그만이다. 그렇게 해당 월의 업무를 쉽게 마무리할 수도 있다. 하지만 이때의 10원은 단순히 돈만을 의미하지 않는다. 발견되지 않은 오류를 나타내는 작은 증거일 뿐이다. 이 오류를 아주 쉽게 내 돈으로 채우고 무마하면 얼마 안 돼서 그 문제들이 수면 위로 올라오게 된다. 병원이라는 체계적인 사회 속에서 처음 일을 시작하는 내가 10원의 의미를 일찌감치 깨달을 수 있었던 것은 지금 생각해도 커다란 행운이었다.

데이터로 보여주다

일반적으로 '사무'는 'paper work'의 뜻으로 인식된다. 하지만 단어적으로 볼 때 사무는 'office work'에 가깝다. 다시 말해 사무는 기업, 병원, 관공서와 같은 조직체의 구성원들이 문서작업 이외에도 의사결정에 필요한 자료를 찾아 분석하여 유용한 정보를 만들어내고 처리하는 과정을 말한다. 따라서 사무관리의 목표는 의사결정을 위해 다양한 정보를 수집, 처리, 전달, 보관하는 것으로 계획, 조정, 통제 등의 관리원

칙을 적용해서 목표를 효율적으로 달성할 수 있도록 지원하는 것이다. 통상적으로 병원의 주요 사무관리 업무로는 구매 및 재고관리, 회계관리, 인사 및 급여관리, 기획관리 등이 있다. 사무관리를 효과적으로 진행하기 위해서는 정보의 생산과 수집·검색과 제공에 이르는 전반적인 관리, 즉 정보관리가 필수적이다. 최근에는 급격한 IT의 발달로 인해 정보처리 자동화 개념이 전사적으로 도입되고 있어 경영에 관련된 모든 자료와 정보를 일관성 있게 실시간으로 제공해주는 시스템이 만들어지고 있다.

당시 병원에서는 경영진의 신속한 의사결정을 지원하고 환자흐름 관리를 통한 과밀화 해소 및 환자안전 체계 구축, 병원 자원의 효율적 관리를 위한 병원정보공유체계를 구축하기 위해 TF(Task Force, 특별운영조직)를 구성했다. 병원정보체계는 경영지표, 환자흐름, 질지표까지 세

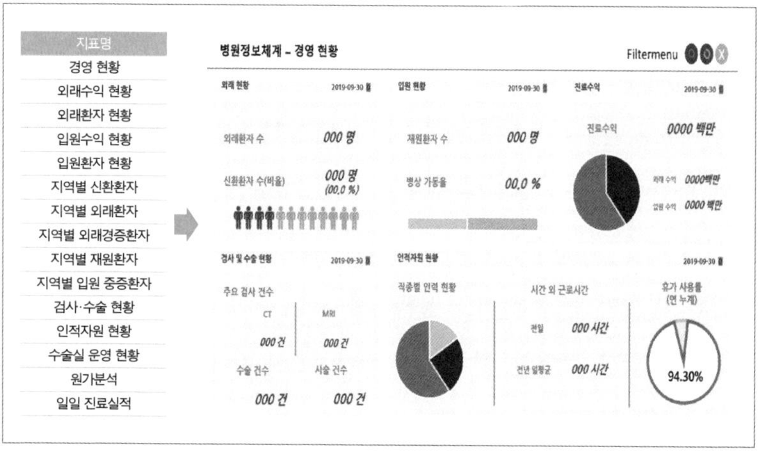

그림 2-1. 실시간 정보제공 사례

가지로 분류했고 지표별 팀을 구성했다.

이 중 환자흐름 TF 업무가 나에게 주어졌다. 나는 지표를 만들기 위해 우선 TF 구성(안)을 만들었다. 구성(안)에는 TF의 목적, 기대효과, 주요 지표영역, 지표 관련 부서 선정, 참여위원 선정 등의 내용이 포함되어 있었다. 주요 지표영역은 외래환자 현황, 입원환자 현황, 중환자실 현황, 수술실 현황, 응급실 현황, 수납창구 현황, 검사실 현황, 환자이송 현황 등으로 구성했으며 환자의 흐름을 감안해 연계되는 모든 영역을 포함했다. "천 마디 말보다 한 번 보는 편이 더 낫다(A picture is worth a thousand words)"라는 말처럼, 데이터를 시각화함으로써 자료의 직관성을 향상하고 신속한 의사결정을 기대할 수 있게 된다. 또한 부서별로 모니터를 설치하여 핵심 자료를 그래픽 형식으로 제공함으로써 대시보드 방식으로 구축할 수 있다는 점도 직관적 효과 측면에서 상당히 기대되는 부분이었다. 그래서 병원정보공유체계 구축은 다른 의미에서 '대시보드 구축체계'로 불리기도 한다. 환자흐름 TF 구성(안)을 마련하고 환자흐름도를 분석해보았다.

환자흐름도를 분석하면 환자흐름 분석 영역과 참여 부서, 참여 위원 등의 확인이 가능해진다. 환자흐름 정보공유체계를 구축하는 절차는 '데이터 조사 → 데이터 수집 → 데이터 적재 → 데이터 분석 → 데이터 시각화 및 확인 → 흐름 지표 정책의사 결정 → 새로운 흐름 지표 개발 → 데이터 확장' 등이다. 이 과정을 순환적으로 지속하면서 환자흐름으로 적용 가능한 지표를 계속해서 발굴해야 한다.

그렇다면 환자흐름 지표가 적합한지에 대한 평가는 어떤 기준으로

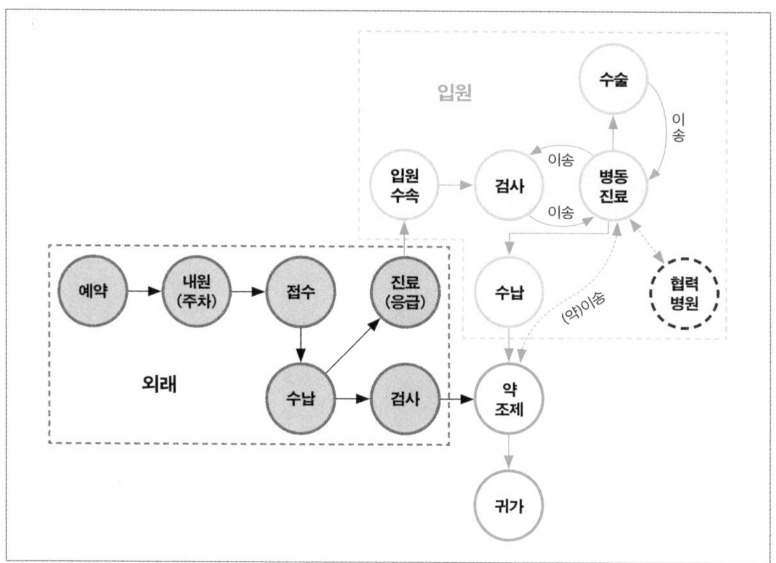

표 2-1. 환자흐름도

하는 것이 바람직할까? 통상적으로 '적합성, 공용성, 지속 가능성, 용이성, 수행성' 등을 평가 기준으로 고려하는 것이 좋다. 적합성은 환자흐름 취지에 부합하는지를 나타내며, 공용성은 모든 부서가 공유할 수 있는 지표인지를 나타낸다. 지속 가능성은 담당자 또는 데이터가 계속해서 제공될 수 있는지를 말하며, 용이성은 자료 수집이 얼마나 가능하고 그 수집이 수월한지를 나타낸다. 그리고 수행성은 즉시 개선 등의 활동이 요구되는지를 나타낸다. 한정된 자원을 효율적으로 사용하기 위해 이 다섯 가지의 평가 기준을 적용하면 효과적인 지표를 선정하는 데 많은 도움을 받을 수 있다.

영역별 지표를 수집하는 단계에서 표준화된 지표를 선정하고 데이

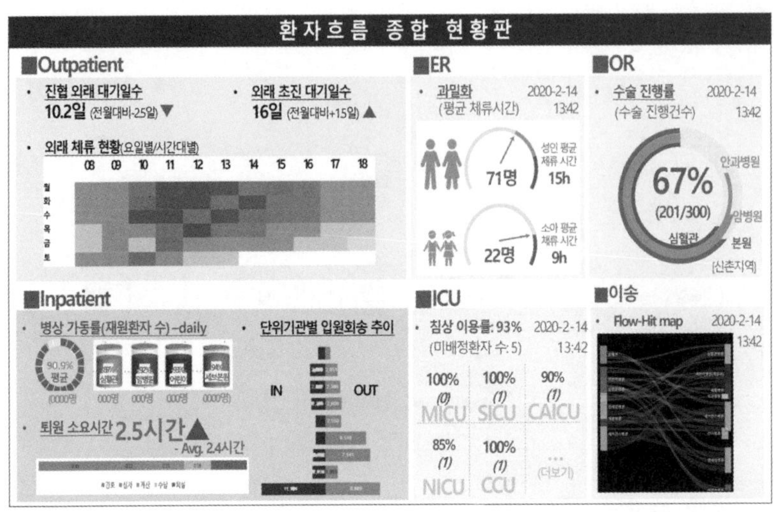

그림 2-2. 대시보드 화면 사례

터를 효과적으로 검증하기 위해 지표마다 지표정의서를 작성한다. 지표정의서를 통해 지표 수식, 조회 조건, 분석 주기, 목표 설정, 지표 평가 등을 정리함으로써 지표의 정확성을 향상하고 필요성에 관한 기본적인 검증도 할 수 있다. 그리고 정의된 각 지표를 어떤 화면으로 구현할 것인지에 대한 대시보드 화면정의서를 작성하여 대시보드 기본 형태를 구성하면, 디자인 전문가가 지표정의서와 대시보드 화면정의서를 기반으로 하여 데이터 검증과 화면 구성을 하게 된다.

정보공유체계로 구축된 최종 영역별 대시보드 화면은 경영지표 44개, 환자흐름 50개, 질지표 44개로 구성했다. 구성된 지표를 병원지표 분석포털로 제작하고 자료에 접근 권한을 부여하여 보안관리를 적용했다. 이를 화면으로 구성하여 여러 직원이 직관적으로 활용하고자 할 때는 특정 장소에 모니터를 설치하고 필요한 대시보드 지표를 모니터에 연결하면 항시 모니터링 가능한 시스템으로 구현할 수도 있다.

같은 방법으로는 다른 결과를 내지 못한다

관리행정 일을 막 시작한 나에게 창의적인 아이디어를 통해 결과물을 도출해야 하는 업무는 많지 않았다. 처음 일을 시작할 때는 업무 개선활동으로 큰 변화를 만들어내기보단 주어진 업무를 습득하면서 각 역할의 의미를 파악하고 핵심사항을 놓치지 않는 것에 중점을 둬야 한다. 병원 행정 중에서 관리행정은 대체로 '개선'보다는 '안정적 운영'을 최우선하므로 변화 속도를 급격하게 진행하진 않는다. 하지만 자신에게 주어진 업무 중 기초자료 분석, 보고서 작성을 비롯한 단순 반복 업무 방식을 개선함으로써 업무 효율성을 향상하면 운영체계에 영향을 주지 않으면서도 생산성을 높일 수 있고, 일정한 시간적인 여유도 가질 수 있다. 그렇게 만들어진 여유시간을 업무와 관련한 제도의 변화 등을 살펴보는 데 사용하면 사전에 변화를 인지할 수 있어 적절한 대응을 모색할 수 있다. 또한 자신에게 주어진 업무를 개선하고자 하는 노력은 수동적으로 업무에 임하는 자세를 자연스럽게 능동적인 자세로 변화시켜 업무를 주도할 수 있게 해준다.

앞에서도 말했지만 나는 병원에 발령받고 나서 건강보험 업무 중 건강보험료 납부 업무를 했고, 이 업무로 인해 매월 급여지급 시기마다

시간 외 근무를 하는 것을 당연하게 여겼다. 마침 이 시기에 마이크로소프트사에서 'MS-office 95'에 이어 'MS-office 97' 버전을 새롭게 출시했다. 이 프로그램 중 특히 엑셀은 자료를 다양한 형식으로 가공할 수 있는 함수 기능을 탑재해 사무 업무에 새로운 환경과 가능성을 열어주었다. 당시에 무척 놀랐었고, 새로운 가능성에 대한 호기심으로 인해 열정이 살아남도 느꼈다. 건강보험료의 부과 기준을 다시 점검하고 그 기준에 맞게 원자료(raw-data)를 확인했다. 이 원자료는 공단에서 EDI 방식으로 다운로드할 수 있었고, 직종이나 직급 단위로 분류하여 하나의 표식을 만들 수도 있었다. 그리고 이를 반영한 급여공제 자료도 다운로드하여 EDI 자료와 같은 방식의 표식으로 생성했다.

두 자료의 같은 항목을 서로 비교할 수 있는 항목별 체크리스트도 만들 수 있었다. 그 체크리스트에서 차액을 통해 오류 여부를 바로 확인했다. 즉, 건강보험공단에서 고지한 건강보험료와 실제 급여공제를 한 건강보험료 사이에 발생하는 차이를 간단한 수식으로 쉽게 확인할 수 있게 되었다. EDI 자료와 급여공제 자료를 받아서 엑셀 서식에 붙여넣기만 하면 수식의 차이를 통해 오류 위치를 바로 확인할 수 있게 된 것이다. 과거에는 야근까지 하며 종이로 자료를 출력해서 눈으로 많은 정보를 살피고 차액을 직접 비교 분석하던 업무를, 이제는 간단한 수식을 활용한 업무로 개선해 효율성을 기대 이상으로 높일 수 있었다. 엑셀이라는 프로그램은 사무 업무에 혁신적인 전환점을 만들기에 충분했다.

이후에도 프로그램에 다양한 기능이 추가되면서 여유가 생길 때마다 업무 개선에 도움이 될 만한 기능을 연구하는 것이 즐거웠다. 엑셀에 대한 기능을 더 살펴보면 '매크로'라는 것이 있다. 초기 단계의 매크로 기능은 자주 오류가 발생하고 자료의 호환성이 다소 떨어지는 경향은 있었지만, 그럼에도 무척이나 편리했다. 예를 들어 건강보험공단의 원자료와 급여공제로 다운로드한 원자료를 일정 틀로 정리하는 작업은 동일한 방식의 업무를 반복적으로 수행하는 것으로, 이 단순한 작업에 대략 3~4시간 정도가 소요되곤 했다. 이러한 단순한 반복 업무를 매크로 기능에 미리 저장해둘 수 있게 되었다. 이후에는 원자료를 엑셀의 별도 시트에 복사해서 넣어둔 다음 매크로 버튼을 누르기만 하면 몇 분 만에 두 표식이 생성되고 체크리스트가 완성되었다. 건강보험료를 납부하기 위해 매월 야근해야 하던 업무를 단 몇 분 만에 끝낼 수 있었다.

"같은 방법으로는 다른 결과를 기대할 수 없다"라는 말이 있다. 이 말은 사무 개선을 하기 위해 우리가 가져야 할 태도를 잘 보여준다. 사무 개선을 하기 위해서는 변화하는 흐름 속에서 그 변화를 적극적으로 활용하려는 노력을 지속해야 한다. 그래야만 한 걸음이라도 더 나아갈 수 있다.

학습조직

병원에서는 각종 업무 개선을 위한 여러 종류의 프로그램을 운영한다. 대표적으로 QI(Quality Improvement) 활동, Six sigma, 학습조직, 제안

제도가 있다.

2004년 7월, 병원에 학습조직 운영에 대한 계획이 공지되었다. 부서 간 아이디어 창출과 내부 커뮤니케이션 활성화를 위한 학습문화 조성을 위해서 학습조직 활동이 시행된 것이다. 학습조직 활동은 그 결과에 따라 경영에 직접 참여하는 계기가 될 수 있어, 꼭 해보고 싶다는 나의 열정을 자극하기에 충분했다. 학습조직 활동의 매력은 팀 구성과 리더의 역할을 특별히 제한하지 않으며 활동 비용까지 지원받을 수 있다는 점에 있었다. 특히 팀 구성부터 운영까지 비교적 자유로운 활동을 보장해준다는 점이 흥미로웠다. 그래서 나는 팀 리더가 되어 그동안 업무를 하며 고민했던 주제를 선정해 학습조직 활동을 진행해보기로 했다.

학습조직 운영계획서를 작성하면서 연구주제는 〈입원진료비 안내

구분	QI	Six sigma	학습조직	제안제도
주관 부서	진료혁신부서, QI실	기획부서	인재개발부서	진료혁신부서
정의	의료서비스의 질 개선	통계적인 방법 활용 업무프로세스 결함 개선	부서 간 협력으로 신속 분석활동	개인의 창의적인 아이디어
수행 방법	[PDCA] 계획 → 실행 → 평가 → 조정	[DMAIC] 정의 → 측정 → 분석 → 개선 → 관리	팀별 자율활동	제안 → 채택 → 요청 → 시행 및 포상 → 평가
기간	약 6개월 소요	약 5~6개월	약 6개월 소요	연중 진행
비고	• 의료서비스 질 향상 측정 및 개선방안 모색	• 고객만족도 향상 • 비용 절감, 수익 창출 • 프로세스 결함 최소화	• 부서 간 협력 등 조직문화 향상 • 경영 개선활동	• 고객만족 • 직무 개선 • 비용 절감 및 수익 증대

표 2-2. 업무 개선 활동 비교

에 대한 고객의 기대치 평가 및 이에 따른 프로그램 개발〉로 설정했다. 환자는 질병에 대한 두려움을 가지고 병원에 방문한다. 진단명이 확인되면 의료진에게 치료계획에 대한 설명을 들을 수 있지만 모든 궁금증이 해소되는 것은 아니다. 사실 환자나 보호자가 궁금해하는 정보는 수술, 검사, 항암제 등 진료에 관한 사항도 있겠지만 실제 치료하는 동안 소요되는 비용에 대한 궁금증이 가장 클 것이다. 하지만 진료비에 대한 정보는 어디에서도 얻을 수 없다. 원무부서에서도 그동안의 경험에 의거한 진료비 정보를 개략적으로 안내해줄 뿐이다.

그래서 병원에 입원해서 진료받았던 환자들의 자료를 분석해 질환별 평균 진료비를 안내하는 프로그램을 개발하고 싶었다. 만약 이 학습조직 활동이 성공적으로 이뤄진다면 최신 자료를 상시 분석하여 표준화된 진료비를 안내할 수 있고, 신속하면서도 정확한 진료비 안내가 가능하도록 업무프로세스를 완성할 수 있게 된다. 학습계획은 환자의 입원진료비 안내에 대한 기대치 평가를 하고, 프로그램을 위한 고정변수 및 가변변수를 선정하여 적용하려고 했다. 그리고 최근 6개월의 정보를 상시 반영하고 이에 확률적 개념을 도입하여 자료에 대한 타당성도 검토하고자 했다. 실행력을 높이기 위해 프로그램을 완성한 후에는 입원진료비 안내에 관한 표준 매뉴얼을 마련하고, 프로그램 시행에 따른 고객만족도 분석을 통해 효과성을 검증하고자 했다. 이러한 연구계획을 실행하기 위해 보험심사팀, 외래간호팀, 의료정보팀, 적정진료관리실, 입원원무팀 등의 부서들로 팀을 구성했으며 브레인스토밍 형식의 자유로운 회의를 통해 각자의 역할을 확정했다.

주요 활동을 나눠보면 기대치 평가를 위해서는 설문지 작성, 설문 수집, 자료 분석 등이 필요하고 입원진료비 분석을 위해서는 진료비 구성 분석, 자료 수집, 현행 프로그램 분석, 평균 진료비 산정 검증, 주요 변수의 선정 및 검증, 프로그램 설계(안) 마련, 입원진료비 안내서(안) 마련 등의 역할이 필요했다. 최종 보고서 및 PPT 발표자료 등은 이후에 자료가 준비되면 함께 토론하면서 준비할 수 있었다. 실제 활동기간은 5개월 정도로 처음에는 충분하다고 생각했는데, 각자의 역할과 해야 할 영역을 구분하고 보니 활동기간이 길지 않다는 느낌을 받았다. 그래서 시간을 효율적으로 활용하기 위해 설문을 토대로 한 기대치 평가와 입원진료비 분석을 동시에 진행하기로 했다.

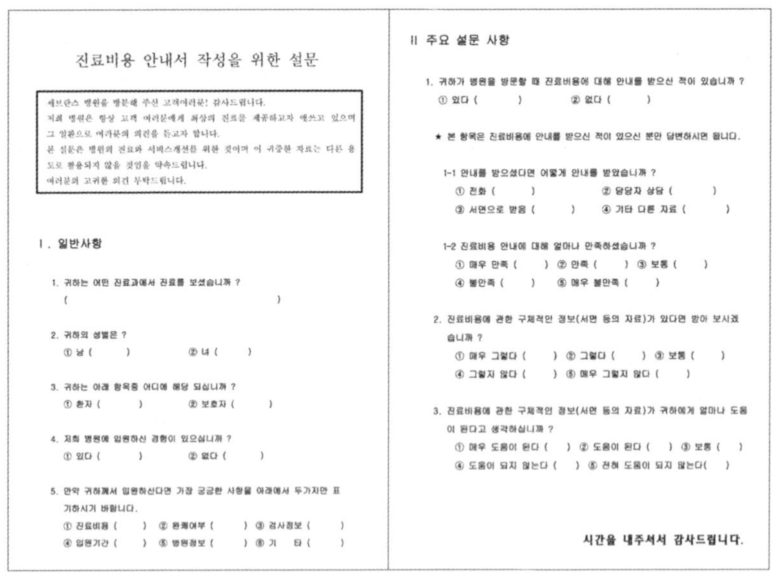

진료비용 안내서 작성을 위한 설문

세브란스 병원을 방문해 주신 고객여러분! 감사드립니다.
저희 병원은 항상 고객 여러분에게 최상의 진료를 제공하고자 애쓰고 있으며 그 일환으로 여러분의 의견을 듣고자 합니다.
본 설문은 병원의 진료와 서비스개선를 위한 것이며 이 귀중한 자료는 다른 용도로 활용되지 않을 것임을 약속드립니다.
여러분의 고귀한 의견 부탁드립니다.

I. 일반사항

1. 귀하는 어떤 진료과에서 진료를 보셨습니까 ?
( )

2. 귀하의 성별은 ?
① 남 ( ) ② 녀 ( )

3. 귀하는 아래 항목중 어디에 해당 되십니까 ?
① 환자 ( ) ② 보호자 ( )

4. 저희 병원에 입원하신 경험이 있으십니까 ?
① 있다 ( ) ② 없다 ( )

5. 만약 귀하께서 입원하신다면 가장 궁금한 사항을 아래에서 두가지만 표기하시기 바랍니다.
① 진료비용 ( ) ② 완쾌여부 ( ) ③ 검사정보 ( )
④ 입원기간 ( ) ⑤ 병원정보 ( ) ⑥ 기 타 ( )

II 주요 설문 사항

1. 귀하가 병원을 방문할 때 진료비용에 대해 안내를 받으신 적이 있습니까 ?
① 있다 ( ) ② 없다 ( )

★ 본 항목은 진료비용에 안내를 받으신 적이 있으신 분만 답변하시면 됩니다.

1-1 안내를 받으셨다면 어떻게 안내를 받았습니까 ?
① 전화 ( ) ② 담당자 상담 ( )
③ 서면으로 받음 ( ) ④ 기타 다른 자료 ( )

1-2 진료비용 안내에 대해 얼마나 만족하셨습니까 ?
① 매우 만족 ( ) ② 만족 ( ) ③ 보통 ( )
④ 불만족 ( ) ⑤ 매우 불만족 ( )

2. 진료비용에 관한 구체적인 정보(서면 등의 자료)가 있다면 받아 보시겠습니까 ?
① 매우 그렇다 ( ) ② 그렇다 ( ) ③ 보통 ( )
④ 그렇지 않다 ( ) ⑤ 매우 그렇지 않다 ( )

3. 진료비용에 관한 구체적인 정보(서면 등의 자료)가 귀하에게 얼마나 도움이 된다고 생각하십니까 ?
① 매우 도움이 된다 ( ) ② 도움이 된다 ( ) ③ 보통 ( )
④ 도움이 되지 않는다 ( ) ⑤ 전혀 도움이 되지 않는다( )

시간을 내주셔서 감사드립니다.

그림 2-3. 진료비용 안내서 작성을 위한 설문지 구성(안)

기대치 평가의 주요 문항은 '가장 궁금한 사항, 진료비를 안내받은 경험, 안내받은 것에 대한 만족도, 자료를 받아볼 의향, 자료에 대한 기대' 등으로 구성했다. 설문 결과 환자들이 가장 궁금해하는 것은 '질환에 대한 완쾌 여부(38.3%)' '진료비용(27.5%)' 순으로 조사되었다. '진료비를 안내받은 경험'은 20.7%로 조사되었다. 그리고 '자료를 받아볼 의향'은 69.8%로 나타났으며, 66.6%가 '(자료가) 도움이 된다'는 것으로 조사되었다.

우리나라의 진료비는 대부분 진료행위별 수가제를 채택하여 책정되고 있으며, 질병별로 수가가 정해지는 포괄수가제는 일부에 도입되고 있다. 진료행위별 수가제(Fee-for-service)란 환자 치료에 필요한 진료행위의 종류와 횟수, 사용된 의약품 및 재료의 수량 등 각각 투입 요소에 의해 진료비를 산정하여 지불하는 제도로, 한 진단명의 진료비를 산출하려면 수백에서 수천 개 수가의 합계를 통해야 한다. 따라서 진료행위별 수가제의 특징을 고려하여 분석한 결과 주치의, 수술 여부, 진료과, 합병증 등에 따라 진료비용이 다르게 발생할 수 있음을 확인할 수 있었다. 당시에 등록된 행위별 수가는 1만 3,712개로 확인되었으며, 이를 효율적으로 관리하기 위한 수입 항목은 62개로 구분되어 있었다.

입원진료비를 분석하면 수입 항목별, 주치의별, 수술 여부, 합병증, 진료과 등의 커다란 변수로 비용 차이가 발생함을 확인할 수 있었다. 그리고 검증된 주요 변수를 반영하여 프로그램 설계(안), 입원진료비 안내서(안)도 만들 수 있었다. 보고서 제목은 〈입원진료비 예고제 도입에 관한 검토〉로 확정했고, 본선까지 진출하여 학습 결과를 발표하는

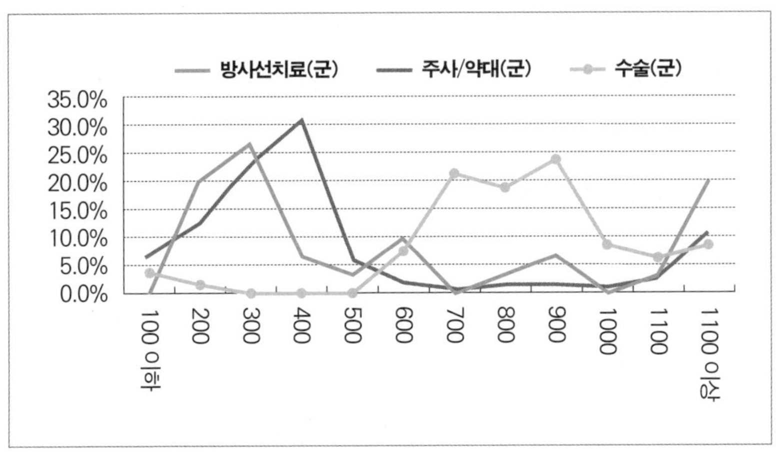

표 2-3. 수술(군)과 다른 수입 항목(군)과의 진료비 비교

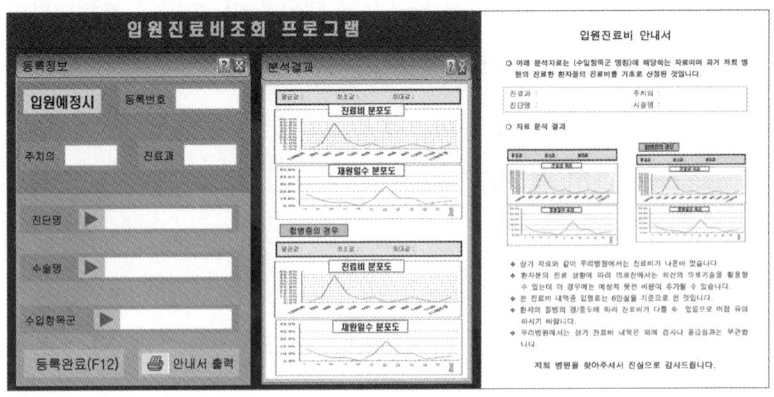

그림 2-4. 입원진료비 조회 프로그램 설계안(왼쪽)과 안내서(오른쪽)

성과를 달성했다.

5개월의 기간 동안 부서원들과 회의를 진행하고 각자의 역할과 진행 상황을 확인하면서 서로 독려하고 협력하는 경험을 할 수 있었다. 덕분에 향후 TF를 조직하여 특별 과제를 추진하기 위한 자신감을 성과로 얻었다. 학습조직 활동은 특별하다. 보직자가 아닌 직원으로서 리더의 역할과 그 가능성을 경험할 수 있기 때문이다. 무엇보다 과제 결과물의 완성도에 따라 병원 전체에 확대 적용할 수 있기에, 나의 노력이 병원에서 존재감을 드러내며 환자나 직원들에게 긍정적인 영향을 주고 그들이 만족해하는 모습을 보는 것만으로도 병원행정가로서 존재 가치를 알리고 자신감도 얻을 수 있는 소중한 순간이었다.

CP(Clinical Pathway, 표준화된 진료과정) 환자의 증가, 의료급여, 자동차보험, 일반수가 대상 안내 여부, 치료계획에 따른 개념 도입 등의 제한사항들로 인해 안내서는 만들지는 않았다. 하지만 진단명과 수술 여부를 기준으로 6개월 기간의 평균값을 안내하는 간단한 프로그램을 적용하여 일관성 있는 안내가 가능하도록 했다.

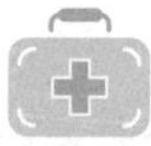

병원의 문서관리

문서는 조용하지만 강하다

새내기들이 입사하면 병원은 오리엔테이션을 진행한다. 물론 여러 직종의 사람들과 함께하는 오리엔테이션이다 보니 병원행정가에게 꼭 필요한 지식이나 규칙처럼 업무 현장에서 직접적으로 필요한 것들을 전달받기는 어렵다.

병원행정가의 가장 기본적인 업무는 '문서관리'이다. 문서관리 업무는 사람의 생각과 의사결정 과정을 여러 방식으로 기록하는 것으로 업무를 일관성 있게 유지관리하기 위해선 이 문서관리 업무가 반드시 필요하다. 이론적으로 보면, 문서는 '의사전달'과 '의견 보존'을 위해 필요하다. 즉, 사안이 복잡할수록 문서 없이는 업무처리가 곤란해지며 사무

처리 결과의 증빙자료로서도 문서가 필요하다. 대화보다는 문서로 자료를 남겨서 사안의 계속성을 확보할 수 있다. 어떤 문서는 보관해야 하는 기간이 정해져 있기도 하다. 보통 병원에 입사하면 문서관리를 어떻게 하는지를 자연스럽게 배우기 마련이다. 예를 들어 어디선가 우편물이 도착하면 문서접수대장에 기록하고, 공식적인 문서로 공문을 발송할 때는 문서발송대장에 기록한다. 그리고 회의를 통해 생성된 자료는 회의록 문서로 만들어 관리대장에 별도로 등록한다.

문서를 관리할 때는 몇 가지 기본 원칙이 있다. 첫째로 효율적인 업무처리를 위해 당일에 처리해야 한다. 하루라도 지나게 되면 다른 생각과 의견들로 인해 그 내용이 오염될 수 있고 기억의 오류로 잘못 기재될 수도 있기 때문이다. 둘째로 문서는 업무 분장에 따라 규정에 맞게 신속하고 정확하게 처리해야 한다. 가끔은 애매한 구분으로 인해 타 부서와 트러블이 생기는 경우가 있으니 주의해야 한다. 마지막으로 일정 형식이나 요건을 갖춰 권한을 가진 담당자가 작성해야 한다. 사실 문서관리는 간단한 방식으로 설계하는 것이 좋다. 문서에 대한 기본 지식이 없는 부서에서도 자연스럽게 접근하고 활용할 수 있어야 하고, 추후 자료를 탐색하거나 확인하는 방법도 어렵지 않아야 한다. 문서는 말이 없지만 무엇보다 강하고 또 집요하다는 것을 시간이 지나면서 자연스럽게 느끼게 된다.

사학연금을 담당하던 나에겐 항상 해결하지 못하던 부분이 있었다. 사학연금은 가입기간이 오래될수록 혜택이 많아지는 원리를 기반으로 구축되어 있는데, 병원에서 인턴을 하다가 정규직으로 발령을 받는 경우 인턴기간을 산입하지 못하는 상황이 발생했던 것이다. 이에 대한 컴플레인이 끊이지 않았지만, 그렇다고 무조건 산입하도록 하면 정규직으로 남지 않는 사람이 퇴직금에서 일부 손해를 보는 경우가 있었다. 단기간 근로자에게 4대보험 적용이 의무화되는 시기와도 맞물려 있었기에 이 문제의 해결을 더 이상 늦출 수도 없었다.

주요 부서가 한자리에 모여 이 문제의 해결 방안을 논의했다. 당시 인턴직에 사학연금을 적용하기 위해서는 사학연금기관에 정원이 확보되어 있어야 했다. 그리고 다행스럽게도 사학연금을 적용하기 위한 인턴직 정원은 충분했다. 인턴직의 사학연금 적용에는 문제가 없기에 남은 건 내부 설득과 합리적인 의사결정 과정이었다. 그래서 인턴기간을 사학연금 기간으로 산입했을 때 얻게 되는 혜택에 대하여 상세하게 정리했고, 그와 반대로 다른 기관으로 전직했을 때 발생하는 손실도 정리했다. 정리한 자료를 토대로 회의에 참석한 직원들에게 설명하자, 인턴직에 사학연금을 적용하는 것이 더 많은 경제적인 기회 이익을 줄 수 있다는 결론에 도달했다.

이 문제는 의사결정 과정과 처리 과정 모두 정상적인 절차에 따라 잘 마무리되었다. 하지만 이로부터 10년 후, 인턴직으로 근무하다가 정규직으로 발령될 가능성이 적은 직원에게 불이익이 발생할 수 있다는 노사문제의 현안으로 또다시 논의가 시작되었다. 나는 그때 다른 부서에서 일하고 있었지만 과거의 상황과 결정 과정에 대한 설명을 요청받았다. 이미 10년이 지난 일이었기에 상당히 난감했다. 기억만으로 설명하기에는 한계가 있었기에 당시에 작성되었던 문서를 요청했다. 다행히도 그 문서를 보면서 주요 논점을 파악할 수 있었고 어렴풋이 생각나는 것도 있었다. 만약 문서에 상세하게 내용을 기술하지 않고 간단한 회의록만 기록했다면 10년 전의 상황을 설명하기란 불가능했을 것이다. 이렇듯 문서는 조용하지만 강하다.

사무자동화의 흐름

내가 입사할 당시, 모든 문서에는 서류철을 하는 것이 기본이었다. 출근부 기록, 문서관리대장, 수령증 확인대장 등은 서류철에 잘 편철했으며 정해진 서식에 수기로 작성했다. 시간이 지나 한글 프로그램이 출시되면서 파일의 표지나 내부 종이를 문서로 작성한 후에 잉크젯 프린터로 출력하기 시작했다. 이 변화가 불과 2~3년 사이에 모두 일어났는데 적응에 대한 어려움보다는 신기함과 호기심이 더 컸다. 하지만 아직 수작업에서 많이 벗어나진 않은 상황이라서 업무 효율성이 아주 좋아졌다고는 할 수 없었다. 이후에 마이크로소프트사에서 만든 엑셀이나 PPT 등의 MS오피스 프로그램은 실무와 직접적인 연관이 많았기에 더 큰 충격으로 다가왔다. 앞에서도 언급했지만 엑셀의 등장은 사무 업무 분야에 새로운 세상을 열어주었다. 간단한 통계는 자료를 입력해놓는 것만으로도 누구나 활용할 수 있게 되어 더 이상 의료정보팀과 실랑이를 할 필요가 없었고, 데이터의 자동화 범위도 계속해서 확대할 수 있었다.

2000년경, 나는 병원 서비스 강사로 임명되었다. 당시 병원에는 '서비스'란 개념이 없었기에 아시아나서비스아카데미센터에서 사내강사가 되기 위한 CS(Customer Satisfaction, 고객만족) 양성교육을 받았다. 그 당시에 강의자료를 띄우기 위해서는 OHP 필름에 자료를 인쇄하거나 사인펜으로 작성한 다음 오버헤드 프로젝터(overhead projector) 장비 위에 올리면 빛을 발사하여 OHP 필름 내용을 흰색 벽면 또는 스크린롤에 띄우는 방식을 사용했다. 이런 방식을 2년 정도 사용하다가 PPT 프로그램을 접했다. OHP 필름 내용이 PPT에 고스란히, 다양한 기법으로 담겼고, 이것을 빔프로젝터를 이용하여 흰색 표면에 빛을 쏘아 구현했다. OHP 필름 위에 그려내던 자료화면이 PPT 프로그램에서 멋지게 재탄생하는 모습은 경이로웠다. 이후 PPT 프로그램은 모든 회의에서 효율적으로 의사를 전달하는 방법으로 활용되며 급속하게 전파되었다.

사무 개선과 이에 수반되는 IT 등의 방법을 접목해서 사무 기능을 강화해 개인이나 조직의 사무 생산성을 향상하는 것은 급변하는 의료환경에 대응하기 위한 필수조건이 되었다. 병원은 인건비가 40~50% 이상을 차지할 정도로 다른 산업에 비해 인건비 비율이 상당히 높다 보니 부서별로 사무 업무에 소요되는 시간이 많다. 따라서 정확하면서도 접근하기 쉽도록 사무 업무를 개선한다면 그로 인해 생기는 유휴시간은 해당 부서 본연의 업무에 집중할 수 있는 시간으로 활용될 수 있어서 직원들의 업무 만족도 향상뿐 아니라 생산성 향상에도 큰 도움이 될 수 있다.

한글 프로그램, MS오피스 프로그램으로 사무혁신을 경험하는 시기에 전자결재시스템이 도입되기 시작했다. 기안문서를 작성하면 문서관리대장이 자동으로 작성되고 연관 부서에는 바로 알림메일까지 발송되는 단계로 발전했다. 입찰진행 과정, 시설 유지보수, 지불시스템 등이 모두 전자결재 방식으로 연계되었고 결재와 의견 메모도 가능해졌다. 최근에는 웹팩스시스템이 도입되어 외부에서 오는 팩스 문서도 종이에 인쇄되지 않고 전자메일 형식으로 전달받고 있으며 문서작성과도 연계되고 있다. 이렇게 사무자동화시스템은 문서작성 프로그램, 결재시스템, 저장장치, 팩스시스템, 이메일시스템 등을 모두 연계하면서 최적의 수준으로 완성되고 있다. 다만 편의성 중심으로 발전하는 자동화시스템에 따라 한층 강화된 보안시스템이 보조를 맞추어 계속해서 도입될 필요성도 제기되고 있다.

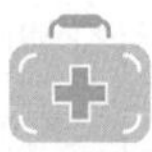

병원의 의사결정 과정과 병원행정가의 역할

혈관이 건강해야 한다

병원은 다수의 개인이 모여서 하나의 생명체를 이루는 조직이다. 병원 조직이 외부환경에 대응하는 민첩성은 병원 조직에서 일종의 혈관과도 같은 의사결정체계가 얼마나 건강한지에 따라 좌우된다. 병원 조직에 형성되어 있는 의사결정체계가 건강하지 못하면 정보와 지식이 원활하게 흐르지 못하고 지식 또한 제대로 활용되지 못한다. 조직 간에 서로의 약점을 지적하면서 불필요한 경쟁을 만들어낼 수도 있다. 이런 상황 속에서 병원 조직은 곳곳에 있는 위기를 감지하지 못할 뿐 아니라 미래에 대한 준비도 되어 있지 않기 때문에 기회가 와도 살릴 수 없다. 이처럼 병원 조직의 혈관과도 같은 원활한 의사결정체계를 위해서는 회의체를 어떻게 구성하고 운영하는지가 중요하다.

처음 병원에 입사한 후 일주일간 있었던 업무를 간략하게 정리해 주간회의에 참여했다. 주간보고서는 간단한 일지와 같은 것으로, 누군가가 가르쳐주지 않아도 이전의 자료를 잘 살펴보면 누구나 쉽게 이해하고 작성할 수 있다. 부서원들이 모여 일주일에 한 번은 업무진행을 점검하는 보고를 하고 이 자료를 정리하여 실장 또는 처장의 기관장이 주관하는 회의에 상정한다. 그리고 기관장급이 모이는 병원운영위원회 각 기관에서 핵심 내용을 위주로 하는 논의가 이루어진다.

병원운영위원회에서는 매주 1회 정기적인 회의를 개최하여 한 주 동안의 핵심사업에 대한 의사결정을 진행한다. 이러한 의사결정 과정에서 톱다운(top-down, 병원운영위원회에서 여러 부서로 결정사항이 내려오는 방식)으로 의사결정 내용을 확정해주면 신속하게 업무가 진행될 수 있는 지침이 설정된다. 주요 정책을 논의하는 회의를 별도로 만들어 '정책회의' 또는 '금요간담회'라는 이름으로 심층협의기구를 조성하고, 중장기적인 논의가 필요한 어젠다에 대한 방향을 설정해나간다. 병원은 여러 직종이 모여 이뤄진 특수한 조직이기에 병원의 정책 방향을 정기적으로 설명할 필요가 있다. 따라서 직종별 전체회의를 월 1회씩 개최하여 병원의 핵심목표와 정책 방향을 공유하고 의견을 청취하는 과정을 통해 문제가 될 수 있는 부분을 점검한다. 다양한 회의체는 기본적인 병원 조직의 혈관을 더욱 튼튼하게 만들어준다.

병원 조직이 더욱 탄력적으로 운영되기 위해서는 모세혈관 방식으로 연결되는 구조를 만들 필요가 있다. 모세혈관 방식의 구성체는 법,

내규, 평가 등에 의해 만들어지는 위원회와 병원 운영의 전문 분야를 특화해서 만들어진 제위원회가 있다. 예를 들면 윤리위원회, 인사위원회, 징계위원회, 시설안전관리위원회, 재원관리위원회, 기자재심의위원회, 의무기록관리위원회, SR(Service Request) 심의위원회 등 40개 이상의 위원회로 구성되어 있다. 그리고 코로나19 대응법과 같이 주요 안건을 해결하기 위해 TF를 만들어 운영하고, 각 부서 단위로 부서간담회를 개최하여 서로의 업무 조정과 협력을 지속한다면 더욱 건강한 병원 조직으로 만들어갈 수 있다.

병원 조직의 규모가 커짐에 따라 병원경영 방침, 비전 등에 대한 전체 직원과의 의사소통은 더욱 어려워진다. 이러한 문제를 시스템으로 해결하기 위해서 병원 소식지 발행, 원내 게시판 운영, 경영서신 이메일 발송, 병원 홈페이지 미션과 비전 관리, 연 1회 워크숍 개최 등을 통해 구조적인 한계를 극복하기 위해 노력하고 있다.

결정은 누가 하는가?

병원 내 다양한 부문 사이의 정보를 연결해야 한다. 병원 구성원을 하나로 만들어주는 방식이 HIS(Hospital Infomation System, 병원정보통합운영체계)이다. 병원을 오랜 세월 운영하다 보면 병원 운영시스템에 쌓여 있는 자료와 서버장비의 노후화로 인해 운영 프로그램의 처리 속도가 늦어지고 정지하는 사례가 자주 발생한다. 이러한 문제를 해결하고자

HIS DB(Data Base) 고도화 사업을 추진하게 되었다. 새로운 서버를 도입하여 설치하고, DR 서버를 함께 도입하기로 한 것이다.

DR(Disaster Recovery) 서버는 재해 복구를 위한 서버인데, 주요 시스템 또는 데이터 손상 시 시스템과 데이터 복구를 지원한다. 이러한 서버를 도입한 후에는 수억 건에 해당하는 데이터를 물리적으로 분리하여 재구성하고 새로운 서버로 옮긴 다음 다시 재부팅을 해야 한다. 하지만 병원은 24시간 환자 진료가 멈추면 안 되는 곳이다. 이런 병원의 특성으로 인해 문제가 발생했다. 새로운 서버에 데이터를 옮기는 동안 시스템을 1시간 30분 정도 중지해야 했다. 그리고 새로운 서버를 재부팅한 후 프로그램이 제대로 운영되지 않는다면 다시 원래의 서버에서 프로그램을 재부팅해야 하는데, 그렇게 되면 2시간 30분 정도 프로그램을

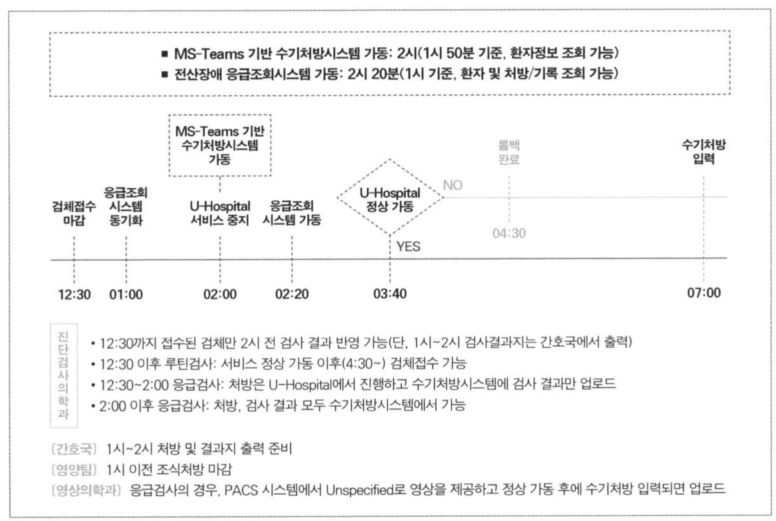

표 2-4. HIS DB 고도화를 위한 서버 교체 시간별 현황

중지해야 한다. 2시간 30분간의 프로그램 중지로 진료현장에서는 재앙과도 같은 상황이 전개되므로 이에 대한 대응책 마련이 필요할 수밖에 없었다.

HIS DB 고도화를 통한 성능 최적화 DB 전환 작업을 하면서 불가피하게 병원 운영 프로그램의 서비스를 중지하는 상황이 발생하게 되면 '코드화이트(전산장애)'에 준한 대응을 준비하기로 했다. 그래서 HIS DB 고도화에 따른 서버 중지 대응 TF를 원무, 간호, 의료정보, 영상의학과, 진단검사의학과, 약무국, 영양팀 등으로 구성했다. 이 대응 TF는 새로운 서버 교체를 위한 시간대별 대응 상황을 분석했고, 각 부서에서는 대응 상황에 대한 적절성을 재점검하기로 했다.

과거에 코드화이트가 발생하면 프로그램을 전혀 활용할 수 없기에 최소한의 응급조회가 되는 프로그램을 운영하여 기본사항만 조회되도록 했고, 진료 시 처방전달은 처방용 종이 기록지를 활용하여 전달하는 방식으로 진행했다. 종이를 활용하여 진행하는 처방전달은 시간이 지나면서 현실적인 적용과는 점차 멀어지는 문제가 발생했고, 실제 코드화이트 발생 시에 적용하는 것이 불가능하다는 결론에 도달했다. 따라서 HIS 운영시스템과 별개로 구성되어 있는 교직원 전용 인트라넷 환경을 활용하자는 아이디어와 함께 MS-Teams의 처방전달 기능을 개발하기로 했다. 그 프로그램이 수기처방시스템이다.

수기처방시스템은 기존의 종이 기반 처방전달 방식을 종이 없이 전달하는 시스템인데, 이 시스템에 최소한의 기능만을 탑재하여 비상시에 활용할 수 있도록 구성해야 했다. 따라서 각 실무부서에서 최소한의 기능에 대한 제안을 받아 부서 단위의 실무회의가 진행되었다. 또한 환자의 검사 중에서 가장 빈도가 많은 진단검사의 경우에는 간호국과 별도로 실무회의를 진행하여 처방전달에 대한 의사소통 표준방식을 세심하게 구성했다. 이후 영상의학과, 약무국, 원무 등의 부서와 실무회의를 진행하면서 수기처방시스템의 필수 기능을 점검하여 꼭 필요한 부분은 추가 개발을 제안했다. 실무회의에서 수집된 내용을 최대한 반영하여 수기처방시스템을 완성한 후 2차 TF 회의를 진행했다. 2차 회의에서는 응급조회 프로그램과 수기처방 프로그램의 완성도를 확인하고 작성된 매뉴얼을 점검했다. 하지만 완성된 프로그램을 실제 데이터로 실행해보지 않으면 누구도 완성도를 확신할 수 없었기에 날짜를 잡고 대응 리허설을 실시하기로 했다.

리허설 당일. 회의실에 분야별 PC와 바코드 출력기를 설치한 후 리허설을 시작하자 상당한 긴장감이 맴돌았다. 그 이유는 이번 리허설 후 실제 HIS DB 고도화 작업까지 열흘 정도밖에 남지 않았고, 원활한 준비를 위해서는 오늘 진행하는 리허설이 반드시 성공적으로 마무리되어야만 했기 때문이다. 가상의 환자를 생성하고 의사는 처방을 했다. 이후 간호국의 처방 시행, 진료지원부서의 처방 이행 후 결과 입력, 바코드 출력 등 대부분의 수기처방시스템이 잘 작동했다. 응급조회시스템도 조회 등의 기능이 잘 작동하여 리허설은 성공적으로 진행되었다. HIS DB 고도화 작업을 위한 모든 준비가 완성되는 순간이었다.

드디어 HIS DB 고도화 작업 전날이 되었다. 밤 10시에 출근해서 상황실을 꾸렸다. 그리고 원내 방송을 통해 진행 상황을 모든 직원에게 알렸다. 새벽 2시, 드디어 병원 운영 프로그램 서비스가 중지되었다. 1시간 정도 지났을 무렵, 수기처방시스템으로 일부 처방이 나오기는 했지만 많지는 않았다. 아마도 다들 긴급한 처방이 아니면 기다리겠다는 생각을 하고 있던 게 아닐까. 새벽 2시 40분쯤에 HIS DB 고도화 작업이 완료되었다는 소식이 상황실로 전달되었다. 수기로 처방된 자료를 새로운 서버에서 운영하는 HIS 운영 프로그램에 다시 올리면서 모든 작업은 성공적으로 마무리되었다.

이번 HIS DB 고도화 작업을 위해 여러 가지 의사결정을 했다. 우선 새로운 서버와 DR 서버 도입의 의사결정을 위해 의료정보팀에서 사업의 필요성에 대한 분석과 예산 확보 등의 준비를 했고, 의료원 정책회의에서 결정을 진행했다. 그리고 코드화이트와 같은 재난 상황을 고려한 대응을 준비하고 결정하는 것은 병원운영위원회에서 했다. 병원 사무팀에서는 TF를 구성하고 필요한 대응사항에 대한 의사소통을 긴밀하게 진행했다. 이후 TF에서는 상황실을 조성하고 최종 HIS DB 고도화 작업을 위한 본부(headquarter) 역할을 맡았다. 의료원의 정책회의와 병원운영위원회는 정책 방향을 결정했고, 실행을 위한 의사결정은 HIS DB 고도화 작업에 따른 서버 중지 대응 TF에서 진행했다. 또한 수기처방시스템을 개발하기 위한 실무부서의 제안과 개발자의 프로그램 개발 등 수많은 실무진이 필수사항에 대한 세부 결정을 진행했다.

HIS DB 고도화 작업을 위한 주요한 의사결정은 누가 했을까? 정책 방향, 실행팀, 세부사항 제안 등에서 무수히 발생한 의사결정 과정을 살펴본다고 해도 답을 찾을 수는 없을 것 같다. 정책 검토에 따라 보고서를 작성하여 제안하지 않았거나 제안된 정책에 대해 최종 승인하지 않았다면 HIS DB 고도화 작업은 진행되지 않았을 것이다. 그리고 병원 운영 프로그램 중지에 따른 대응 TF가 운영되지 않았다면 HIS DB 고도화 작업은 진행되지 못했을 수도 있다. 가장 중요한 사실은 HIS DB 고도화 작업에서 어떤 역할을 했는지와 관계없이, HIS DB 고도화 작업의 완성도를 높이기 위해 여러 구성원이 함께 협력했기에 사고 없이 새로운 서버와 DR 서버 도입이 진행되었다는 점이다. 이 프로젝트의 의사결정 과정을 지켜보며, 모든 직원의 의견과 세부적인 업무 결정 과정들이 전사적으로 반영되었기에 높은 완성도에 도달할 수 있었음을 다시 한번 확인할 수 있었다.

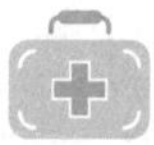

평가 및
성과관리체계

병원의 성장과 함께하다

병원은 지속해서 성장했다. 매년 끊임없는 공사로 인해 소음이 계속되지만 어느 순간 새로운 건물과 새로운 시스템으로 병원은 탈바꿈을 거듭했다. 병원과 연관된 모든 사람에게 새로운 환경을 제공하고 한 단계 향상된 환경과 시스템을 제공했다. 내가 입사할 당시 병원은 약 1,500병상의 규모였지만 지금은 약 2,460병상으로 성장했다. 그렇다면 병원은 어떻게 계속해서 성장할 수 있는 걸까? 그 성장 속에서 구성원은 어떤 역할을 했을까?

병원의 성장에 직원으로서 어떠한 역할을 수행했는지를 알아보려면 자연스럽게 평가 및 성과체계를 살펴보아야 한다. 병원에서 주어진 직무를 수행하다 보면 하루가 금방 지나간다. 하루가 일주일이 되고 일주일은 한 달이 되며, 한 달은 1년이라는 시간이 되어 순식간에 지나간다. 그리고 인사평가를 실시하는 시기가 다가온다. 모든 직원은 자기관찰서를 작성하고 1년간의 직무수행에 대한 자기평가도 한다. 자신에 대한 평가는 그간 업무를 얼마나 잘 수행했고 업무를 통해 성장했는지 스스로 생각해볼 기회가 된다. 자기평가를 통해 업무수행의 결격 사유를 직접 확인하거나 스스로의 발전 과정에서 자기 계발 계획을 세우도록 참여를 유도할 수 있다. 인사평가의 자기관찰서에는 직무상 발전을 위해 노력한 자기 계발 분야 또는 보람 있었던 일, 어려웠던 일, 능력 개발을 위한 내년 계획, 희망 또는 건의사항 등을 작성한다. 간단해 보이지만 작성한 자료를 보면 업무성과와 문제사항, 계획 등을 확인하고 발전 계획을 세우도록 하고 있어 현재 상황과 미래의 발전 계획까지 방대하게 확인하고 있다. 자기평가에는 고객지향성, 타 부서와의 업무 협력관계, 자료 수집 능력, 정보 활용 능력, 직무 전문성 등이 주로 해당하며 기타 필수적인 모든 영역이 포함되어 있다.

입사한 지 12년 정도 지난 후, 자기관찰서와 자기평가만 하던 입장에서 자연스럽게 중간관리자로서 인사평가를 진행하게 되었다. 인사평가는 부서원이 작성한 자기관찰서와 자기평가를 우선 살펴본 다음 직접 해당 부서원과 만나 면담을 실시하고 면담일지를 작성하는 방식으로 진행된다. 부서원이 작성한 기본적인 자료, 면담일지, 업무수행에 대한 객관적인 사실과 수치화가 되지 않는 주관적인 사실을 근거로 인사평가를 하게 된다. 실제로 면담을 진행하며 인사평가를 실시함으로써 업무수행 향상을 위한 부서원의 자기 계발을 긍정적으로 독려할 수 있다. 이러한 면담의 장점을 이해하는 관리자는 미리 계획한 점검표를 작성하여 업무수행 목적과 목표를 설정하고 면담을 진행하기도 한다. 매년 시행되는 인사평가시스템은 목표 설정, 실적, 향후 계획 등을 점검하고 평가하는 과정으로 부서원의 성과를 평가하는 것이 주된 목적이기는 하지만 이를 통해 부서원의 지속적인 성장이라는 부가적인 효과도 기대할 수 있다.

직원의 성장이 곧 병원의 성장이다. 개인의 발전을 위한 활동으로 성장하는 개개인은 병원 성장의 밑거름이 되어 함께 성장하는 선순환으로 작용한다. 이런 이유로 구성원의 효과적인 성장을 기대할 수 있는 다양한 평가시스템에 대한 연구가 활발하다. 하향평가, 상향평가, 동료평가(peer review), 다면평가, 외부평가 등의 평가주체 방법과 더불어 범주평가법, 비교법, 서술법, 행위목표법 등의 성과평가 방법을 어떻게 균형 있게 적용할 것인지는 병원행정가로서 반드시 관심을 가지고 연구해야 할 주제이다.

성장의 길을 찾아가다

나는 입원원무팀에서 서무 업무를 담당했다. 서무는 부서를 운영하는 업무를 수행하며 예산서 작성, 인력 운영계획, 사업계획, 실적관리 등을 통해 부서를 관리하는 일을 말한다. 이 중 사업계획은 지침을 확

<table>
<tr><th colspan="2">구분</th><th>전년 실적</th><th>금년 목표</th><th>목표 달성을 위한 활동계획</th></tr>
<tr><td rowspan="2">고객</td><td>전화모니터링 점수</td><td>79</td><td>85</td><td rowspan="2">• 매주 정기적인 서비스 매뉴얼 교육
• 원내외 친절교육 적극 참여
• 친절직원 포상제 실시
• 불친절직원 교육(원내교육) 실시
• 매월 친절/불친절 관리</td></tr>
<tr><td>친절/불친절
사례 건수</td><td>2/1</td><td>3/0</td></tr>
<tr><td rowspan="3">재무</td><td rowspan="2">월평균
시간 외 근로시간</td><td>510</td><td>510</td><td>• 정기적 당직 운영</td></tr>
<tr><td>42</td><td>40</td><td rowspan="2">• 시차제 근무의 탄력적 운영
– 7시 조기근무 폐지 → 응급실 지원
• 업무 조정을 통한 효율성 증대
• 업무 순환을 통한 업무 대체인력 확보</td></tr>
<tr><td>휴가 사용률(%)</td><td>30</td><td>40</td></tr>
<tr><td rowspan="3">업무
프로
세스</td><td>제안 건수</td><td>2</td><td>10</td><td rowspan="5">• 제안활동 적극 권장 및 홍보
– 개인별 할당제 도입 검토
• 업무 개선 및 혁신활동 참여 및 추진
– 사례 발굴 및 부서원에 홍보
– 업무별 개선팀 구성 검토
• 원내 각종 교육 프로그램 적극 참여
– 업무능력 향상 및 자기 계발 기회 확대</td></tr>
<tr><td>Six Sigma 참여 건수</td><td>1</td><td>0</td></tr>
<tr><td>CQI 활동 참여 건수</td><td>1</td><td>2</td></tr>
<tr><td rowspan="2">학습 및
성장</td><td>학습조직 참여 건수</td><td>1</td><td>1</td></tr>
<tr><td>교육학점 이수율(%)</td><td>15</td><td>30</td></tr>
</table>

표 2-5. BSC 사업계획서 작성 사례

인한 뒤 네 가지 관점에서 작성해야 했다. 네 가지 관점은 재무, 고객, 업무프로세스, 학습과 성장이다. 또한 계량지표와 비계량지표를 나누어 사업계획을 마련하여 구체적인 수치가 나오지 않더라도 부서의 사업 목표를 작성할 수 있도록 했다.

지침과 관련한 사업계획 방식은 BSC 방식을 따른다. BSC(Balanced Scorecard) 방식이란 1992년 하버드대학의 로버트 캐플런(Robert Kaplan) 주도로 만들어진 개념으로 균형적인 관점에서 전략을 구체화하고 전략과 연계된 성과지표를 개발할 수 있게 하는 도구이다. 또한 전략을 조직 전체에 전파하여 조직 변화를 관리 및 실행하기 위한 방식이다. BSC는 재무, 고객, 프로세스, 학습과 성장 등 네 가지 영역에서 균형적인 관점으로 정의된다. BSC 개념의 사업계획 방식은 2005년까지 지속되었다.

이후 BSC 방식을 벗어나 부서 중심의 구체적인 사업을 중심으로 핵심지표를 선정하고 이를 집중 관리하는 방식으로 부서를 운영했다. 2012년부터는 병원의 경영방침을 설정하고 경영방침에 따라 사업계획을 작성하도록 하는 톱다운 방식으로 변경했다. 2012년에는 경영방침을 '가장 먼저 찾는 G-병원, 환자안전 국제인증 G-병원, 신의료기술 G-병원'으로 결정하고, 경영방침에 맞도록 부서별 수행 목표를 설정하여 자발적으로 실행목표와 실행계획을 만들어 실천하도록 했다.

이외에도 공동의 목표를 향해 병원의 모든 부서가 움직일 수 있도록 한 가지 핵심공동지표를 설정하는 MBO(Management By Object, 목표관리)

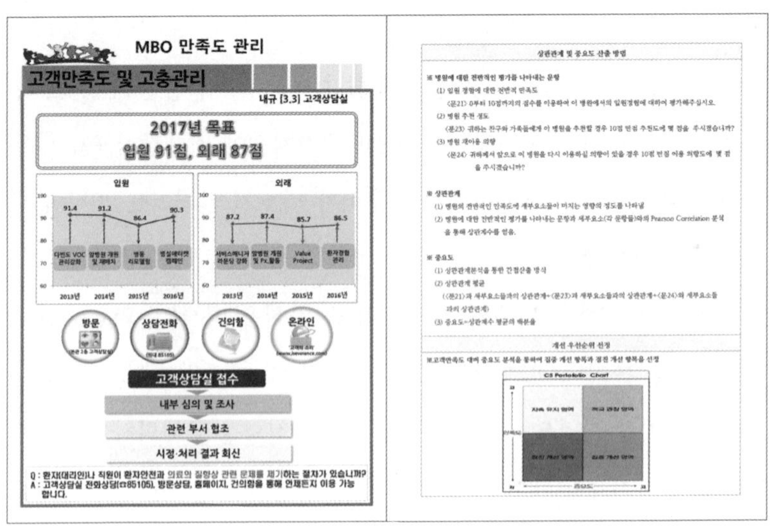

그림 2-5. MBO 만족도 관리 사례

방식을 도입했다. 핵심공동지표는 외래환자 만족도와 입원환자 만족도 점수를 MBO 지표로 설정하여 각 부서 단위로 활동계획을 마련하도록 했다. 우선 매년 외래환자와 입원환자 만족도 점수를 공표하면 각 부서에서는 설정된 외래환자와 입원환자 만족도 점수 이상을 달성하기 위해 세부 활동계획을 마련하여 실행하도록 지침 내용을 공지하고, 모니터링 결과를 주기적으로 보고하는 체계를 구축했다.

사실 부서 단위로 사업실적을 확인하고 이를 기반으로 내년도 사업계획을 설정하는 방식은 단순해 보이기도 한다. 하지만 이 시스템은 부서 단위로 주기적인 개선활동을 지속하도록 독려하는 방식으로는 아주 효과적이다. 부서 단위로 모인 성과는 병원 전체의 발전과 성장을 위한 기반이 된다. 서무 업무 경험은 병원의 성장을 위한 기초적인 메커니즘과 그 흐름을 습득하기에 좋은 기회가 되었다.

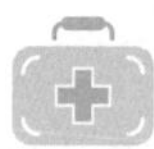

인적자원관리와 양질의 환자 진료 관계의 이해

병원을 만들어가는 사람들

병원에서 근무하며 가장 많이 하는 업무 중 하나가 다양한 직종의 직원과 진료과정 업무 협의를 하기 위한 '의사소통'일 것이다. 무의식 중에 직원들과 의견을 나누다가 문득 '병원의 다양한 구성원들은 어떻게 채용되었을까?' '병원에 채용될 때 처우는 어느 정도가 적당한가?' 등이 궁금해졌다. 병원설립, 의료인에 대한 정의나 의료인의 자격관리 등은 의료법에 잘 기술되어 있다는 정도로만 알고 있었다. 사실 병원행정가는 대학에서 인문 계열을 전공한 경우가 많고, 이과 계열에서도 경영이나 행정을 접목한 전공자는 채용 시에 경쟁할 기회가 주어진다. 의료법에 별도의 자격요건을 갖추도록 기준이 마련되어 있지 않지만 최근에는 '병원행정사'나 '건강보험사'와 같은 자격증도 생겼다. 자격증은 반드시 취득해야 하는 필수요건이 아닌, 능력을 간접적으로 확인할 수 있는 참고자료 정도로 활용된다.

의료인의 자격과 관리에 관한 사항은 의료법에 명확하게 기술되어 있다. 의료법상 의료인은 '의사, 치과의사, 한의사, 조산사, 간호사'이다. 의료인들의 자격증 관리를 통해 국가 면허를 발급하고 있으며, 국가 또는 국가로부터 위탁받은 기관에서 면허발급과 보수교육을 담당하고 있다. 의료인은 의학적 전문지식을 바탕으로 질병을 치료하거나 예방하는 행위를 하고, 자신의 책임하에 일련의 과정을 통해 독자적인 치료 업무를 한다. 병원별로 필요한 의료인의 정원도 〈의료법 시행규칙 제38조〉에서 의료인 등의 정원을 규정하여, 병원 규모와 환자 수를 기준으로 최소한의 필수 인력을 운영할 수 있도록 관리하고 있다. 그리고 좁은 의미로는 의료인은 아니지만 실질적으로 의료 업무를 담당하는 직원도 있다. 〈의료법 시행규칙 제38조〉에는 의료인 외에 '약사, 영양사, 의료기사, 보건의료정보관리사, 간호조무사, 사회복지사, 시설 안전관리자' 등 필수 인력에 대한 기준이 마련되어 있다. 이러한 의료인 외 인력의 자격관리를 위해 의료기사 등에 관한 법률, 약사법, 사회복지사업법 등 별도의 법률을 통해 세부 내용을 마련하고 있다.

의료법에 근거하진 않지만 안전한 병원 운영을 위해 꼭 필요한 인력도 있다. 병원의 안전관리를 위한 보안요원, 주차를 관리하는 주차요원, 진료예약관리를 위한 전화예약 직원, 환자식을 조리하는 조리사, 환경위생을 담당하는 위생관리인, 직물 세탁을 위한 세탁 직원 또는 세탁업체, 건물 인프라 관리를 위한 전기기사·설비기사·영선기사·건축기사, 언어장애 치료를 담당하는 언어치료사, 의수를 제작하는 의수족기사, 장애인의 보조기를 제작하는 보조기 기사, 의안을 제작하는 의안사, 정보처리를 위한 전산원, 네트워크 등을 관리하는 통신설비기사 등 환자 진료를 위해 수많은 분야의 수많은 직원이 병원에서 근무하고 있다. 병원행정가들은 이러한 다양한 직원들과 의사소통하면서 환자중심의 진료를 위한 프로세스를 유지하거나 계속해서 개선하려는 노력을 통해 보다 나은 병원을 만들어가고 있다.

병원 인력의 전략적 관리

2021년 7월, 한 기사를 통해 다음 내용이 보도되었다.

서울아산병원은 청라의료복합타운에 그간의 임상 연구 인프라를 바탕으로 한 글로벌 경쟁력을 갖춘 의료복합타운을 구축하겠다는 계획이다. 중증 해외 환자와 인천 지역 환자들을 질환별로 전문적으로 치료하기 위한 장기이식센터와 뇌심혈관센터도 구축한다. 또한 해당 위치가 인천국제공항 인근이라는 점을 감안하여 항공기 사고에 대비한 응급의료센터도 특화하기로 했다. 서울아산병원은 이곳에 해외 및 인천 지역 의료진에 병원의 풍부한 임상 노하우를 전수하는 센터도 건립할 예정이다. 클라우드 기반 전자의무기록(EMR) 시스템을 구축하고, 해외 의료진과 실시간 소통해 자국에서 치료하기 어려워 한국으로 오게 된 중증 외국인 환자의 원스톱 진료시스템도 만들 방침이다.

- 출처: 정혜리, "청라의료복합타운 우선협상대상자에 서울아산병원 컨소시엄", 〈인천일보〉, 2021. 7. 8.

이 기사에서는 병원 건립 프로젝트와 관련한 인력자원관리(HR: Human Resources)에 관한 내용은 찾아볼 수 없다. 새로운 설비를 최대한 실용적으로 활용하기 위해선 적합한 인력을 배치하는 것이 필수적이다. 환자에게 양질의 진료를 제공하려는 목적으로 설치한 설비나 장비는 다른 일반적인 장비와 다르게 자격을 갖춘 인력을 확보하지 못하면 가동조차 하지 못한다. 게다가 직원의 역량이 장비 가동과 그 결과에 결정적인 영향을 미치므로 이는 핵심적인 요소가 된다. 따라서 직원의 업무역량을 극대화하여 시장 경쟁력을 계속해서 높이기 위해서는 전략적인 인력관리가 필요하다. 효과적인 인적자원관리를 기획하고자 한다면 병원 전체 직종의 직원 참여를 공식화하고 주요 현안에 대한 문제를 서로 공유하여 여러 변수를 반영해야 목표를 달성할 수 있다.

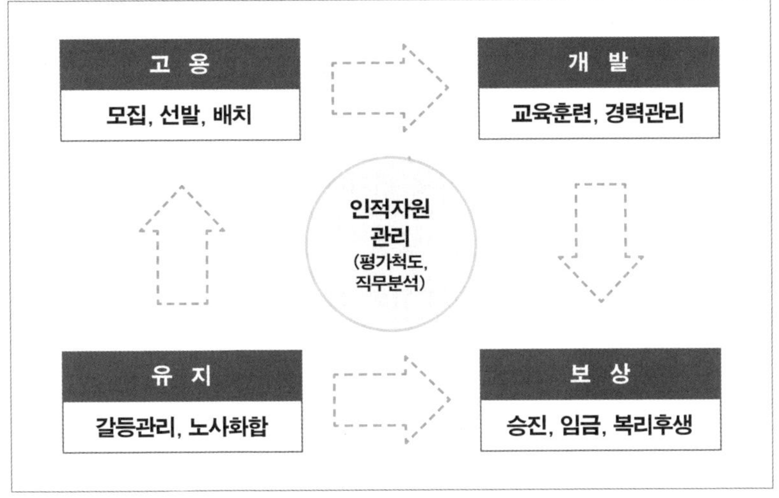

표 2-6. 인적자원관리시스템

인력자원관리는 통상적으로 사무 및 기록보관 등의 업무, 직원 및 병원을 위한 활동, 조직의 성과 기여를 위한 전략적인 업무로 나뉜다. 전통적인 인력자원관리는 사무 업무 및 기록보관 관련 업무가 대부분이었다. 하지만 시대가 지나가면서 전략적인 업무의 필요성이 급속히 확대되고 있다. 채용된 인력에 최소한 10년 이상 병원의 운영시스템을 맡겨야 하며, 대체인력이 사실상 불가능한 병원 인력의 특성을 고려하면 인력자원관리의 중요성은 아무리 강조해도 부족하지 않다.

채용 과정, 임금 지급, 인사행정, 근태관리, 각종 수당관리 등 인터넷 기반의 전산시스템이 보편화되면서 자동화로 인한 업무 효율화는 자연스럽게 단순 문서작업 및 기록관리를 하던 인력을 축소시켰다. 하지만 주변 병원과의 경쟁, 복잡한 외부환경, 점차 늘어나는 규제, 다양한 인적 역량의 문제 등이 발생하면서 전략적인 인력자원관리는 병원의 여러 상황을 예측하고 대응하는 분야로 확대되었으며, 병원의 방향성을 결정하는 데 핵심적인 역할을 담당하게 되었다.

병원 산업은 다른 산업에 비해 전체 예산에서 차지하는 인건비 비율이 약 45% 이상으로 상당히 높은 편이다. 이러한 인건비 비중을 낮추려는 노력은 병원 운영에 핵심적인 요소가 되고 있다. 인건비가 증가하는 문제를 효과적으로 해결하기 위해 정규직, 계약직, 무기계약직, 외주용역, 파견근로 등 다양한 근로유형이 도입되고 있다. 의사, 간호사, 병원행정가, 의료기사 등은 정규직과 계약직 모두 가능하지만 의료의 질과 안전을 위해서 대부분 정규직으로 운영되고 있다. 반면에 환자 진료와 직접적으로 연관되지 않는 진료예약, 보안, 청소, 수납, 시설 유지보수, 세탁, 직물 배송 등의 업무는 외주용역으로 운영되며, 환자이송이나 단순 배송 등 고도의 기술이 필요하지 않은 일은 파견근로 형태로 운영되고 있다.

우수한 인력을 찾아라

병원이 성공적으로 유지되려면 유형자산을 잘 관리해야 한다. 유형자산으로는 고정자산, 금융자산, 지적자산, 인적자산 등이 있다. 이 중에서 인적자산은 인적자원의 재능, 역량, 경험, 전문기술, 동료의식 등을 말하는데 유형자산을 서로 결합하는 역할을 한다. 유형자산을 효율적으로 사용하여 조직의 목표와 성과를 달성하기 위해서는 인적자산이 중요하다. 병원의 인적자원은 병원의 운명을 좌우한다고 해도 무리가 아니다. 그렇다면 병원은 어떻게 가치 있는 인적자원을 발굴하고 확보할 수 있을까?

내가 입사할 당시에는 병원에서 서류전형과 채용시험으로 인재를 발굴하고 선발했다. 현재 시행하는 면접이나 그룹토의와 같이 현장 대응 능력을 테스트하는 방식은 없었다. 그래서 채용시험에서 좋은 결과를 얻기 위해 도서관에서 상당한 시간을 보내야 했다. 1990년대는 컴퓨터가 지금처럼 보편화되지 않던 시기로 개인의 지식적인 측면이 채용에서 가장 중요한 기준이었다. 반면, 최근의 신입 채용방식을 보면 서류전형을 진행한 후 동영상을 촬영하여 AI인성검사를 실시한다. 이후 합격자들을 대상으로 특정 주제를 정해주고 찬반 그룹토의를 진행한 다음 간단한 보고서를 작성하게 한다. 마지막으로 심층 토론면접을 한 번 더 진행하여 최종 합격자를 선발한다. 인재를 한 번 선발하면 길게는 30년 이상 병원과 함께 성장해야 하므로 우수한 인재를 선발하기 위해 엄격한 기준을 적용할 수밖에 없다.

병원행정가가 다른 직종으로 전환할 기회는 많지 않다. 입사 후에 정신없이 직원복지 업무를 하고 있는데, 병원 직원을 대상으로 전산원을 채용하겠다는 내부 공채가 공고되었다. 전산개발은 프로그램이나 전산시스템에 대한 높은 이해가 필요한 특수한 분야에 해당한다. 하지만 이 공채는 전산개발 업무를 위한 특수한 능력을 갖추지 않았더라도 병원의 조직 구조에 대한 높은 이해도와 경험을 갖춘 인재를 선발하여 전산개발자로 육성하고자 하는 목적이 있었다. 반복적인 업무를 하며 변화를 갈구하던 나에겐 새로운 도전과 열정을 되찾을 기회로 여겨졌다. 내가 하던 행정 업무는 업무 특성상 매번 같은 일을 같은 방식으로 진행하게 된다. 그래서 행정 업무의 중요성에 대해 쉽게 무감각해지기 마련이고 변화의 기회를 꿈꾸게 된다. 전산원으로의 직종 전환은 심리적으로 무료해진 시기에 변화를 꾀할 적절한 기회로 인식되었다. 나는 채용 원서를 작성하여 내부 공채에 도전했다.

채용 원서를 제출하고 합격을 위한 마지막 면접 단계에서 이르렀을 때, 내가 믿고 의지하던 상급자와 현실적인 상담을 했다. 변화를 꾀하고자 공채에 지원했지만 전산원 규모가 작아서 승진 등의 기회가 상대적으로 적다는 현실적인 이유로 결국 면접은 포기했다. 병원에 특수 부서가 신설되거나 실험적인 센터가 만들어질 때는 주로 병원 내부에 공고를 내고 팀을 구성하는 경우가 많다. 새로운 병원을 건립할 때도 경험이 있는 내부 직원을 주요 보직자로 공개 채용하여 풍부한 경험을 가진 인력을 확보한 다음에 신규 인력을 채용해 효율성을 극대화하는 방향으로 구성한다.

병원에 인력이 필요하면 공고를 통해 채용을 진행하지만, 정원에 미달되는 일도 종종 발생한다. 그러면 채용공고를 통해 우수한 인력을 확보하는 것이 사실상 불가능해진다. 인력 확보가 어려워졌을 때 병원은 어떻게 그 문제를 해결할까? 중·고등학교 또는 대학으로 가서 오리엔테이션을 실시해 해당 직종에 대한 학생들의 관심을 불러일으키거나, 병원 내의 실습을 적극적으로 유치해 학생들과의 접촉을 늘려 성공적으로 인력을 모집한 사례들이 있다. 만약 전문적인 자격을 가진 인력(의사, 간호사, 임상병리사, 물리치료사, 방사선사 등)이 필요할 때는 임상순환(clinical rotation) 방식으로 학생들의 실습 환경을 설계하여 운영하기도 한다. 이를 통해 학생은 일정 수준의 능력을 배양하고, 병원은 우수한 인력을 확보할 수 있다. 청소, 보안, 주차, 예약, 시설 유지보수 등의 업무를 위한 인력을 외주용역으로 충원하기 위해서는 채용 대행기관과 긴밀한 관계를 계속해서 유지하여 우수한 인력을 확보할 수 있다.

구성원의 성장이 병원의 성장이다

여러 직종의 전문가가 모여서 환자를 진료하는 병원은 직원이 입사할 때 취업규칙, 내규, 문서관리 등 가장 기본이 되는 교육을 실시한다. 그리고 부서 내의 전문적인 직무교육은 부서가 자체적으로 지식을 공유하는 방식인 OJT(On-the-Job Training) 형식으로 진행된다. 서울 서대문구에 소재한 S 병원은 2005년 JCI 인증 기준에 부합하기 위해 감염관리, 질 향상, 환자안전 등의 교육시스템 정비를 시작했고 국가고객만족도인 NCSI에 대비하고자 CS 교육을 체계적으로 진행하기 시작했다. 그리고 직장 내 괴롭힘, 장애인 차별, 개인정보보호, 청탁 금지, 산업재해 예방 등 법률 제정에 따른 필수교육을 체계적으로 마련했다. 이렇듯 병원의 교육체계는 시대적 흐름이나 특정한 평가에 따라 필요할 때마다 만들어지는 경향이 있다. 실제로 병원의 교육은 필수교육, 직무교육, 문제해결교육, 혁신사례교육 등으로 구성되고 직급, 직종, 연령 등을 고려하여 세부적인 교육체계도 마련해 이뤄지게 된다.

점차 늘어나는 직원을 대상으로 교육의 효과를 높이면서도 조직문화를 활성화하기 위해 다양한 방식의 교육을 만들기도 한다. 예를 들면 북클럽, 소확행(소통으로 확 행복해지는) 클래스, 세심한 클래스, 인사이트 강좌 등이 있다. 북클럽은 자기주도학습 문화를 형성하기 위해 베스트셀러 50권을 선정해 이 책들을 직원들이 자유롭게 선택하여 볼 수 있도록 하는 활동이다. 그리고 각자가 작성한 서평을 공유하여 다른 사람들의 의견을 읽고, 자신이 읽지 않은 책에 대한 간접적인 정보도 함께 습득할 수 있게 한다. 소확행 클래스는 조직문화의 소통교육에 대한 필요성이 제기되어 만들어진 것으로 소통에 관한 세심한 기술을 알려준다. 이 교육은 세대 간 이해의 폭을 넓히고 직장 내의 바람직한 소통법을 통해 갈등 해결에 도움을 주고 있다. 세심한 클래스는 번아웃을 경험하는 직원을 대상으로 한다. 번아웃을 예방하고 완화하는 프로그램으로 마련되었는데 스트레스 완화를 위한 상담, 스트레스 해소 방법, 음악을 통한 예방, 수면관리, 명상을 통한 스트레스 해소, 육아 상담, 향기를 통한 스트레스 해소 등 다양한 스트레스 관리를 위해 세심한 프로그램을 만들어 운영한다. 인사이트 강좌는 최신 트렌드 분석을 통해 경영 및 리더십 역량을 강화하고 사회 주요 이슈와 같은 교양지식을 함양하여 직원들이 셀프리더십을 향상할 수 있도록 한다. 이렇듯 병원 규모가 성장하면서 부서 내에서 직무교육을 중심으로 진행하던 교육은 시간과 공간의 제약을 극복하는 효율적인 방식으로 변화했고 조직문화를 더욱 활성화하는 내용과 방식으로 변화하고 있다.

그렇다면 병원은 직원의 성장을 위해 끊임없이 교육 프로그램을 개발하고자 노력해야 할까? 이 질문은 비용적인 측면을 고려할 때 항상 따라다니기 마련이다. 한 가지 가정을 해보자. 직원을 채용했을 때 100% 완성형인 인재가 들어오는 경우는 거의 없다. 필요한 업무능력을 70% 이상만 갖춰도 우수한 인재라고 평가할 수 있다. 만약 이 직원이 업무능력 100%인 인재로 성장할 수 있다면 어떨까? 병원은 직원으로부터 그만큼 높아진 업무성과를 얻을 수 있다. 이런 경우라도 교육은 계속해서 이뤄져야 한다. 시대적 변화로 인해 장비의 고도화와 새롭게 발생한 법적 규제로 인한 제약으로 인재의 능력이 다시 70%로 내려올 수도 있기 때문이다. 인재의 능력이 다시 100%로 성장할 수 있도록 병원에서 교육의 기회를 제공한다면, 병원은 직원의 성장만큼 병원의 성장을 기대할 수 있다. 성장의 촉진 방법은 경험할 수 있는 여러 교육적 기회를 제공하는 것이며, 교육을 통해 경험한 것을 현장의 다른 구성원과 공유함으로써 조직의 성장까지 기대할 수 있는 선순환적인 효과가 이뤄질 수 있다. 따라서 직원의 성장을 촉진하는 교육 개발은 병원의 성장을 위한 '선택'이 아닌 '필수'라고 해도 과언이 아니다.

신바람 나는 일터 만들기

의료법에 따라 병원은 영업을 위한 마케팅이 사실상 불가능한 환경이다. 병원 진료에 만족한 환자나 보호자가 주변 사람들에게 추천하는 방식인 구전으로만 마케팅이 가능한 구조인 것이다. 환자나 보호자와 만나는 접점의 순간인 MOT에서 가장 큰 영향을 미치는 건 '직원'이다. 즉, 직원의 컨디션에 따라 환자에게 전달되는 영향력의 방향이 결정된다. 이러한 이유로 다른 산업에 비해 병원은 구성원들의 컨디션 관리가 더욱 중요하다. 병원 구성원을 성장시키고 구성원이 서로 화합할 수 있으려면 좋은 병원 조직문화를 만들어야 한다. 병원 조직문화란 구성원들이 공유하는 가치관, 신념, 행동 등의 모든 것을 말한다.

2004년, 부서에 긍정적인 분위기를 조성하기 위해 'Happy Together'

라는 프로젝트를 운영했다. 한 달에 한 번씩 부서 단위로 문화활동을 하면서 부서에 화합 분위기를 조성하고 의사소통 향상을 꾀해 서로를 이해할 수 있는 시간을 만든 것이다. 병원에서는 부서 운영비를 예산으로 책정해서 부서 단위의 활동을 지원하지만, 사실상 비용이 넉넉하지는 않기에 구성원의 의견을 반영하기 위해 설문조사를 실시한 뒤 참가비를 일부 부여하기로 했다. 처음에는 영화관람 콘셉트로 당시에 유행했던 영화를 네다섯 편 정도를 추린 후에 다시 참가 여부 및 선호하는 영화를 설문하는 절차를 진행했다. 영화관람 후에는 맥주와 치킨을 먹는 시간을 가졌다. 간단한 행사였지만 준비하는 동안 부서 내에 웃음이 끊이질 않았다. 팀 리더의 결정에 따라 작은 이벤트로도 부서의 분위기가 얼마든지 긍정적인 방향으로 변화할 수 있고, 직원 간의 의사소통 향상도 자연스럽게 기대할 수 있다. 이 프로젝트를 통해 병원 조직문화에서 팀 리더의 역할이 얼마나 중요한지를 깨달을 수 있었다.

한 부서만이 아닌 병원 전체로 조직문화를 넓힐 수 있는 체계를 만드는 것도 중요하다. 병원 전체의 사기 진작을 위해 흔히 사용되는 방법은 각종 분야의 우수직원을 대상으로 운영되는 포상제도이다. 병원은 기술상 또는 업무상 유익한 발명이나 연구고안을 하여 그 결과가 현저한 공적이 있는 경우나 비상사태에서 공로가 있는 경우 등에 공로상을 전달한다. 또한 업무에 충실해 타의 모범이 되거나 업무능력이 우수한 직원을 대상으로 모범상을, 장기간 근속한 직원을 대상으로는 근속상을 전달하고, 정년 직원에게도 특별 포상을 한다. 그리고 병원의 경영목표를 환자중심병원으로 설정하면서 친절 추천을 받은 직원을 대상으로 1년에 2회씩 해외연수를 보내주는 행사를 열어 고객만족 분위기를 향상하기 위해 노력한다.

병원에 자율적 목표관리 방식인 '성과리뷰제'가 공지되었다. 이 제도의 실현을 위해 먼저 부서 단위로 핵심가치를 수립하고, 부서의 직무 및 직무목표를 확인하면서 가장 중요하게 개선하고자 하는 업무를 선정했다. 선정된 업무를 중심으로 달성하기 위한 지표를 만들고 목표치를 설정했다. 설정한 목표는 측정 방법이 있는지를 확인한 후 이를 달성하기 위한 세부적인 실행계획을 수립했다. 성과리뷰제의 성공적인 진행을 위해 총괄 부서를 지정하고, 객관적인 평가와 진행을 위해 성과리뷰위원회도 구성했다. 성과리뷰제를 평가하기 위해 '기관의 목표와 전략 연계성, 발전 기여도, 대내외적 활동, 부서원의 역량강화 및 성장 활동, 타 부서와의 협력을 통한 개선활동, 타 부서 지원의 적극성, 타 부서의 성과 향상, 기관에 대한 관심과 제언의 적절성, 부서의 성과 향상을 위한 활동계획의 구체성과 요청사항의 적절성' 등 열 가지의 평가 기준을 마련했다. 이를 부서 단위로 S 등급, A 등급, B 등급, C 등급으로 평가하고 등급별로 포상했다. 자율적으로 목표관리를 하는 것이 성과리뷰제의 핵심이다. 목표를 자율적으로 설정하면서 구성원 간의 활발한 의사소통을 유도하고 타 부서와 협력할 수 있게 했다.

직원 안심 프로그램

한참 일을 하다가 다른 직원을 둘러보면서 문득 '우리가 가족들과 실제로 보내는 시간은 얼마나 될까?' 하는 궁금점이 생겼다. 나의 경우 보통 1시간 일찍 출근하고 30분 정도 퇴근시간이 늦은 것을 감안하면 10시간 30분 정도를 병원에서 보낸다. 수면은 평균 6시간이고, 출퇴근에는 1시간 30분 정도 소요된다. 집에서 생활하는 시간은 대략 6시간으로 계산된다. 아이들이 학원에 가 있는 시간을 감안하면 하루에 가족들이 집에서 만나는 시간은 3~4시간 정도이다. 반면에 병원에서 직원들과 보내는 시간은 9시간 정도이니, 가족보다 세 배는 더 많은 시간을 그들과 함께 보내는 것이다. 처음에는 가족과 보내는 시간이 적은 것에 놀랐고, 다음에는 병원에서 직원들과 보내는 시간이 생각보다 많아 두 번 놀랄 수밖에 없었다. 병원에서 하루 시간의 대부분을 보내는 직원들이 근무하는 환경이 안전하다면 직원의 충성도와 생산성을 향상하는 데 많은 기여를 할 것으로 생각했다.

병원은 직원의 건강 증진을 위해 매년 건강검진을 실시하고 있다. 홀수 연도에는 건강보험관리공단에서 건강검진을 실시하고, 짝수 연도에는 병원에서 건강검진을 진행한다. 건강검진 결과 질환 유소견이 있는 직원에게는 정밀검사를 받도록 안내한다. 그리고 정밀검사 후에 수술 등의 치료가 필요할 경우 단체보험을 통해 진료비를 지원하고 있다. 계절에 따라 발생하는 독감 예방을 위한 예방접종도 진행한다. 건강검진과 예방접종을 위한 기록, 안내, 자료 보관 등 모든 행정적 업무는 병원행정가가 담당하며, 건강기록관리를 통해 직원이 건강한 몸 상태를 유지할 수 있도록 노력하고 있다.

병원에서 일을 하다 보면 환자의 정신적인 건강 상태에 따라 직원들에게 위험한 상황이 발생할 수도 있다. 따라서 직원 안전사건의 발생에 대비하는 대응 프로토콜을 마련하고 교육을 진행하여 사건 발생에 긴밀하게 대처할 수 있도록 해야 한다. 직원 안전사건은 두 가지 형태가 있다. 시설물이나 주사침 등에 부상을 당하는 경우와 환자에 의해 정신적 또는 신체적인 위해를 받는 경우이다. 첫 번째의 경우에는 부서장에게 바로 보고하고 시설물에 의한 사고는 안전관리부서에 지원을 요청한다. 그리고 원내재해발생신고서를 작성하여 패스트트랙으로 치료할 수 있는 프로세스도 운영하고 있다. 주사침으로 부상을 입었을 때는 감염 노출을 관리하는 감염관리부서에 지원해 긴급하게 진료가 진행되도록 처방체계를 마련했다. 이런 노력을 통해 사고로 인한 직원의 부상에 조속히 대처하고 그들이 회복하여 업무에 복귀할 수 있도록 정책적으로 지원하고 있다.

사회가 발전함과 동시에 삶의 질이 향상되면서 정신적 스트레스로 인한 질환이 증가하는 추세이다. 이러한 현상은 진료를 보는 과정에서 환자의 갑작스러운 돌출행동으로 이어지기도 한다. 특히 정신과 진료부서와 응급실에서 다수 발생하는데, 환자로 인해 직원이 회복 불가능한 위해를 입는 경우가 발생할 수 있다. 이런 사건 발생에 대비하여 경찰서에 긴급 출동을 요청하는 비상연락망을 운영하고 있으며, 한 사람만 근무하는 검사실이나 진료실에는 전화벨을 이용한 긴급비상벨시스템을 운영함으로써 언제든지 위기 상황에 지원을 요청할 수 있는 체계를 만들었다. 만약 환자에 의해 예기치 않은 위해가 발생하게 되면 원내에 상주하는 보안요원에게 긴급연락이 가서 직원 보호와 함께 사건의 수위에 따른 대응을 할 수 있다. 직원의 피해가 확인되면 직원 보호 프로그램을 즉시 가동해 외상이 심한 경우 긴급입원을 통해 안정과 치료가 이뤄질 수 있도록 한다. 이후 외상후 정신적 스트레스로 불안정한 상태가 지속되면 바로 상담 프로그램에 참여하여 회복에 도움을 받을 수 있게 하고 있다. 이러한 모든 조치는 업무 중에 발생하는 여러 변수에 대비해 직원을 보호하는 것이 목적이다. 직원이 안심하고 업무에 집중할 수 있는 안전한 환경을 조성함으로써 직원 개개인의 생산성이 향상되면, 이는 병원의 성장에도 긍정적인 영향을 미치게 된다.

(제3장)

원무행정가로서
병원 관리하기

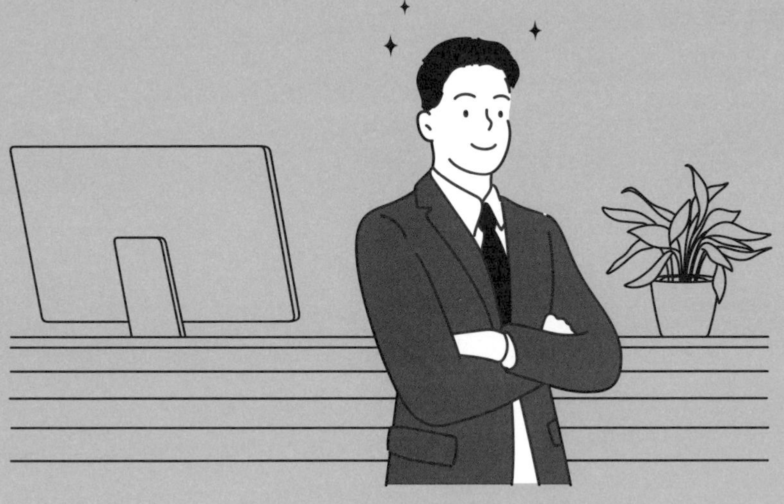

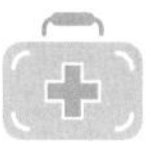

건강보험관리와 진료비 지불제도

2001년 봄, 입원원무부서로 발령을 받으면서 원무행정 업무를 맡게 되었다. 원무행정 일을 하면서 이론으로만 간접적으로 접했던 건강보험제도의 실제 운영과정을 현장에서 경험할 수 있었다. 건강보험은 의료보장제도 중 하나이다. 건강 문제를 사회 공동의 개념으로 보고 재정적 위험을 분산하는 제도이며 미래에 발생할 수 있는 의료비로부터 국민을 보호하는 역할을 한다. 결국 의료 이용의 형평성을 확보하고 의료비의 적정 수준을 유지함으로써 의료수급체계의 효율성을 만들어가는 것이 그 목적이다. 원무행정을 수행함에 있어 기본적인 건강보험과 수가관리체계에 대한 현장 적용 실무를 경험하게 되면 원무행정가의 역할과 의미를 이해할 수 있으며 거시적인 관점에서 다양한 사고를 할 수 있게 된다.

국민건강관리체계의 기본 틀, 진료비 지불제도

처음에는 입원원무부서 중 응급실에서 근무했다. 이때 인계받은 사항은 대부분 주요 검사별 수가코드와 비용에 대한 내역서였다. 즉, 진료행위마다 책정되어 있는 진료비용을 전산에 입력하고 해당 비용을 수납하는 것으로, 진료행위별 수가제를 적용해서 진료비를 수납하는 업무였다. 여기서 말하는 행위별 수가제는 진료할 때마다의 진찰료, 검사료, 처치료, 입원료, 약제, 재료비 등에 따라 가격을 부여하고 합산하여 진료비를 산정하는 제도인데 진료의 다양성과 의사의 전문성을 인정하기 위해 시장접근적인 방법을 적용한다. 즉, 의료인이 제공한 시술내용에 따라 가격을 정하여 의료비를 지급하므로 직접적인 치료 방식에 따른 비용을 정확하게 산정할 수 있다. 다만 행위별로 가격이 산정되다 보니 검사 및 행위를 반복적으로 하거나 불필요한 행위를 하는 과잉진료가 이루어질 수 있고, 이는 의료비 급증의 원인이 되기도 한다.

그다음 해인 2002년, 보건복지부에서 4개 임상과의 7개 질병군에 포괄수가제를 시범사업한다는 얘기가 들려왔다. 이 시범사업 소식을 접하고 포괄수가제도를 알아보았다. 포괄수가제(DRG: Diagnosis Related Groups)는 질병군의 입원일수와 중증도에 따라 정해진 표준 진료비를 지급하는 제도이다. 미국은 1983년부터 메디케어 환자의 진료비 지급방식으로 이 포괄수가제를 적용하고 있다. 입원원무팀에서 근무하던 나로서는 행위별 수가제가 포괄수가제로 변경되었을 때 어떤 일들이 발생할지 예측할 수 있어야 했다. 포괄수가제에는 질병에 따른 일정 진료비가 책정되어 있으므로 의료기관이 저가의 재료나 약제를 사용하더라도 치료만 가능하다면 진료비를 지급받을 수 있어 경제적 이익을 얻게 된다. 의료기관에서 저가의 재료나 약제를 사용하는 행위가 경쟁적으로 이루어질 가능성이 크고, 그로 인해 의료의 질은 계속해서 저하될 것이 자명해 보였다. 물론 의료비가 절감되고 과잉진료는 줄어드는 긍정적인 효과를 기대할 수도 있지만 비용을 줄이려는 노력으로 인한 전반적인 질 저하 현상도 막을 수 없을 것으로 생각했다. 이후 2013년 7월부터는 시범사업의 결과가 효과적이었다며 4개 임상과의 7개 질병군에 포괄수가제 적용을 확정했다. 현재까진 일부에서만 적용되므로 큰 문제가 발생하지 않고 조용한 분위기 속에서 시행되고 있다.

2009년에는 신포괄수가제라는 다소 생소한 제도를 국민건강보험관리공단 일산병원에서 시범사업한다는 보도가 있었다. 신포괄수가제는 입원기간에 발생한 입원료와 처치 등 진료에 필요한 기본적인 서비스는 포괄수가제를 통해 일정 금액으로 정하고, 수술·시술 등에는 행위별 수가제를 적용하여 진료비를 책정하는 방식이다. 주로 공공병원과 국립병원을 위주로 확대하여 적용하고 있다. 이 제도로 항생제 사용과 같은 불필요한 진료행위가 줄어들고 상급병실료 등 비급여 진료비가 감소되면서 전반적인 의료비가 낮아지는 긍정적인 효과는 있었지만, 의료서비스의 질적 감소 현상이 뚜렷해지는 단점도 확인되었다.

2024년 2월, 보건복지부에서는 '제2차 국민건강보험 종합계획'을 발표하면서 의료서비스의 적정 공급과 정당한 보상을 위해 건강보험 지불제도를 추진한다고 밝혔다. 기존의 종별(의원, 병원, 종합병원) 환산지

수 계약에 따른 행위별 수가의 일괄 인상 구조를 탈피하고 필수의료 등 저평가 항목을 집중 인상하도록 수가 결정 구조를 개편한다는 계획이었다. 즉, 의료행위의 난이도·위험도·시급성, 의료진 숙련도, 당직·대기시간, 지역 격차 등과 같이 기존에 행위별 수가를 산정할 때 충분히 반영하지 못했던 사항을 보완하기 위해 '공공정책수가'라는 새로운 개념을 도입하고, 행위별 수가의 진료량보다 의료의 질·성과 달성에 따라 차등하여 보상하는 대안적 지불제도를 추진하는 것이다. 지불제도를 개선하기 위해서는 모형 개발, 시범사업 등의 절차를 진행하여 그 효과성을 분석하고 현장에 도입할 수 있게 이해관계 기관들이 합의하는 절차가 필요하기에 상당한 기간이 소요될 것이 예상된다.

이렇게 우리나라에서 적용되는 지불제도는 행위별 수가제, 포괄수가제, 신포괄수가제, 공공정책수가제 등이 있으며, 건강보험 도입 시에 행위별 수가제도를 운영하면서 발생한 각종 문제를 보완하고 새로운 수가체계를 시범사업하여 그 효과를 분석하는 등 제도 개선을 위해 계속해서 노력하고 있다.

그렇다면 우리나라에서 적용하는 지불제도 외에 해외에는 또 어떠한 제도가 있을까? 영국은 입원병상을 국가가 관리하고, 의사들은 공무원 신분으로 봉직한다. 이를 봉급제(salary)라고도 한다. 1차 의료기관 의사는 자신에게 할당된 수의 환자 건강을 관리하고 국가로부터 1인당 일정액의 보수를 받는다. 그래서 인두제(capitation)라고도 부르는데, 이미 급여가 확정되어 있기에 진료를 열심히 하지 않고 하루에 약 10명의 환자만 보려고 하기 때문이다. 그래서 영국에서는 의사에게 진료를 보려면 상당한 기간을 기다려야만 만날 수 있다. 진료 대기기간에 대한 불만이 있을 수밖에 없다.

독일은 의료서비스에 대한 진료비 총액을 보험자 측과 의사단체 간의 협의를 통해 결정한다. 이를 '총액계약제' 또는 '단체계약제'라고 한다. 독일의 단체계약은 연방 차원의 계약과 주 단위의 계약으로 이원화되어 있다. 연방보험의사회와 의료보험조합연방대표자협의회가 독일 전 지역에 적용되는 일반적인 사항에 대해 계약하면, 주 차원에서는 연방계약을 기본으로 해당 지역의 특성을 고려하여 지역보험의사회와 해당 지역의 의료보험조합협의회가 구체적인 내용에 대한 계약을 체결한다. 개별계약으로 인한 폐해를 단체계약을 통해 방지하려는 의도로 보인다. 이 제도를 통해 진료 가격과 양을 통제할 수 있어서 보건의료비용을 효과적으로 조정할 수 있고, 진료비 지출 증가 속도를 조절할 수도 있다. 하지만 의료기관의 과소진료를 조장하거나 중증도가 높은 환자를 기피하는 현상이 발생하기도 한다.

영수증으로 보는 건강보험의 기본 구조

응급실 원무부서에서 시작한 업무는 진료비 수납이었다. 진료비를 수납하면서 '진료비 계산서·영수증'을 처음 보았다. 진료비 계산서·영수증을 살펴보면 보험관리체계를 유추할 수 있다.

〈국민건강보험 요양급여의 기준에 관한 규칙〉 중 별지 제6호 서식

■ 국민건강보험 요양급여의 기준에 관한 규칙 [별지 제6호서식] <개정 2020. 4. 3.>

[ ]외래 [ ]입원 ([ ]퇴원[ ]중간) 진료비 계산서 · 영수증

환자등록번호	환자 성명	진료기간	야간(공휴일)진료
		. . .부터 . . .까지	[ ] 야간 [ ] 공휴일

진료과목	질병군(DRG)번호	병실	환자구분	영수증번호(연월-일련번호)

항목			급여			비급여		금액산정내용		
			일부 본인부담		전액 본인부담	선택 진료료	선택진료료 외			
			본인부담금	공단부담금				⑦ 진료비 총액 (①+②+③+④+⑤)		
기본항목	진찰료							⑧ 환자부담 총액 (①-⑥)+③+④+⑤		
	입원료	1인실								
		2·3인실								
		4인실 이상								
	식대							⑨ 이미 납부한 금액		
	투약 및 조제료	행위료								
		약품비						⑩ 납부할 금액 (⑧-⑨)		
	주사료	행위료								
		약품비						⑪ 납부한 금액	카드	
	마취료								현금영수증	
	처치 및 수술료								현금	
	검사료								합계	
	영상진단료							납부하지 않은 금액 (⑩-⑪)		
	방사선치료료							현금영수증( )		

그림 3-1. 진료비 계산서·영수증

에는 진료비 계산서·영수증 서식이 나와 있다. 서식 중 환자구분란은 수가 유형별로 '일반, 건강보험, 의료급여, 자동차보험, 산재' 등으로 표기된다. 일반은 건강검진과 같이 보험이 적용되지 않는 경우이고, 건강보험은 국민건강보험관리공단을 보험자로 하여 적용받는다. 의료급여의 경우에는 국가가 보험자가 된다. 자동차보험은 교통사고 환자가 대상자로 적용을 받는 보험이며, 보험자는 자동차보험회사가 된다. 산재는 업무상 재해로 부상을 당하여 진료를 보는 환자가 대상자이므로 근로복지공단이 보험자의 역할을 한다.

급여 항목에는 '본인부담금'과 '공단부담금'이 나뉘어져 있다. 급여 중 본인부담금은 의료기관 현장에서 환자가 부담하는 금액이며, 공단부담금은 의료기관에서 환자구분란에 기재되어 있는 보험자에게 청구하는 금액이다. 일부 수가 항목 중에는 보험자가 부담하지 않는 항목이 있는데, 그 항목은 전액 본인부담 항목에 기재되며 수가는 보험자가 정한 수가로 산정하여 표기된다. 신의료기술 및 일부 진료재료에 대해 병원별로 원가를 반영하여 산정한 금액이 비급여 항목으로 표기된다. 질병군(DRG) 번호는 포괄수가제의 적용을 받는 질병군인 경우에 기재된다. 즉, 포괄수가제의 적용 여부가 이 번호를 통해 확인된다.

진료비 계산서·영수증 중에서 급여로 표기되는 항목은 세부 내역을 정해진 일정한 데이터 형식으로 정리해 건강보험심사평가원에 전송한다. 건강보험심사평가원은 전송받은 자료를 독립적으로 심사하여 요양급여비용의 부과가 적정한지를 확인한다. 이후 심사가 완료된 자료는 국민건강보험관리공단으로 송부되고, 각 의료기관에 확정된 공단부담금을 입금하게 된다. 이렇게 의료기관으로 입금된 공단부담금은 직원들의 급여, 진료재료 구매, 의료시설 유지보수, 약제 구매 등의 비용으로 사용된다. 진료비 계산서·영수증을 유심히 살펴보면 의료기관이 어떤 방식으로 운영되는지 전반적인 구조를 이해할 수 있다.

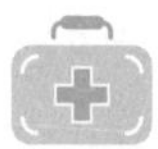

예약관리

병원 예약관리시스템의 유형과 변화

의료수요가 증가하는 상황에서 진료 공간이 제한되어 있으면 혼잡함을 피할 수 없다. 실제로 의료서비스 이용도 조사를 하면 환자의 주요 불만요소 중에서 '장시간 대기'가 항상 제일 낮은 만족도를 보인다. 이러한 현상은 의료기관의 지역적 불균형, 환자의 선호도, 검사장비의 불균형, 의료인력의 숙련도 차이 등이 그 원인으로 분석된다. 따라서 병원에 진료받기 위해 방문하는 환자의 혼잡도를 최대한 줄이고 대기시간을 감소할 다양한 체계를 만들기 위해 노력하고 있다.

환자흐름 지표를 연구하기 위해 진행했던 분석 자료 중에서 요일·시간대별로 환자가 병원에 얼마나 머무는지를 조사해 정리한 자료가

요일	06	07	08	09	10	11	12	13	14	15	16	17	18
월	66	2,019	9,439	18,124	16,235	8,646	4,965	12,624	14,573	7,664	1,220	27	
화	89	2,597	11,229	19,727	17,792	9,747	5,341	12,571	14,135	7,327	1,102	12	
수	41	1,457	7,118	12,162	11,261	5,752	3,073	7,838	8,375	4,457	750	21	
목	127	1,996	8,951	14,910	12,958	6,243	3,375	8,907	9,412	5,091	828	20	
금	101	1,294	7,219	11,860	9,360	4,216	1,986	5,506	6,461	3,787	488	11	
토		253	1,153	1,749	1,200	261							
합계	424	9,616	45,109	78,532	68,806	34,865	18,740	47,446	52,956	28,326	4,388	91	-

표 3-1. 요일·시간대별 환자 체류 현황

있다. 자료를 보면 오전 10시~11시, 오후 2시~3시 사이에 많은 환자가 병원에 머무르고 있음을 확인할 수 있다. 특정 시간대에 환자가 집중되면 해당 시간에는 주차 공간 부족, 편의점·휴게실 이용의 어려움, 진료 대기지연 등의 문제가 발생하므로 병원이용서비스 만족도가 낮아질 수밖에 없다.

1990년대 후반, 병원에 환자가 점차 늘어나면서 예약제도 도입의 필요성이 제기되어 타당성 검토를 진행했다. 그 당시에 진료예약은 각 임상과의 접수창구에서 전화예약, Fax예약, 대면예약을 중심으로 이뤄졌다. 일부 임상과에서 진료예약제도를 운영하며 진료 대기시간 단축, 환자 수 분산, 사전 진료준비, 진료시간 조정, 의사와 환자 간의 신뢰 형성, 진료 공간의 적정 활용 등 긍정적인 효과를 확인할 수 있었다. 따라서 병원의 혼잡도를 낮추고 대기시간을 획기적으로 개선하려면 예약관리는 선택적 요소가 아닌 진료환경을 관리하기 위해 반드시 시행해야 하는 것이라는 결론에 도달했다.

현재 예약관리는 IT의 발전 속도에 맞추어 홈페이지예약, 모바일예약, 전화예약, 대면예약 등으로 이뤄진다. 초·재진 진료예약 위주로 이루어지던 예약은 시술, 기능검사, 영상검사, 수술, 입원 등 다양한 분야에서 활용되고 있다. 기본적인 예약 기능은 전화의 자동응답방식으로 간단하게 진행하거나, 모바일 메신저의 챗봇(chatbot)을 활용하여 AI 방식으로 진행하기도 한다. 하지만 IT의 발전에 맞춰 새로 적용된 시스템에 적응하지 못하는 사람들도 많으므로 예약 방식 중 80% 이상은 전화예약으로 이뤄진다.

예약관리에 대한 지식이 쌓이면서 현재는 예약만 전담하는 전문센터를 만들어 운영하고 있다. 이때 주치의 전문 진료과목, 임상과의 여러 예약 조건 등을 정확하게 관리하는 것이 중요하다. 임상과의 전문영역 세분화로 인해 전화예약만을 전문으로 하는 외부 업체에 예약업무를 이관하기도 한다. 외부 예약업체에선 예약관리를 하기 위해 기본적으로 최첨단 전화예약시스템인 CTI(Computer-Telephony Integration) 시스템을 구축하고, 이를 각 병원에서 운영하는 OCS(Order Communication System, 처방전달시스템)와 연계하여 예약현황을 관리하는 시스템을 구현한다. 하지만 검사예약의 경우 다양한 검사와 검사장비의 고도화로 인해 일반적인 진료예약보다 더 복잡하다. 이러한 복잡한 문제를 개선하기 위해 병원별로 통합검사예약센터를 별도로 개설하여 검사예약의 효율성과 환자 만족도 향상을 위해 노력하고 있다.

부도율 관리의 중요성과 개선 사례

환자경험관리 업무를 하고 있던 어느 날, CT촬영파트에서 근무하는 방사선사에게서 전화가 왔다. CT영상검사를 하기 위해서는 촬영 당일에 조영제 부작용을 예방할 목적으로 채혈검사를 시행하여 신장 관련 수치를 반드시 확인하고 진행한다. 채혈검사를 하려면 검사 전 4시간 이상 금식해야 하는데, 이 부분이 잘 지켜지지 않아서 CT영상검사에서 부도가 많이 발생한다는 내용이었다. 자동확인시스템으로 사전에 금식 여부를 확인하는 프로세스를 개발한다면 검사를 위한 절차 안내와 함께 부도예방도 가능하다는 생각으로 방사선사와 함께 논의를 시작했다. 자동확인시스템은 환자용 모바일의 사전 문진체계를 이용하기로 했다. 따라서 CT영상검사에 필요한 문진을 개발하고, 이를 예약 시점에 맞춰 자동 알림이 가도록 했다. 환자가 사전 문진에 응답하면 응답한 자료는 HIS 시스템에 기록되고, 방사선사는 조회 프로그램을 이용해서 응답 현황을 확인할 수 있다. 결과적으로 응답하지 않은 환자만을 대상으로 다시 해피콜을 실시하면 부도율을 획기적으로 줄일 수 있게 된다.

모든 병원은 진료·검사·시술 등 예약 관련 부도율 관리에 많은 노력을 기울여야 한다. 진료예약 후 부도가 발생하면 잠정적인 다른 환자의 진료 기회가 상실되기에 병원 입장에서는 경영 기회 손실이 발생하고, 환자 입장에서는 진료·검사·시술 시기가 지연되기 마련이다. 특히 검사예약의 경우에는 검사시간, 필요한 절차 등 여러 요소로 인해 부도가

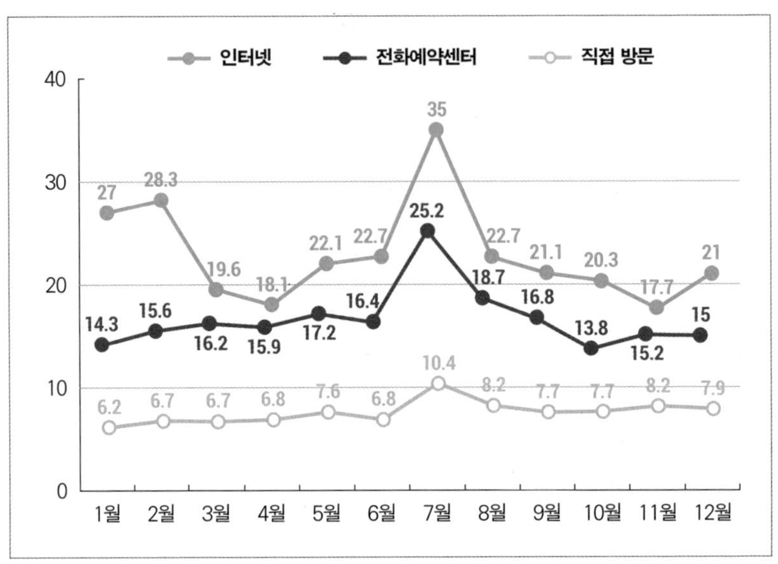

표 3-2. 병원 예약부도율 현황

발생했을 경우 다른 환자로 대체하기가 상당히 어렵다. 이는 그대로 경영 손실로 이어지게 된다.

병원에서는 기본적으로 진료 전 예약사항을 메신저 알림톡으로 안내한다. 보통 3일 전과 전일에 2회씩 예약 알림서비스를 통해 환자가 예약 일정을 상기할 수 있도록 지원한다. 검사예약의 경우, 장시간 소요되는 검사는 과거 통계를 분석하여 부도율을 반영한 검사예약 범위를 초과 할당한다. 이는 검사 인원을 초과하여 예약을 받음으로써 부도가 발생하더라도 경영 손실을 최소화하는 방안이다. 그리고 예약 대기기간이 길수록 부도율이 높아지는 것을 감안하여, 예약 대기기간이 90일 이상인 환자를 대상으로 한 달 전에 예약 알림문자를 발송해서 예약 일정을 잊지 않게 도와준다. 예약부도를 상습적으로 하는 환자에게는 진료예약을 안내할 때 예약부도와 관련한 캠페인 포스터를 모바일로 함께 발송해서 경각심을 가지도록 계도활동도 한다.

가장 최근에 도입하고 있는 부도율 감소 방안은 내원확인 문진을 발송하고 회신된 내용을 예약시스템에 반영하는 것이다. 진료 3일 전에 진료예약을 확인하는 문진을 담은 URL과 함께 내원확인 안내를 환자에게 알림톡으로 발송한다. URL을 클릭하면 환자용 모바일 사전 문진으로 자동 연계되어 내원 여부를 확인할 수 있다. 내원 여부 확인에 미응답한 환자만 유선전화를 통하여 다시 확인하는 절차를 진행하는 방식이다. 상황에 따라 내원확인 알림톡 발송 횟수를 2회로 늘려서 전화로 재확인하는 절차를 최소화한 사례도 있다. 이처럼 병원은 자동확인 시스템을 확대 사용하여 직원이 본연의 업무에 집중할 수 있도록 시스템의 효율성을 최대한으로 높이려는 노력을 계속하고 있다.

예약관리를 통한 신환 증대

병원에서는 새해 초가 되면 사업계획을 마련하고 한 해를 마무리하면서 사업실적을 정리·평가하며 지속 가능한 경영활동을 진행한다. 원무행정가는 신환 증대를 위해 사업계획 및 목표를 설정해두고 매년 그 실적을 집중 관리한다. 신환(新患)은 사전적 의미로는 '새로운 환자'를 말한다. 즉, 해당 병원에 처음 방문하는 환자이다. 주변에 경쟁 병원이

점점 늘어나는 상황에서 신환은 병원경영 측면으로 볼 때 하나의 성장 동력이라고 할 수 있다. 병원의 진료실적 자료로 신환을 2년간 추적한 결과, 이들의 32%는 다른 진료과에도 방문해 진료를 보면서 새롭게 유입되었으며, 42%는 처음 받은 진료만 보는 것으로 나타났다. 그리고 26%는 1회 진료 후에 다시는 돌아오지 않은 것으로 나타났다. 즉, 외래환자 셋 중 하나는 최근 2년 내 신환 효과가 있지만, 타 병원으로 이탈하는 비중을 감안하면 신환의 유입이 항상 필요하다는 사실을 확인할 수 있다. 이렇듯 신환의 중요성을 감안할 때 같은 조건에서는 병원의 의료서비스를 기반으로 하여 환자들의 우선 선택을 받아 불편 없이 예약 절차가 진행되도록 하는 예약관리가 중요하며, 처음 내원한 환자가 다른 진료의 연계도 불편 없이 자연스럽게 받아들일 수 있도록 진료 프로세스를 점검하고 유지해야 한다.

예약관리 중에서 가장 중요한 부분은 매년 의사들의 외래진료 일정을 정리하고 그 일정을 전산에 등록하여 예약시스템의 기초가 되는 자료로 정리하는 것이다. 이때 의사 진료는 신환과 재진으로 구분하여 예약시간의 틀(section)을 구성한다. 신환은 첫 진료이므로 자세한 문진이 필요하여 진료에 통상 30분 정도가 소요되고, 재진에는 3~5분 정도가 소요된다. 따라서 의사별로 초진과 재진 예약 비중을 적정하게 배정하는 것이 무엇보다 중요하다. 그 이유는 신환을 많이 배정하면 진료를 보는 의사의 업무 과중이 심해지고, 재진을 많이 배정하면 병원경영 측면에서 성장동력이 떨어질 수 있기 때문이다.

신환의 증대 방안을 모색하려면 그들이 병원에 요구하는 내용을 정확하게 확인할 필요가 있다. 병원에서 신환을 대상으로 조사한 내용을 보면 예약시간 준수, 예약·진료 절차 간소화, 편리한 교통, 자세한 안내, 진료 대기시간 최소화, 쾌적한 병원 환경, 신속한 진료 및 결과 확인 등을 병원에 원하는 것으로 조사되었다.

신환을 대상으로 조사된 요구를 중심으로 보았을 때 신환 증대 방안 중 가장 중요한 것은 '경영진의 강력한 의지와 리더십'이다. 신환 예약 시 진료과에서는 여러 예약 조건을 환자에게 말하게 된다. 따라서 진료과의 적극적인 진료 협조를 이끌어내기 위해서는 경영진의 강력한 의지만이 진료과의 예약 조건을 낮출 수 있다. 만약 진료과의 협조가 없다면 사실상 신환 증대를 기대하기는 어렵다. 진료과의 협조가 확인되면 신환의 예약 정원을 확대하고 재진 환자의 예약 정원은 축소한다.

다음으로 지방 환자의 신환 예약 시에 진료에서 검사에 이르기까지의 진료프로세스를 원스톱(one-stop)으로 설계하여 진행한다. 응급하게 병원을 방문하는 신환을 위해 응급진료센터의 기능을 활성화하고 각종 표준진료지침을 개발한다. 상급종합병원은 협력병원과의 환자이송(referral) 시스템을 적극적으로 활용하기 위해 협력병원과 상호 신뢰를 형성하고, 협력병원에서 신환을 의뢰했을 때 진료 절차가 편리하도록 시스템을 재정비해야 한다. 이렇듯 신환 증대는 병원의 모든 부서가 협력해야만 실현할 수 있다.

예약 표준화 방안의 필요성

예약관리는 의료진의 전문 분야와 다양한 진료사항 등을 감안하여 진행해야 한다. 의사 수가 점차 늘어나면서 요일과 오전·오후 등을 구분하여 세부적으로 예약을 진행해야 하는 상황이 생기고 있다. 또한 환자별로 여러 진료과에서 함께 진료받는 경우가 있어서 이렇게 다양한 검사들의 예약관리가 이뤄지려면 거미줄처럼 복잡한 구조의 예약관리를 다룰 수 있는 시스템이 있어야 한다. 즉, 여러 상황을 고려하여 효율적이고 정확하게 예약을 진행할 수 있는 예약관리시스템의 구축이 필요하다. 진료예약 업무는 예약관리 중에서 인바운드콜(Inbound call, 외부에서 예약관리 부서로 전화가 오는 것) 방식에 해당한다. 하지만 예약관리 중에서 상당한 부분이 아웃바운드콜(Outbound call, 예약관리 부서에서 외부로 전화를 하는 것) 방식으로 이뤄진다. 아웃바운드콜 업무는 예약 전화가 과도할 때 환자가 연락처를 남겨놓으면 병원에서 여유시간에 연락처를 확인하고 전화를 걸어 진료예약을 지원해주는 방법이 있고, 의료진이 개인적인 사정으로 휴진·대진을 할 경우 대체 의료진 안내 또는 일정 변경을 위해 전화로 안내하거나 진료일정 변경을 지원해주는 방법도 있다. 통상적으로 예약관리를 하다 보면 예약을 위해 걸려 온 전화를 모두 받을 수 없음을 알게 된다. 인바운드콜과 아웃바운드콜 업무를 합해서 예약관리 업무량이 항상 같을 순 없기에 일일 응답률이 70~80%를 유지하는 날도 많다. 이를 반대로 해석하면 20~30%의 전화 응대는 하지 못하고 있다는 의미가 된다. 예약관리를 인적자원으로 100%

유지하기란 사실상 불가능하다. 따라서 미응답을 효율적으로 관리할 수 있도록 예약관리시스템을 구축할 필요가 있다.

예약관리시스템을 구축하기 위해서는 데이터베이스의 표준화가 우선되어야 한다. 데이터의 설계, 구축, 운영 등에 필요한 용어, 단어, 코드, 기호 등의 표준화 작업이 선행되어야 한다. 또한 고품질 데이터의 제공 및 활용을 위해서는 정보시스템 계획 단계부터 선제적인 품질관리를 시행하여 양질의 데이터가 모일 수 있도록 하는 프로세스도 마련되어야 한다. 데이터베이스의 표준화는 AI와 연관된 시스템을 도입하는 데 가장 기초적인 자료로 활용된다.

IT와 만나는 예약관리

병원운영위원회에는 예약센터의 응답률에 대한 자료가 항상 보고된다. 응답률이 많이 떨어지면 원인 분석부터 개선방안까지 검토를 진행한다. 이 문제는 예약센터에서 업무하는 직원을 증원하면 간단히 해결될 수 있겠지만 여러 업무가 계속해서 증가하는 상황을 고려할 때 인력증원이 유일한 해법이 될 수는 없다. 그래서 많은 병원이 효율적인 경영을 위해서 딥러닝(Deep-learning) 설루션을 활용하여 과거의 주요 문의 항목 및 답변 자료를 기반으로 표준화하는 작업과 더불어 지속적인 학습을 통해 정확성을 향상한 챗봇과 같은 예약 프로그램을 개발하고 있다.

서울 강북 소재의 S 병원은 음성인식 변환(STT) 설루션을 기반으로 개발된 진료예약 상담챗봇과 콜봇을 예약센터, 검진센터, 진료협력센터, 응급진료센터 등에 도입하여 활용하고 있다. 상담챗봇서비스는 자연어 처리방식과 기준에 맞춘 메뉴 방식을 지원하여 직관적이라는 장점이 있으며, 웹 기반의 방식으로 운영되므로 홈페이지나 모바일 앱 등에 연동되기 쉽도록 구현했다. 모바일 앱은 주로 메신저의 플러스친구 형식으로 AI상담챗봇과 채팅하면서 상담을 진행하며 기본적으로 알림톡 방식으로 안내한다. 다만 일부 기능이 제한되어 안내가 자동으로 문자메시지서비스(SMS)로 발송되는 경우 URL 주소를 발송하여 챗봇 채널로 전환하는 기능도 구현 가능하다. 챗봇 채널에 진입하면 AI 상담원과 실시간 채팅을 하면서 기본적인 병원 안내와 진료예약을 할 수 있다.

서울 서대문 소재의 S 병원은 아웃바운드콜 업무에 AI봇을 도입했다. 의료진이 갑작스러운 개인상의 문제로 진료가 불가능할 때 휴진 또는 대진에 대한 안내를 AI봇이 수행할 수 있도록 개발한 것이다. 채팅 방식으로 구현된 AI봇으로 기본적인 예약 변경이 가능하고, 복잡한 문제에 대해서만 해피콜 방식으로 업무가 진행되므로 예약센터의 아웃바운드콜 업무량이 상당 부분 감소했다. AI봇을 통한 업무 생산성이 향상되자 진료예약이 대부분인 인바운드콜 업무에 집중할 수 있어서 응답률 향상에도 많은 도움이 되었다.

서울 강남 소재의 S 병원은 전화로 진료예약을 하면 시간이 오래 걸리고 복잡하다는 환자들의 불만을 조사하고 '보이는 ARS 시스템'을 도

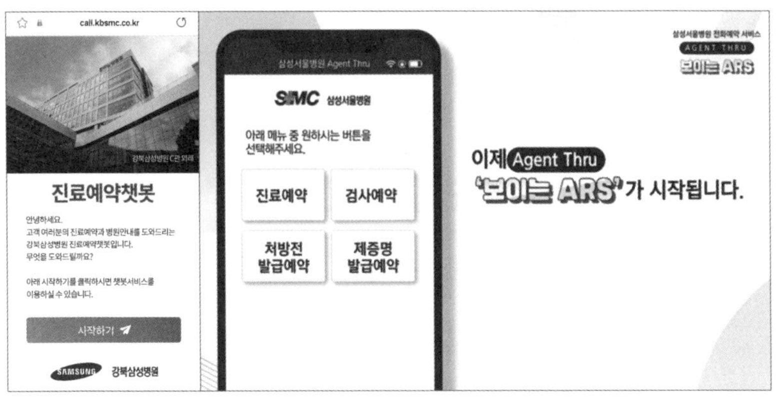

그림 3-2. 진료예약챗봇 화면(왼쪽)과 보이는 ARS 화면(오른쪽)

입했다. 이는 모바일 화면을 보면서 진료예약을 하는 서비스이다. 검색 화면을 통해 의료진, 증상, 질환 정보를 검색할 수 있고 원하는 진료일자와 시간에 예약할 수 있다. 이 시스템을 도입한 것은 제한된 인력으로 환자에게 더 좋은 진료환경을 제공하여 환자중심적 진료를 실현하기 위해서이다. 즉, 보이는 ARS를 통해 정규시간 외에도 환자에게 적시에 서비스를 제공하는 것이 가능해졌으며 처음에는 진료예약, 병원 안내, 입원 안내를 시작으로 하여 점차 검사예약, 입원원무서비스를 포함한 서비스까지 확장했다. 병원 홈페이지, 예약센터 ARS, 모바일, 메신저, 문자메시지서비스 등 다양한 채널을 확보하여 서비스 이용을 최대한 확대하고 있다.

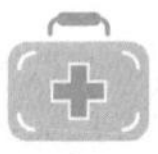

외래원무관리

외래원무의 영역과 업무 흐름

외래진료란 병실에 입원하지 않은 상태로 통원하여 치료받는 것을 말한다. 종합병원 이상의 의료기관에선 의원과는 다르게 여러 진료과 전문의의 협력으로 진료가 이뤄지고 있다. 외래진료를 통해 중증도에 따라 급성기 질환자의 입원 여부를 결정하고 검사, 공간, 인력 등을 환자 입원과 함께 효율적으로 활용하여 생산성을 높일 수 있다. 만약 입원환자가 너무 많아서 입원진료의 대기기간이 너무 길어지면 외래에서 일부 입원환자를 담당하게 하기도 한다. 입원하여 수술적 치료가 끝난 환자의 처치나 재활치료는 외래로 유도할 수도 있다. 이렇듯 외래진료와 입원진료의 적절한 조화를 통해 제한된 자원으로 가능한 한 많은 환자가 진료받을 수 있게 하고, 병원 운영 비용도 상대적으로 절약할 수 있다.

2023년, 내가 있는 S 병원에서 국내 최초로 중입자치료기를 도입했다. 중입자치료는 외래진료를 통해 치료 대상을 정하고 치료하는 구조로 되어 있어, 중입자치료기의 도입 절차를 통해 외래진료프로세스를 구축하는 과정을 살펴볼 수 있었다. 우선 중입자 외래진료 관련 TF가 구성되어 회의를 시작했다. 주요 논의사항은 예약센터 운영, 외래진료 인력, 외래진료 프로그램, 진료 서식, 코디네이터 운영 등 외래진료를 위한 다양한 사안이었다. 외래진료계획을 마련하기 위해서는 중입자치료기의 설치 순서와 적용 가능한 범위를 분석해야 했다. 중입자는 '고정빔'과 '캔트리(회전식) 치료기'의 두 가지 형태가 있다. 고정빔은 비뇨기암만 치료가 가능한 치료기라면, 캔트리 치료기는 다양한 암종을 치료할 수 있는 치료기이다. 고정빔을 제일 먼저 설치하고 나서 순차적으로 캔트리 치료기가 도입될 계획이었다. 그래서 고정빔 설치 전까지를 도입기, 고정빔 설치 및 치료시기를 안정기, 캔트리 치료기 1기 설치 및 치료시기를 확장기, 캔트리 치료기 2기 설치 및 치료시기를 안착기로 설정하고 외래진료계획을 마련하기 시작했다. 우선 관련 예약센터를 병원 예약센터와 같은 사무실에 설치하고 2~3개월 동안 신규인력 교육을 실시하기로 했다. 시기별로 예약센터를 적절히 확대해나갔으며 동시에 예약 프로그램의 개발에도 착수했다.

중입자치료와 관련된 진료프로세스를 살펴보면, 외래진료 시 암 진단이 확인되면 바로 방사선종양학과로 예약한 후 중입자치료의 가능

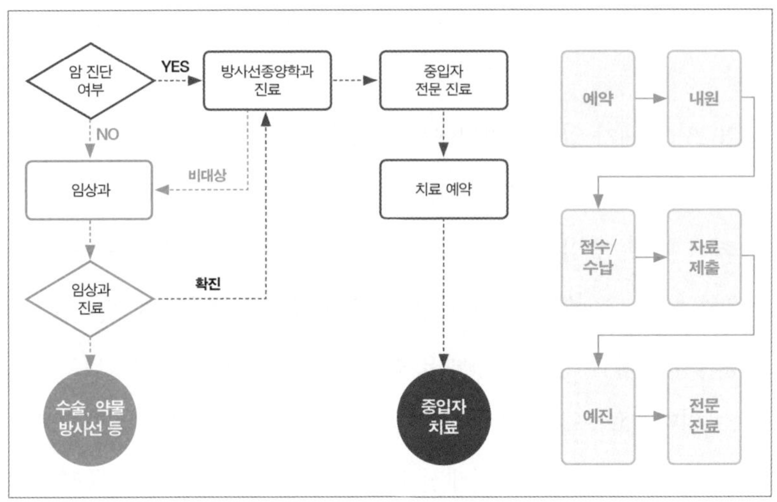

표 3-3. 중입자치료 진료예약프로세스(왼쪽)와 외래진료프로세스(오른쪽)

여부를 확인하게 된다. 치료가 가능하다면 곧장 중입자치료를 진행할 수 있다. 만약 중입자치료가 불가능하다면 전문 임상과로 협진의뢰를 하여 수술, 약물, 방사선 등의 치료를 진행한다.

암 질환으로 확진되지 않은 상황에서 예약해야 할 때는 전문 임상과에 예약해 검사를 진행한다. 그런 후 암 질환으로 확진되면 방사선종양학과로 협진의뢰를 하고 중입자치료의 가능성을 확인한다. 이후 중입자치료가 가능하다면 바로 중입자치료를 진행하고, 불가능하다면 다시 전문 임상과로 의뢰하여 다른 치료를 진행한다. 진료예약 후 외래진료를 위해 환자가 병원으로 내원하면 접수·수납을 하고 타 병원 진료 자료를 제출받은 다음, 예진 후에 전문의가 진료하는 절차로 진행한다.

진료를 위해 내원한 환자의 이해를 도울 수 있도록 안내문을 제작하여 제공하기로 했다. 캔트리 치료가 잘 진행되면 2호기 치료가 시작되면서 확장기로 들어선다. 이 시기에는 암종별 TF를 운영하면서 각종 개선방안을 모색했다. 그리고 예약은 중입자 전용 예약센터로 확대 운영하고, 전담 코디네이터 인력을 선발하여 운영했다.

중입자치료를 위한 외래진료계획을 마련하면서 외래원무 업무란 외래환자의 진료와 관련하여 수행되는 수속과 절차에 관한 것, 즉 환자가 내원하여 귀가하기까지의 모든 과정을 관리하는 것임을 확인할 수 있었다. 외래원무를 위해서는 안내, 예약, 외래진료 접수, 자격관리, 자료등록, 진료비 계산 및 수납, 원외처방전 발행, 각종 증명서 발행 등의 프로세스를 점검하고 마련해야 한다.

외래원무창구 관리(통합창구 vs 분산창구)

한 병원에서 '처음 오신 분' 창구를 개설해 원스톱 서비스를 제공한다는 기사가 눈길을 끌었다.* 해당 병원은 신환과 어르신 환자를 위한 '처음 오신 분' 창구를 신설하고 맞춤형 원스톱 진료상담 및 진료예약 서비스를 시행한다고 했다. 창구는 본관 1층 원무과 맞은편에 있어 접수, 진료, 검사, 수납까지의 과정이 낯설고 동선이 복잡해 병원 이용이 어려운 환자 및 내원객을 대상으로 신속하게 병원 업무를 볼 수 있도록

* 이재원, "시화병원, '처음 오신 분' 창구 개설 원스톱 서비스", 〈의학신문〉, 2022. 6. 20.

돕는다. 혼자 내원한 어르신에게는 첫 방문 동행서비스를 제공하는 등, 이는 환자의 불편함을 분석하여 의료서비스의 질을 높이려는 노력의 일환이었다.

창구 일은 외래환자를 대상으로 하는 원무 업무의 대부분을 차지한다. 환자와 만나는 접점으로서 병원 이미지를 좌우하는 첫 단추가 된다. 따라서 창구관리는 병원 전체의 얼굴을 관리하는 것과 다름없으며, 진료프로세스 중 병원의 신뢰를 형성하는 결정적인 단계가 된다. 또한 창구는 병원에서 제공하는 의료서비스 수준에 커다란 영향을 미치는 장소가 되기도 한다. 앞서 살펴본 기사와 같이 병원들은 '처음 오신 분' 창구를 개설하여 병원 이미지를 개선하고, 병원의 경영 방향성에 대한 강력한 의지를 표명하는 전시적인 장소로 활용하기도 한다.

창구 시설에는 환자와 내원객의 동선 및 업무 발생 순서에 따른 위치에 맞는 충분한 공간이 확보되어야 하며, 진료 기능을 고려하여 연계 부서와의 연결성을 계산해 사무처리의 효율성을 높여야 한다. 환자와의 의사소통을 원활히 하고 의료서비스를 향상하기 위해서 창구 전면은 개방형인 것이 좋다. 강남 소재의 S 병원은 1층 로비에 원무창구를 중앙화하여 건물 출입문 입구와 통합해 운영하고 있다. 병원 입장에서는 인력 운영의 효율성을 제고할 수 있어 최적화된 인력 운영이 가능해진다. 환자 입장에서 생각해보면 동선이 길어지는 단점은 있지만 병원 전체에서 원무창구는 단 한 곳, 출입문 입구에 있으므로 환자가 귀가하면서 원무창구를 마지막으로 방문할 수 있다는 이점이 있다. 하지만 원무 관련 업무를 여러 번 봐야 하는 환자에게겐 상당한 거리의 동선을 재차 이용해야 하는 불편이 초래된다.

반면에 서대문구 소재의 S 병원은 각 층과 임상별, 구역별로 분산하여 원무창구를 배치했다. 심지어 진료과 접수창구 바로 옆에 위치하도록 했다. 덕분에 환자 또는 내원객은 각 창구에서 착오가 발생하더라도 옆에서 신속히 업무를 처리할 수 있게 되었고, 한 환자에게 여러 원무 관련 업무가 발생해도 짧은 동선으로 인해 보다 빠르게 원무행정 업무를 할 수 있게 되어 환자의 수납서비스 만족도를 향상할 수 있다. 다만 병원경영 측면에서는 여러 창구를 배치하게 되어 인력 운영이 비효율적일 수밖에 없다. 따라서 원무창구를 중앙통합형으로 배치하는 방법과 여러 구역의 분산 창구로 배치하는 방법 중 어떤 방식으로 배치하는 것이 바람직한지는 각 병원의 상황, 경영방침, 미션, 비전 등을 고려해 달라지며 해당 병원에 가장 효율적인 방법을 찾아내는 것이 필요하다. 환자의 진료프로세스, 병원 시설의 구조, 인력 현황, 수익 현황 등을 모두 점검하여 운영형태를 선택할 수도 있고, 중앙통합창구와 분산창구를 혼합하여 도입할 수도 있다.

가끔은 특별한 목적을 두고 창구를 개설하기도 한다. 경기도 고양시 소재의 M 병원은 통합예약창구를 개설했다. 통합예약창구는 신경, 특수, 영상, 내시경 등의 검사를 한 번에 예약할 수 있는 곳이다. 기존에는 복합적인 검사를 예약하기 위해선 환자가 직접 개별 검사실을 방문하여 예약해야만 했다. 검사예약에 대한 환자의 이러한 불편함을 개선하고자 모든 검사를 한 번에 통합예약할 수 있도록 창구를 개설한 것이다. 이 창구가 만들어지면서 검사예약을 위한 환자의 동선이 줄었고,

모든 검사를 한 번에 예약할 수 있게 되었다. 병원 입장에서도 통합예약창구로 신속하게 업무처리를 하면서 환자의 병원 체류시간은 줄이고 이용 만족도는 향상시킬 수 있었다.

병원에 방문한 환자는 대개 질병에 대한 불안감으로 신경이 예민한 상태이다. 창구에서 근무하는 직원들은 그런 환자의 마음을 이해하려는 자세를 바탕으로 신속하게 업무를 처리하고 친절하게 설명해줄 수 있어야 한다. 최근에 병원들은 '환자중심병원'을 중점목표로 설정하고 있는 추세이다. 환자의 병원 방문 시 첫 대면 장소로서 병원의 얼굴과도 같은 역할을 하는 창구는 의료서비스의 질 향상을 위한 다른 요소들보다 더욱 중요해지고 있다.

진료비 수납체계 및 대기시간 관리

2000년도에 진료비 수납 방식은 대부분 현금이었다. 그래서 원무부서 업무 인수인계에서는 현금일보 작성과 현금보관함의 현금 확인이 가장 중요했다. 하지만 해를 거듭할수록 신용카드 수납률이 증가했다. 현금 수납을 주로 하게 되면 외래 원무수납 창구에 수납 대기가 발생하기 마련이다. 수납 대기에 대한 문제를 인식하던 중 호텔에서 근무하는 대학 동기와 우연히 통화할 기회가 있었다. 원무 업무인 수납에 관해 얘기하다가, 동기에게 호텔에선 호텔 방으로 입실하고 나서 고객이 받는 서비스(음료, 식사 등) 금액을 어떻게 수납하는지 물었다. 동기는 너무도 당연하다는 듯이 처음 투숙등록을 할 때 신용카드를 사전등록(open card) 하므로 추가로 사용한 서비스는 등록된 신용카드로 결제해 정산한다고 알려줬다.

호텔의 서비스 결제프로세스를 듣고 병원에도 호텔과 같은 결제시스템을 적용할 수 있겠다는 생각이 들었다. 그래서 〈Open card system 도입 타당성 검토〉라는 연구주제로 학습조직 운영계획서를 만들어 본격적인 분석에 들어갔다. 학습조직팀은 외래원무팀, 입원원무팀, 전화예약센터, 고객안내센터, 적정진료관리실, 의료정보팀으로 구성했다. 연구기간은 2005년 8월에서 12월까지로 잡았고 이 활동을 통해 진료절차의 간소화에 따른 진료시간 단축, 고객을 위한 서비스 개선 및 향상, 내부 자원관리의 효율성 제고, 병원 이미지 개선 등의 효과가 있을 것으로 기대했다.

기본적인 진료 절차는 '예약 → 접수 → 수납 → 검사 → 수납'으로 진행된다. 환자는 진료 절차 과정 중 여러 번의 수납이 불가피하며 이와 관련해 많은 시간을 소요할 수밖에 없다. 진료비 납부 유형을 보면 현금, 신용카드, 무통장 입금 등이 사용되고 있으며 이 중 '제3의 화폐'라고 불리는 신용카드는 병원에 제일 늦게 도입되었다. 하지만 도입된지 10년 만에 전체 납부 유형 중 약 70%라는 경이적인 사용 실적을 보이고 있다. 신용카드는 후불지불 방식이 가능하고 휴대가 간편하다는 장점으로 인해 많은 환자에게 선호되며, 진료비 납부에서도 매번 정확히 세야 하는 현금 납부나 입금 여부를 수시로 확인해야 하는 무통장 납부보다 신용카드 납부 방식이 상대적으로 단순하다는 특징이 있어

진료비 수납시간을 상당히 줄일 수 있었다.

이렇게 수납 대기에 대한 불편이 많이 감소했음에도 많은 환자 및 내원객은 아직도 병원에서 진료비 수납을 위해 오랜 시간 대기하고 있었고, 현재의 수납 방식에 대한 만족도도 높지 않았다. 따라서 〈Open card system 도입 타당성 검토〉 연구는 이러한 문제를 최대한으로 개선할 목적으로 진행한 것으로 환자에게 직접 설문하여 조사하기로 했다. 설문지를 작성할 때 새로운 진료비 수납시스템을 소개하고 이 방식에 대한 선호도 및 시스템 효용 가능성에 대한 의견을 조사하기로 했다. 이외에도 프로세스 분석, 자료 분석, 사례 분석, 만족도 조사, 체감도

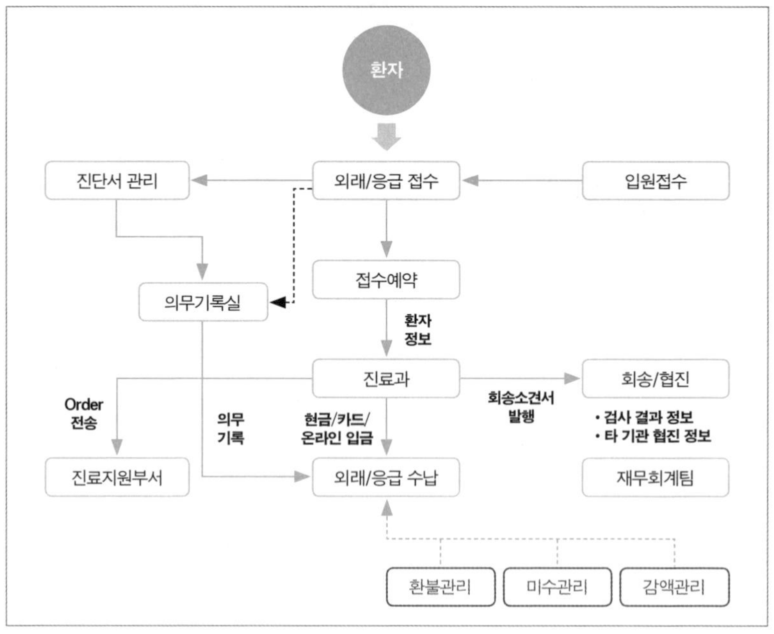

표 3-4. 외래 수납프로세스

측정, 의식도 등을 통해 연구과제를 수행하기로 했다.

환자 설문조사 결과, 현행 수납시스템에 대해 84%가 만족하지 않은 것으로 나왔으며 만족하지 못하는 주된 사유로는 '대기시간이 길다(49%)' '너무 자주 수납한다(34%)' '궁금증을 해소하기 어렵다(13%)' 순으로 조사되었다. Open card system에 대해 설명한 후 이용 의사에 대해 물어보니 80%에 달하는 고객이 이용하겠다는 긍정적인 의견을 주었으며, 그 이유는 '대기시간 단축(50%)'과 '진료의 간편성(46.8%)'으로 조사되었다. 또한 반드시 이 시스템이 아니더라도 한 번에 수납을 끝낼 수 있는 제도가 있다면 이용하겠다는 의견은 99%에 달했다.

수납 횟수에 대한 설문에서는 1회 방문 시 2.15회로 조사되었으나, 2005년 12월 17일부터 30일까지 외래·입원 수납자료를 분석한 결과 외래는 평균 1.6회이고 입원은 1.8회인 것으로 나타났다. 따라서 실제 방문 시 환자가 체감하는 불편함은 더 크다고 추론할 수 있으며, 수납 시스템의 개선으로 인한 고객만족의 효과는 실제 자료보다 크게 나타날 수도 있음을 알 수 있었다. 그러므로 이 시스템을 도입한다면 수납 프로세스의 간소화, 수납 대기시간 단축, 이동 동선의 단축, 높은 활용 가능성, 고객만족도 향상 등을 기대할 수 있을 것으로 예상되었다. 이 연구는 성과를 인정받아 2005년 학습조직 최우수상을 받았다.

그로부터 약 20년이 지난 현재, 병원 대부분이 'Open card 서비스' '하이패스' 등 다양한 용어로 Open card system을 도입하고 있다. 최근에는 IT의 발전에 따라 무인수납기(kiosk), 환자용 모바일 앱 결제, 병원 홈페이지 결제, Open card 서비스 등 다양한 방법으로 결제 채널을 만들고 있다. 이렇게 다양한 결제 채널을 개발하여 서비스를 제공하는 이유는 창구 대기시간을 최대한 줄임으로써 수납 대기서비스에 대한 만족도를 향상하고 환자 맞춤형 결제서비스를 제공하여, 수납에 대한 전반적인 만족도를 향상하기 위함이다.

비예약검사의 중복처방 관리

어느 날, 환자에 의해 제기되는 '고객의 소리'인 VOC로 다음과 같은 의견이 접수되었다.

VOC로 접수된 의견

저는 현재 내분비내과와 소화기내과에서 진료를 보고 있습니다. 각 진료과에서 피검사를 하는데 내분비내과와 소화기내과에서 두 번이나 채혈했어요. 두 진료과의 진료일자도 거의 같은데 채혈을 한 번만 할 수 없는지 궁금합니다.

접수된 VOC 의견은 상당히 의미 있어 보였다. 그래서 병원운영위원회에 상정하여 개선할 수 있는 TF 활동을 진행했다. 우선 VOC 내용대로 내분비내과와 소화기내과 진료가 거의 같은 시기에 이루어질 때 기본 피검사가 일부 중복되는지를 확인해보았다. 통상 일주일 내로 예약된 다른 임상과의 검사 항목을 확인할 수 있는 프로그램은 있었다. 따라서 의사가 피검사를 처방했을 때 이 프로그램을 하나씩 열어서 확인해야 하는 불편함과 실수로 열어보지 않을 가능성이 존재했다. 피검사 처방을 분석하면서 '희망일자'가 입력되고 있지 않다는 상당히 중요한 사실도 확인할 수 있었다. 피검사 희망일자가 없으면 실제 채혈을 언제 해야 하는지를 확인하기 위해 진료일자를 확인해야 하고, 진료일자에 채혈하지 않고 진료를 보았다면 이전의 피검사 처방이 아직도 필요한 처방인지 확인할 수 없다. 그리고 환자에게 피검사에 대해 사전 안내를 하고 싶어도 희망일자가 없기에 언제쯤 채혈해야 하는지 안내하는 것이 불가능하다는 사실을 확인할 수 있었다.

진료 시 피검사를 처방할 때 처방 항목을 입력하도록 하고 있는데 그 항목은 '① 오늘검사, ② 오늘결과, ③ 예약일, ④ 예약전, ⑤ 예약당일, ⑥ 희망일, ⑦ 확정일, ⑧ 기타'인 8개로 되어 있었다. 처방 항목에 따라 정확한 의미를 파악해서 자동으로 희망일자를 넣는 방법을 생각했다. 하지만 8개의 처방 항목이 명확하지 않고, 의사 입장에선 의미 전달이 명확하게 되지 않는 느낌을 주었다. 따라서 처방 종류를 단순화하여 축소하고 그 처방명에 따른 정의를 명확하게 하기로 했다.

여러 차례 회의와 검토를 한 끝에 8개의 처방 항목을 5개로 축소하기로 했다. 그 항목은 '① 오늘, ② 다음진료전, ③ 다음진료일, ④ 지정일, ⑤ 수술전'으로 확정했다. 처방 항목 중 '오늘'은 진료가 있는 일자에 검사해야 하므로 희망일은 오늘 진료일자로 자동 입력된다. '다음진료전'은 진료를 보고 나서 다음 진료 전일이 희망일자로 자동 입력되고, '다음진료일'은 진료를 보고 나서 다음 진료 당일이 희망일자로 자동 입력된다. 그리고 '지정일'은 의사가 입력한 일자이고, '수술전'은 외래 수술일자 전일로 자동 입력되도록 했다. 이렇게 처방 항목을 명확히 정의하고 나서 희망일자가 자동으로 입력되는 프로그램을 완성했다.

중복 채혈에 관한 VOC를 통해 피검사 처방을 포함한 비예약검사의 모든 희망일자가 입력되면서 삭제 가능한 처방인지 여부가 바로 확인 가능해졌고, 환자에게는 비예약검사의 모든 내용을 알림톡으로 안내할 수 있게 되었다.

환자 정보관리의 의미

입원했던 환자가 퇴원을 하면 퇴원환자 만족도 조사를 위해 알림톡이 발송된다. 환자가 조사에 응답하면 입원에 관한 만족도 현황을 확인할 수 있다. 만족도 현황을 살펴보다가 지역 분석에서 '기타' 항목으로 수집되고 있는 자료를 보았다. 주소지에 기타로 표기되는 부분이 무엇인지 이해가 잘 안되어 외래원무팀에 확인을 요청했다. 들어보니, 환자가 접수할 때 주소지를 기본적으로 모두 입력하고는 있지만 가끔 '상세불명'이라는 메시지가 나타나면서 주소지 입력이 불가능한 상황이 있다고 한다. 그래서 프로그램에 등록된 주소지가 없으면 '상세 불명' 구분란에 체크하고 수기로 입력하고 있었다. 주소지를 입력하는 프로그램은 과거에 사용하던 것을 그대로 쓰고 있으며 프로그램 업데이트를 하지 않은 것이 확인되었다.

프로그램에 최신 주소지가 주기적으로 갱신되고 있지 않은 것도 발

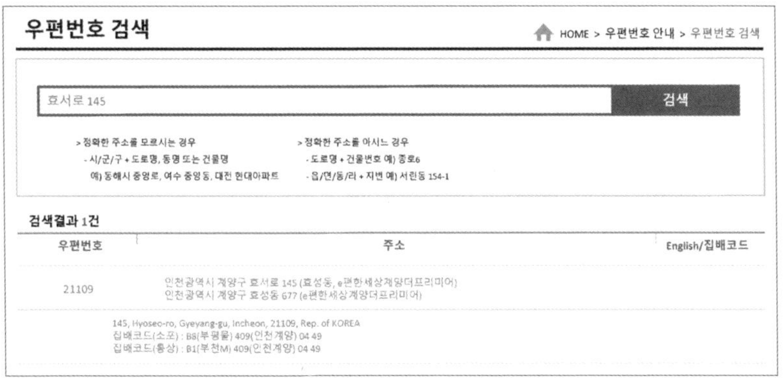

그림 3-3. 우체국 우편번호 검색기

견했다. 그래서 우체국 홈페이지에서 자료를 찾아보니 우편번호 검색 프로그램이 오픈소스로 배포됨을 알게 되었다. 우체국 우편번호 검색 기능으로 도로명, 동명 또는 건물명 등 어떠한 단어를 입력하더라도 모두 조회가 가능했다. 그리고 모든 주소 DB에 영문명이 연결되어 있어 영문명 전환도 가능했다. 영문명 주소는 환자가 영문명 진단서나 진료기록에 영문명 주소 입력이 필요할 때 자동으로 변환이 가능할 것으로 생각했다.

주소 DB를 받아서 정보서비스팀과 논의를 시작했다. 실제 우체국의 프로그램 조회시스템을 분석하여 기능을 개선하고자 노력했다. 그 결과, HIS의 주소지 입력 프로그램을 우체국의 우편번호 검색기와 같은 방식으로 업데이트한 이후로는 '상세 불명' 메시지가 떠서 수기로 입력해야 하는 일이 거의 사라졌으며, 환자 만족도 조사에도 '기타' 항목이 상당 부분 줄어드는 효과로 이어졌다.

환자의 기본 인적사항은 각종 조사에서 기본이 되는 자료로 활용된다. 그리고 의료진은 환자의 검사 결과와 관련하여 긴급 연락이 필요하거나 검사예약 시에는 환자의 거주지를 감안하여 예약을 진행해야만 불편을 최대한으로 줄일 수 있다. 환자의 거주지별 각종 통계자료의 정확성이 확보되어야 정책 방향의 우선순위를 결정할 때 기초 자료로 활용할 수 있다. 예를 들면 수도권과 비수도권을 구분하여 환자의 요구도를 조사하고 보고하는데, 지역별 불균형을 나타내는 보고서가 잘못된 정보로 인해 왜곡되어 보고되면 지역별 불균형을 확대하는 방향으로 정책이 결정될 수 있다. 따라서 올바른 정책적인 방안 마련을 위해선 환자의 정확한 인적사항 자료가 가장 기본이 된다는 사실을 명심해야 한다.

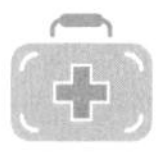

입퇴원관리

입퇴원 절차

외래진료 또는 응급진료 후 입원하여 치료가 필요하다고 판단된 환자에게 의사는 입원진료를 설명하고 입원장을 발부한다. 과거에는 '입원결정서'라는 입원장 문서를 작성해서 환자에게 주면 환자가 그 서류를 입원원무팀에 접수했다. 입원원무팀은 환자에게서 입원결정서를 받아 입원 시 원하는 병실 등급을 표기한 다음, 입원에 필요한 여러 절차를 환자에게 안내했다. 접수한 입원결정서는 다음 날 환자에게 병실을 배정할 자료로 활용되었다.

현재의 HIS 시스템으로는 의사가 입원장 처방을 내면 전산으로 입원원무팀에 자료가 전송되고, 환자는 입원원무팀에 가서 입원접수를

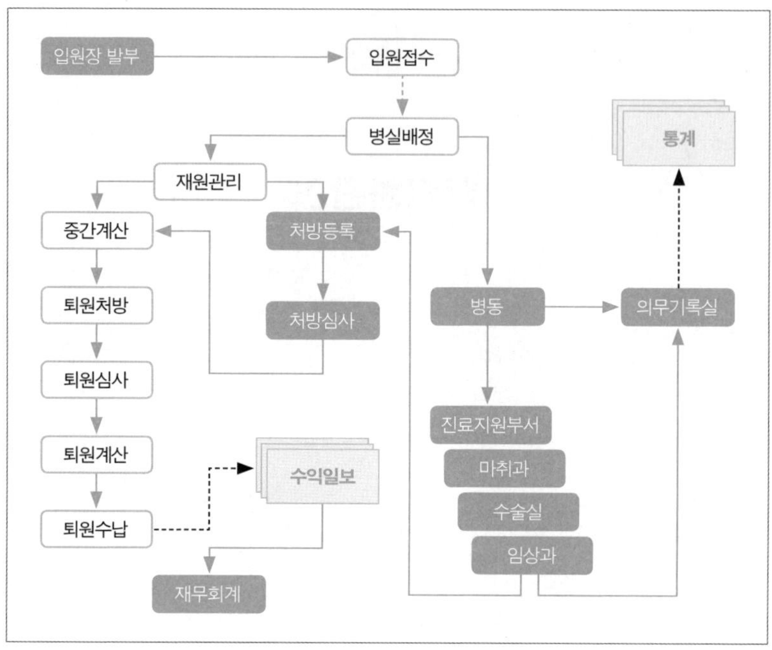

표 3-5. 입원 및 퇴원 업무 흐름도

진행하면 된다. 입원접수 시에는 환자에게 병실 배정 및 입원 연락, 입원 시 준비물 및 반입금지 물품 안내, 입원약정서 작성 요령, 병실이동 신청법, 입원료 및 진료비 안내, 상주 보호자 및 병문안 안내, 환자 권리와 의무, 주차 등과 관련한 안내를 하고 병실 배정에 참고할 만한 환자 요구사항을 기재한다. 입원원무팀은 HIS 시스템으로 입원결정서 접수 현황을 조회해서 바로 병실을 배정한다. 병실이 배정되고 나면 환자에게 병실 배정에 대한 안내를 진행하면서 입원 시 필요한 서류와 준비물도 상세히 안내한다.

입원진료를 받는 환자가 병실로 입원하면 투약, 식이, 간호 등의 집중 치료를 진행하면서 특수검사, 시술, 수술 등의 치료 후 재활 및 회복을 도와준다. 따라서 입원진료에는 외래진료보다 진료비가 많이 발생하고, 다른 입원환자들과 제한된 병실 공간에서 생활해야 하기에 공동생활 규칙 준수도 필요하다. 이러한 사실을 사전에 안내받고 병원 규칙 준수를 확인받기 위해서 환자는 입원할 때마다 입원약정서와 각종 확인서를 작성한 다음 병실로 입실하게 된다. 이후 입원진료가 진행되면서 주 1회마다 중간계산서가 발행되고, 각종 진료 내용은 의무기록 형식으로 모두 기록된다. 입원진료가 마무리되면 임상과에서는 퇴원 처방을 등록하고 보험심사팀에서는 진료비 심사를 진행한다. 입원원무팀은 퇴원계산을 하고 간호국은 퇴원수속안내문을 발행해서 환자에게 퇴원 시 필요한 사항을 설명한다. 환자는 무인수납기 또는 퇴원수납창구를 통해 최종 수납한 후 퇴원한다.

입원접수프로세스 개선

최근 대부분의 병원은 스마트병원으로의 전환을 적극적으로 시도하고 있다. 의료서비스 측면에서 보면 환자에게 가장 직접적인 영향을 주는 기기는 모바일이다. 환자용 모바일 앱을 개발하여 공간과 시간의 한계를 극복해 자유롭게 사용할 수 있다는 장점을 최대한으로 활용하면 효율성을 높일 수 있다. 입원접수 절차에서도 모바일을 활용한 모바일 입원접수시스템이 도입되고 있다. 외래진료 시 의사가 입원처방을 등록하면 환자의 인적사항을 기반으로 해서 입원접수 안내 링크를 환자에게 알림톡으로 송부한다. 이 링크는 환자용 앱의 진료 전 설문 항목을 통해 자동으로 접속된다. 환자용 앱을 활용하면 환자의 개인정보와 연계된 모바일로 바로 연계되므로 개인식별을 최대한 간편화할 수 있다는 장점이 있다.

입원병실에 대한 요구사항을 환자가 입력하면 입원 시 유의사항을 자료 또는 영상으로 바로 제공한다. 입력한 환자의 요구사항은 클라우드에 저장하고 병원 내 HIS 시스템으로 내려받아서 환자의 병실 배정에 활용할 수 있다. 모바일 입원접수시스템이 도입되면 환자는 외래진료 후 입원원무팀에 방문하지 않고 바로 귀가할 수 있다. 알림톡으로 받은 메시지는 여유시간에 열람하면서 천천히 입력하고 정보도 살펴볼

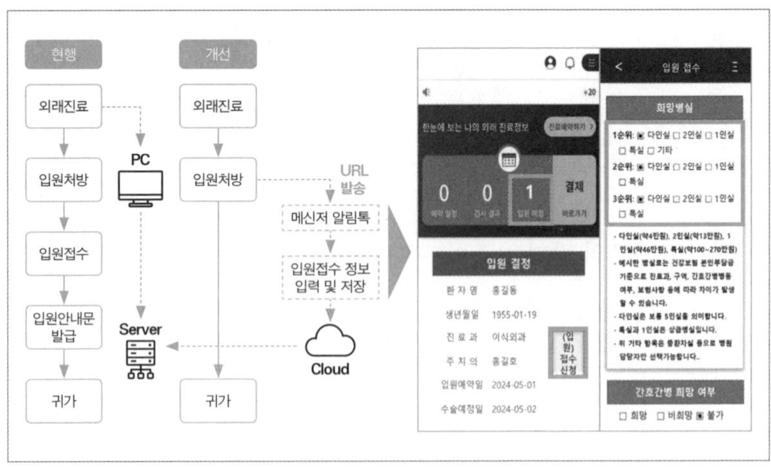

그림 3-4. 모바일 입원접수 운영체계

수 있다. 환자는 외래진료 후 입원원무팀으로 이동하여 접수할 필요가 없고, 입원접수를 위해 전용창구에 갈 필요도 사라진다. 모바일 입원접수시스템은 모바일을 매개로 해서 정보와 안내자료를 서로 주고받기 때문에 시간과 공간이라는 제약을 벗어날 수 있게 한다.

입원접수를 통해 수집된 환자 정보를 기준으로 병실을 배정한다. 일반적으론 일정한 입원 순서별로 병실을 배정하고 있지만, 환자의 증상 및 긴급성을 고려해야 하는 특수한 상황도 있다. 그래서 응급수술환자(1순위), 수술환자(2순위), 응급실에 대기하는 중환(3순위), 응급실 대기환자(4순위), 외래진료 중인 중환(5순위), 접수 순위(6순위)의 순서로 병실을 배정한다. 다만 의료진의 개인 사유로 진료가 불가능하여 입원 또는 수술이 취소되거나 환자의 개인 사유로 입원이 취소되는 경우, 병실 배정은 동일한 조건 중에 입원이 가능한 주소지의 환자가 우선되기도 한다.

병실 배정 담당자는 진료과 현황, 입원환자 수, 병실 등급, 병실 규모, 성별, 연령을 고려하여 병상운영 방법을 결정한다. 그리고 통계를 분석하여 진료과별로 필요한 병상과 위치를 사전에 확정한다. 이때 활용되는 정보는 진료과별 환자 분포, 외래환자 수, 진료 수입, 병상가동률 등이며 이를 고려하여 진료과별 병상수를 확정한다. 병실의 위치는 효율적인 입원진료를 위해서 가능한 한 진료과별로 같은 층에 배정하는데, 그렇게 하면 회진 등 진료 동선이 축소되며 간호사의 전문성 확보가 가능해지고 꼭 필요한 의료장비를 병동별로 효과적으로 배치할 수 있는 효과도 있다. 다만 진료과별 대기환자 수가 균형을 이루지 못하면 병상가동률이 낮아질 수 있으므로, 병동별로 잔여 병상수가 남으면 진료과목이나 질병의 종류에 상관없이 입원할 수 있도록 '통합병실 배정 운영 방식'을 접목하는 것이 병상가동률을 최대한으로 높이는 방법이다.

OCR 기반의 입원약정서 전자문서화

환자가 입원하기 위해서는 입원원무팀에서 입원수속 절차를 진행해야 한다. 입원수속을 하면서 환자에게 병실생활에 대한 정보와 규율을 다시 한번 설명한 다음 배정된 병실로 안내한다. 배정된 병실이 상급병실일 경우에는 상급병실확인서를 작성하면서 추가 비용에 관해 설명하는 절차가 진행된다. 환자는 입원약정서를 작성하여 입원할 때마다 제출한다. 병원에서의 기본적인 규칙 준수사항을 확인한 후 보호자 정보를 기록하고 서명하는데, 이 정보는 추후 환자에게 발생할 수 있는 사안에 대응할 때 유용하게 활용된다.

2000년대 초반까지 입원약정서는 퇴원진료비 계산서, 입원결정서, 퇴원환자카드 서식, 각종 확인자료와 함께 묶어서 창고에 보관했다(그림 3-6). 하지만 입원약정서는 입원할 때마다 동일하게 작성해야 하므로 시간이 지날수록 환자의 서비스 만족도가 낮아지는 원인이 되기도 했고, 추후 법률적 문제에 대비하기 위하여 폐기하지 않고 보관해야 하다 보니 문서 보관을 위한 인력과 시간 및 공간 등의 관리에 막대한 비용이 소요되는 문제점이 있었다. 또한 문제가 발생한 환자의 서류를 찾기

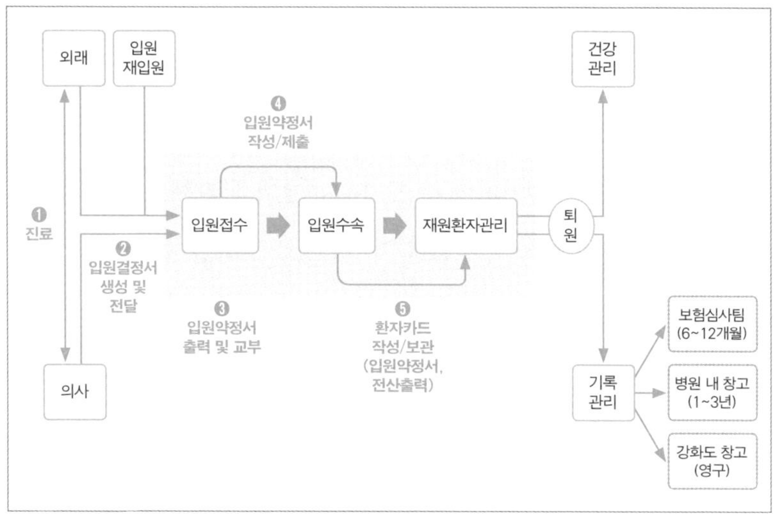

표 3-6. 입원약정서 관리 흐름

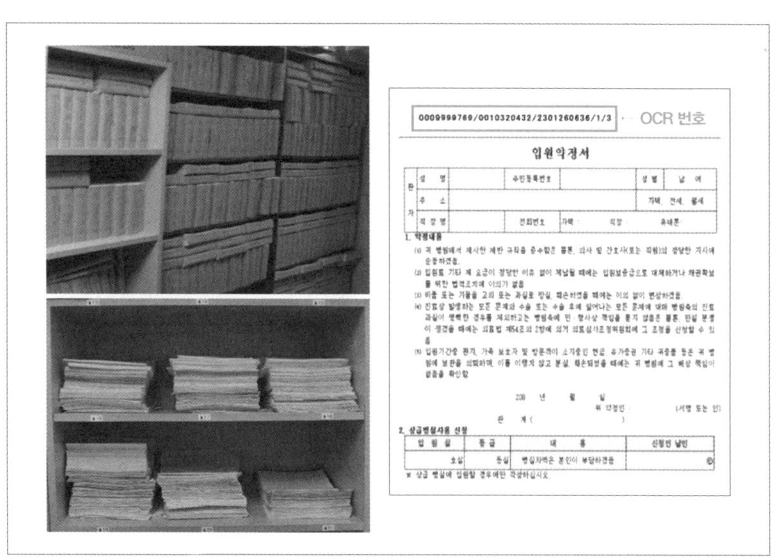

그림 3-5. 입원약정서 보관 모습(왼쪽)과 OCR 적용 입원약정서(오른쪽)

위해 방대한 서류 속에서 많은 시간이 소요되기도 했다. 이런 이유로 서류의 법률적인 효력이 보장되고 반영구적으로 보관할 방안을 고민하고 있었다.

이 시기에 전자거래기본법 중 전자문서 보관에 관한 법안이 마련되면서 입원약정서를 스캔하여 HIS 시스템으로 보관할 수 있게 되었다. 입원약정서를 스캔하여 문서를 보관할 때, 만약 자동으로 해당 환자의 자료에 업로드할 수 있다면 입원원무팀의 업무 효율성은 상당히 높아질 것으로 예상되었다. 게다가 최종 문서를 더 이상 보관하지 않아도 되기에 문서보관용 창고 공간을 다른 용도로 활용할 수 있고, 문서철과 같은 단순 업무도 줄일 수 있다.

동의서와 같은 서식에 OCR(Optical Character Reader, 광학식 문자판독장치) 번호를 삽입하여 문서를 출력하기 시작했다. OCR 번호가 포함되어 출력된 문서에 환자가 필요한 내용을 작성하면 다시 스캔한다. 이때 스캔된 문서는 해당 환자와 매칭되어 환자의 정보로 업로드되었다. 입원약정서에 OCR 번호를 삽입하여 출력하고 다시 스캔하게 되자 창고를 다른 업무공간으로 활용할 수 있었고 문서철 업무도 줄일 수 있었다.

강남 소재의 S 병원은 환자용 앱에 입원수속 기능을 개발하여 2021년 10월부터 활용했다. 모바일용 입원수속시스템은 코로나19로 대면 업무가 어려워지면서 비대면 방식을 적용하기 위해 긴급하게 개발이 진행되었다. 우선 환자중심의 프로세스를 위해 입원일과 병실 배정이 확정되면 Push 메시지 방식으로 URL 주소를 발송한다. 환자가 URL 주소로 접속하면 환자용 앱으로 연동되어 배정된 병실 확인을 비롯해 입원약정서, 상급병실 신청서, 기타 각종 동의서를 작성하고 저장할 수 있다. 병원은 이 전자문서를 클라우드의 HIS 시스템으로 내려받아 환자의 문서함에 보관한다. 입원수속이 환자용 모바일 앱 방식으로 가능해짐에 따라 환자는 집에서 여유를 가지고 문서나 안내문을 천천히 확인한 다음 필요한 동의서는 바로 작성하고 저장할 수 있게 되었다. 그리고 병원에 도착하면 입원원무팀 창구에 가지 않고 입원할 병실로 논스톱(nonstop)으로 이동할 수 있기에 병실 입실 절차가 간편해지는 효과도 있었다.

원무매니저, 재원관리를 위한 커뮤니케이션

나는 응급실 원무팀에서 근무하다가 2002년, 본관의 입원원무팀 계산파트에서 재원환자관리 업무를 담당하게 되었다. 재원관리 업무는 병원에서 입원진료를 받는 환자에 관한 사무를 신속하고 정확하게 수행하여 재원환자의 안정된 진료를 확보하는 일이다. 또한 환자관리에 필요한 상담을 실시하여 환자에게 편의를 제공하고, 진료에 필요한 사회적 정보 및 통계를 관리함으로써 원무행정의 질적 수준을 향상시키는 것도 포함된다.

재원관리 업무는 환자 및 보호자와의 긍정적인 커뮤니케이션을 통해 건강보험정보, 실비보험 청구 관련 정보, 진료 진행 상황 안내 등 환자에게 필요한 사회제도 정보를 제공한다. 또한 진료에 따라 발생한 중간계산서를 환자에게 주 1회씩 전달함으로써 진료비용을 예측할 수 있는 정보를 제공하여 경제적인 부분을 사전에 준비할 수 있도록 지원해야 한다. 환자와의 원활한 커뮤니케이션을 통해 긍정적인 관계를 유지하면 때론 환자의 어려운 상황을 알게 될 수도 있다. 주로 문제가 되는 사례로는 경제적인 어려움, 진료 불만, 환자안전 관련 의견 차이, 제삼자 상해 등이 있다. 사례별로 관련 부서 또는 보건소 등 기관과의 긴밀한 협의를 통해 문제를 해결하기도 하고, 의료진에게는 환자 상황에 대한 정보를 제공함으로써 입원진료 시에 참고할 수 있도록 지원한다.

재원관리 업무를 하기 위해서는 진료수익 향상에 언제나 관심을 두어야 한다. '표 3-7'을 보면 수익의 대부분이 입원 후 2~5일 동안에 집중되므로 재원일수 5~7일 사이에 있는 환자를 적절하게 관리하는 것이 중요하다. 7일이 초과하는 환자는 장기간 재원하는 환자이기에 관

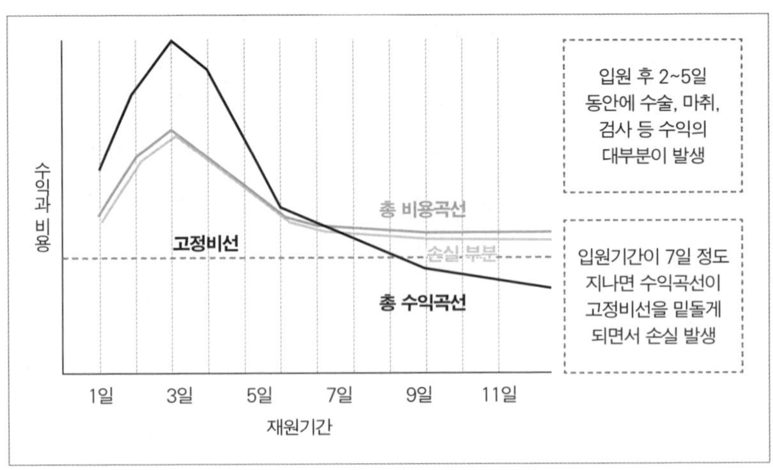

표 3-7. 재원기간에 따른 수익-비용 그래프

심을 가지고 관리해야 한다. HIS 시스템에 장기재원환자를 관리하는 프로그램을 개발하여 주 단위로 별도 표시를 하고, 장기재원환자에 대한 집중 검토를 진행하면서 장기재원의 원인을 파악한다. 그리고 장기재원의 원인을 해소할 수 있도록 다양한 방안을 찾고, 환자와 병원이 서로 긍정적인 효과를 얻을 수 있도록 노력해야 한다. 장기재원환자는 자동차보험·산재보험과 같이 보상과 연계된 환자, 말기 암 환자, 보호자가 없는 환자, 의식불명 환자, 병원감염 환자 등에서 자주 발생한다.

병원에 서비스 개념이 도입되면서 병원은 환자중심병원이란 경영목표를 설정하고 의료서비스를 핵심가치로 정했다. 그래서 재원관리 업무가 중심이었던 재원관리 담당자를 '원무매니저'라는 명칭으로 변경하여 진료비 관리보다 서비스적 지원 업무를 더 부각했고, 중앙 통합형으로 모여 있던 재원 담당자를 각 병동으로 분산하여 배치했다. 기존에는 재원관리 업무를 진료수익 중심의 병원경영 관점에서 운영했다면, 진료수익도 중요하지만 시대적 흐름에 발맞춰 의료서비스에 더욱 중심을 두고 세심한 서비스를 지원하는 방향으로 변화하게 된 것이다.

퇴원수속안내문 개발과 그에 따른 변화

2005년에는 입원결정서, 입원약정서, 입원카드 표지, 상급병실 신청서, 비급여 확인서 등 입원환자용 관련 모든 서류를 재원환자관리 담당자가 보관했다. 당시 병원은 약 1,550병상을 운영하고 있었고, 재원

환자관리 담당자 1명당 5~6개 정도의 병동을 담당하고 있었다. 그래서 오전에 업무를 시작하면 병실이 변경된 환자를 확인하여 환자카드를 인수인계하면서 핵심사항을 논의하고 여러 대응 방안을 모색했다. 이후 재원환자카드를 보면서 환자의 진료 상황과 주요한 문제들을 점검하고, 필요에 따라서는 보호자에게 사무실 방문을 요청하여 상담을 진행했다. 오전 11시쯤 되면 퇴원하는 환자의 80% 정도가 확정되므로 퇴원 마감을 하고 진료비 퇴원계산서를 출력해 보호자에게 원무창구로 내려오도록 안내했다. 이때 출력되는 진료비 퇴원계산서는 먹지(carbon paper) 형식으로 한 번에 두 장씩 출력되는 형태였다. 한 장은 환자카드 보관용으로 사용하고, 나머지 한 장은 퇴원환자의 보호자에게 배부한다. 11시 30분이면 퇴원계산서를 수령하기 위해 보호자들이 원무창구 앞에 줄을 서서 기다리는 모습이 당시에는 자연스러운 광경이었다. 매번 보호자들이 병동에서 내려와 원무창구 앞에 줄을 서서 기다렸는데, 많은 사람이 한꺼번에 몰려 있었기에 다음에는 맞은편 은행창구 앞에 퇴원진료비를 납부하기 위해 또다시 길게 줄을 서야 했다. 보호자가 수납한 영수증을 병동에 있는 담당 간호사에게 보여주면 간호사는 퇴원약과 퇴원 관련 진료기록지를 주면서 주의사항과 외래진료 예약 일정을 설명했다.

이때의 퇴원수속 절차를 보면 환자는 진료비 퇴원계산서와 진료비 납부를 위해 두 번이나 대기해야 하는 불편이 있었다. 환자에게 진료비 퇴원계산서 수령 안내를 할 때도 각 병실로 직접 전화해서 퇴원수속 절차를 안내했다. 이러한 유선안내 방식의 퇴원수속으로 침상당 설치된 전화 비용이 부과되며 대기시간도 많이 소요될 수밖에 없었다. 이 문제를 개선하기 위해 소정의 퇴원수속안내문을 병동에서 자동 출력하도록 개발하고, 안내문을 간호사가 직접 보호자에게 배부하는 프로세스를 만들고자 기획했다. 하지만 간호사로서는 이전에 하지 않았던 업무가 추가되는 것에 대한 거부감이 있었기에 처음에는 일부 병동에만 시범으로 운영하는 것을 제안했다. 이렇게 퇴원수속안내문 발급을 전면적으로 실시하기 전에 절차상 문제점을 보완하고, 시행에 대한 타당성과 환자 및 간호사의 만족도를 파악하여 설득하는 과정을 진행하기로 했다.

시범 운영을 하면서 퇴원수속안내문 발급을 통한 퇴원수속 방법에

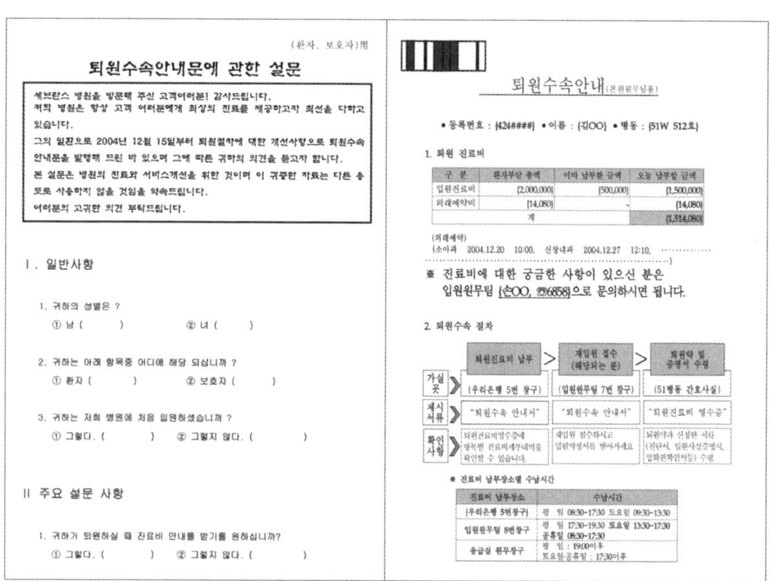

(환자, 보호자)用

퇴원수속안내문에 관한 설문

세브란스 병원을 방문해 주신 고객여러분! 감사드립니다.
저희 병원은 항상 고객 여러분에게 최상의 진료를 제공하고자 최선을 다하고 있습니다.
그의 일환으로 2004년 12월 15일부터 퇴원절차에 대한 개선사항으로 퇴원수속안내문을 발행해 드린 바 있으며 그에 따른 귀하의 의견을 듣고자 합니다.
본 설문은 병원의 진료와 서비스개선을 위한 것이며 이 귀중한 자료는 다른 용도로 사용하지 않을 것임을 약속드립니다.
여러분의 고귀한 의견 부탁드립니다.

I. 일반사항

1. 귀하의 성별은 ?
① 남 ( ) ② 녀 ( )

2. 귀하는 아래 항목중 어디에 해당 되십니까 ?
① 환자 ( ) ② 보호자 ( )

3. 귀하는 저희 병원에 처음 입원하셨습니까 ?
① 그렇다. ( ) ② 그렇지 않다. ( )

II 주요 설문 사항

1. 귀하가 퇴원하실 때 진료비 안내를 받기를 원하십니까?
① 그렇다. ( ) ② 그렇지 않다. ( )

퇴원수속안내(본원원무팀용)

• 등록번호 : {424####} • 이름 : {김OO} • 병동 : {51W 512호}

1. 퇴원 진료비

구 분	환자부담 총액	이미 납부한 금액	오늘 납부할 금액
입원진료비	{2,000,000}	{500,000}	{1,500,000}
외래예약비	{14,080}	-	{14,080}
계			{1,514,080}

(외래예약)
{소아과 2004.12.20 10:00, 신장내과 2004.12.27 12:10, ……………………}

※ 진료비에 대한 궁금한 사항이 있으신 분은
입원원무팀 {손OO, ☎6858}으로 문의하시면 됩니다.

2. 퇴원수속 절차

	퇴원진료비 납부	재입원 접수 (해당되는 분)	퇴원약 및 증명서 수령
가실 곳	{우리은행 5번 창구}	{입원원무팀 7번 창구}	{51병동 간호사실}
제시 서류	"퇴원수속 안내서"	"퇴원수속 안내서"	"퇴원진료비 영수증"
확인 사항	퇴원진료비영수증에 항목별 진료비세부내역을 확인할 수 있습니다.	재입원 접수하시고 입원약정서를 받아가세요	퇴원약과 신청한 서류 (진단서, 입원사실증명서, 입퇴원확인서등) 수령

＊ 진료비 납부장소별 수납시간

진료비 납부장소	수납시간
{우리은행 5번창구}	평 일 08:30~17:30 토요일 09:30~13:30
입원원무팀 8번창구	평 일 17:30~19:30 토요일 13:30~17:30 공휴일 08:30~17:30
응급실 원무창구	평 일 : 19:00이후 토요일·공휴일 : 17:30이후

그림 3-6. 퇴원수속안내문 설문지(왼쪽)와 퇴원수속안내문(오른쪽)

환자나 보호자가 만족하는지 파악하고자 했으며 세부적으로 퇴원안내 희망 유무, 서면에 의한 퇴원안내의 만족도, 퇴원안내의 선호 방식 등을 조사하여 퇴원수속안내문에 대한 만족도를 알아보고자 했다. 퇴원수속안내문을 발행하는 간호사에게는 환자나 보호자의 반응, 업무의 변화, 기타 건의사항 등에 대한 별도의 설문과 더불어 업무의 개선사항을 조사했다. 또한 실무자 입장에서 환자나 보호자의 만족 여부도 조사했다. 그 결과 설문조사에서 환자나 보호자의 75%가 '만족한다'라고 답했고 간호사는 91%가 '환자나 보호자가 만족하고 있다'라고 답했다. 의외의 결과도 조사되었는데, 간호사가 환자나 보호자에게 퇴원수속안내문을 통해 퇴원수속 절차나 진료비에 대해 설명하는 것이 도움이 된다는 의견을 주었던 것이다. 퇴원수속안내문 파일럿 테스트(pilot test, 소규모 예비 시행)를 완료한 후 병동 전체 수간호사를 대상으로 간담회를 개최하여 시범 결과를 설명했다. 간호국에서 제도 도입에 모두 동의한 덕분에 곧이어 전체 병동에 도입할 수 있었다. 전체 병동으로 확대 실시하기 전에 각 병동에 레이저 프린터기를 설치했고, 수납 시 발생하는 입력 오류를 줄일 수 있도록 퇴원진료비 수납창구마다 바코드 리더기도 설치했다.

퇴원수속안내문을 병동에서 출력하는 퇴원수속 절차를 전체 병동에 확대하여 실시한 후에는 원무창구와 진료비 수납창구의 대기시간이 상당 부분 줄어들었으며, 간호사는 퇴원수속안내문에 중요한 부분을 표시하여 안내함으로써 환자 또는 보호자가 다시 문의하는 사례가 사라졌다며 이전보다 업무하기가 훨씬 좋아졌다는 긍정적인 의견을 주었다.

퇴원수속안내문의 프로세스를 개선하는 활동을 진행하면서 통상적인 프로세스 개선활동 때와는 사뭇 다른 느낌을 받았다. 보통 프로세스를 획기적으로 개선하게 되면 일부 부서에서는 늘어난 업무량이나 새로 발생한 불편 때문에 불만을 제기하는 경우가 많은데, 이번 프로세스 개선활동은 환자나 보호자 그리고 간호사까지 모든 이들이 만족함을 확인할 수 있었다. 프로세스 개선활동을 할 때 파일럿 테스트, 설문조사, 필요한 장비 세팅, 의견 수렴에 따른 서식 개발 등의 절차를 수용적으로 진행했기 때문이다. 지속적인 커뮤니케이션을 바탕으로 부족한 부분을 최대한 보완한다면 모두가 만족할 수 있는 프로세스도 충분히 만들어낼 수 있다는 잊지 못할 경험을 했다. 이 활동은 향후에 다른 업무를 진행할 때도 많은 참고가 되었다.

생산성 향상을 위한 퇴원관리

입원원무팀 사업계획에는 병상가동률, 평균재원일수, 15시 이전 입원율, 11시 이전 퇴원율 등이 반드시 포함된다. 사업계획에 포함되는 지표는 원무관리지표에 해당하지만, 궁극적으로는 재무와 생산성 지표 등 병원경영 분석 지표의 기초가 된다.

입원원무팀 사업계획 사례(표 3-8)를 보면 '전일퇴원예고제'가 눈에 띈다. 전일퇴원예고제란 퇴원에 필요한 퇴원약, 외래예약, 외래검사,

구분	실적	목표	실행사항
병상가동률	92.4%	93.4%	• 전일퇴원예고제 활성화
평균 재원일수	10.3일	9.9일	• 장기재원환자 관리 강화
무인 수납률	-	30%	• 인력 운영의 효율성 제고 • 입원수납 프로그램 개발 예산 확보
15시 이전 입원율	45%	90%	• 실적 측정방법 검증 • 당일 퇴원시간, 지방 환자의 이동시간 등을 고려한 목표의 재평가
11시 이전 퇴원환자 비율	44%	90%	• 실적 측정방법 검증 • 당일 퇴원환자: 퇴원 오더 시간에 따라 퇴원시간이 결정되므로 관리의 한계

표 3-8. 입원원무팀 사업계획 사례

협진계획, 진단서 발급, 기록 복사 등의 처방을 퇴원 전날에 모두 시행하고 퇴원 처방과 안내도 퇴원 전일에 모두 완성하는 것을 말한다. 전일퇴원예고제가 시행되면 환자는 퇴원 당일, 11시 이전에 퇴원할 수 있게 된다. 그러면 11시 이전에 퇴원한 병실은 조기에 병실 환경을 정비하여 15시 이전에 다음 환자가 입원할 준비를 마칠 수 있다. 이렇듯 전일퇴원예고제가 활성화되면 평균재원일수 감소와 병상가동률 증가에도 도움이 된다. 하지만 전일퇴원예고제를 시행하다 보면 환자가 퇴원 당일에 갑자기 진단서 발급 또는 기록 복사를 요청하거나 퇴원약이 변경되는 일들이 빈번히 발생한다. 또한 환자의 상태를 관찰하기 위한 퇴원 당일의 검사 결과가 좋지 못하면 퇴원이 취소되는 경우도 있다. 전일퇴원예고제가 활성화되기 위해서는 퇴원환자 체크리스트 활용, 안내서식을 활용한 퇴원환자 교육 강화, 부서 업무협조 활성화, Bed making team(침상정리 전담부서)의 정례화 시행 등이 있어야 실질적인 효과를 발휘할 수 있다.

전일퇴원예고제를 분석하다가 퇴원예정자의 진행 상황을 확인할 방법이 없다는 사실을 알게 되었다. 실제로는 퇴원예정자를 조회하고 진료비 계산을 해야만 시행되지 않은 항목이 확인되는 사후 확인 방식으로 인지할 수 있었던 것이다. 반드시 확인이 필요한 항목은 수술처방, 입원진료처방, 진료비 심사 등이다. 시행되지 않은 항목을 손쉽게 확인할 수 있다면 전일퇴원예고제 관리의 효율성이 향상될 것으로 생각했다. 그래서 의료정보팀과 협의를 시작했다. 퇴원 전에 반드시 확인해야 하는 항목으로 수술 후 처방 입력 여부, 입원진료 시 처방의 시행 여부, 퇴원진료비 심사 여부, 퇴원 계산 여부, 진료비 수납 여부, 퇴실 여부 등이 추가로 확인되었다. 따라서 항목별로 전산상 시행 여부가 구분 항목으로 기록이 남아 있는지를 확인하고 2차 회의를 진행했다. 회의 결과 퇴원예정자 조회 화면에서 시행·미시행이 확인하도록 설계하여 프로그램을 개발하기로 했다. 그리고 퇴원예정자 조회 프로그램이 개발되면 수술실, 입원원무팀, 간호팀, 보험심사팀 등 퇴원관리에 연관되는 모든 부서가 함께 정보를 공유하여 사용할 수 있도록 권한을 부여했다. 이렇게 해서 개발된 퇴원예정자 조회 프로그램 화면은 '그림 3-7'과 같다.

항목별로 살펴보면 '수술' 항목은 수술실 진료행위 처방 입력 여부를 의미하며, '처방' 항목은 입원진료 시 처방된 약·검사·진료행위·진단서 및 기록지 발급·퇴원약 등 시행 여부를 의미한다. '심사' 항목은 보험심사팀에서 적절하게 진료비가 적용되었는지를 확인하는 진료비

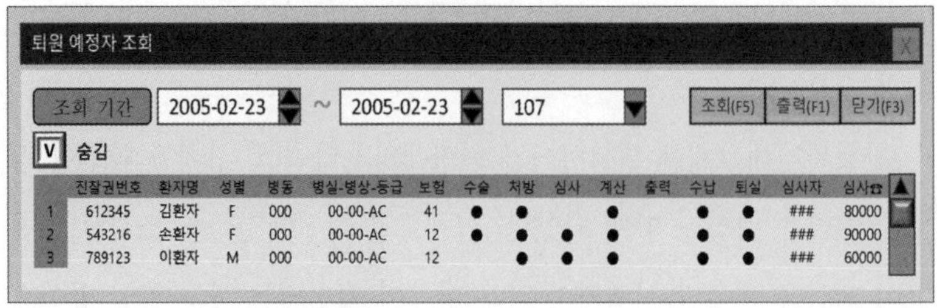

	진찰권번호	환자명	성별	병동	병실-병상-등급	보험	수술	처방	심사	계산	출력	수납	퇴실	심사자	심사☎
1	612345	김환자	F	000	00-00-AC	41	●	●		●		●	●	###	80000
2	543216	손환자	F	000	00-00-AC	12	●	●	●	●		●	●	###	90000
3	789123	이환자	M	000	00-00-AC	12		●	●	●		●	●	###	60000

그림 3-7. 퇴원예정자 조회 프로그램

심사 여부를, '계산' 항목은 입원원무팀에서 최종 진료비 계산을, '수납' 항목은 수납창구의 진료비 납부 여부를, '퇴실' 항목은 환자의 최종 귀가 여부 및 퇴실 청소의 시행 여부를 의미한다.

처음에는 전일퇴원예고제를 활성화하는 방안을 고민하다가 만들게 된 프로그램이지만, 퇴원을 관리하는 부서와 함께 간단한 퇴원예정자 조회 현황판을 공유함으로써 부서 간의 커뮤니케이션 향상에도 도움이 되어 이 프로그램을 사용하는 모든 부서가 크게 만족했다. 또한 환자가 입원하기 위해 병원에 도착하면 퇴원예정자 조회 프로그램을 열람하고 퇴원 진행 여부를 확인할 수 있어, 병실에 입실 가능한 시간대도 대략 예상할 수 있게 되었다.

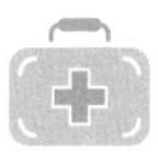

진료미수금관리

진료비 청구와 입금체계

진료비 계산서를 보면 진료비가 '공단부담금'과 '본인부담금'으로 구분된 것을 확인할 수 있다. 본인부담금은 현금이나 신용카드로 수납하기에 현금 흐름을 확인할 수 있었다. 반면에 공단부담금은 진료비 계산서에 인쇄된 것만 보았지, 병원으로 들어오는 현금 흐름은 확인하지 못했다. 공단부담금이 어떤 경로로든 병원으로 들어올 것이라는 막연한 생각을 할 뿐이었다. 2008년에 보험심사팀 미수관리파트로 발령을 받아 일을 하며 진료미수금의 개념을 알 수 있었고, 진료미수금을 회수하는 업무를 담당하게 되었다.

진료비는 발생주의로 생성되며 진료행위와 동시에 진료수익으로 인식되어 어떤 경로로든 병원으로 현금이 입금된다. 일반적으로 본인부담금은 바로 수납되지만 공단부담금은 바로 수납되지 않아서 진료미수금이 된다. 응급환자는 진료비를 미리 준비하기 어려울 수 있어서 진료비를 후납으로 약정하게 될 수도 있다. 이럴 땐 본인부담금을 진료미수금 항목으로 정리하고 나중에 개인 수납을 확인한 후 정산한다. 병원과 후납계약을 체결한 기업이나 기관에 소속된 환자는 본인부담금을 후납 처리하므로 계약기관으로 진료미수금이 발생하게 된다. 입원환자는 진료 시마다 진료비를 수납하는 것이 불가능하므로 주 1회 정도 중간계산서를 배부해서 수납하도록 안내하고, 퇴원할 때 퇴원진료비를 완납하게 한다. 따라서 재원 중인 모든 환자에게 진료미수금이 발생하여 재원미수금으로 표시된다. 입원환자의 미수금을 확정하는 것이 어려워서 실제 퇴원환자를 기준으로 진료비를 진료수익으로 확정하고 진료미수

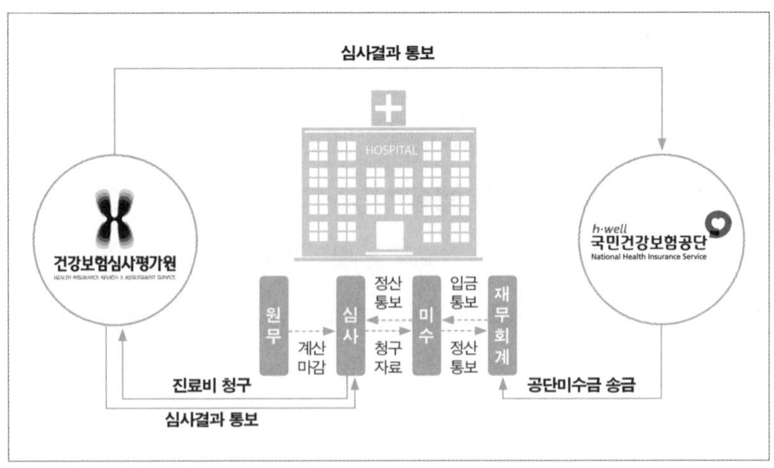

표 3-9. 진료비 청구와 현금 흐름도

금이 발생된다. 결론적으로 재원 중인 환자의 미수금인 재원미수금은 결산 시점에 계상하고 중간진료비 수납만을 입금관리한다.

원무팀에서 수익일보를 작성하여 보험심사팀으로 진료비(진료미수금) 자료를 전송하면, 보험심사팀이 세부적으로 심사를 진행한 후 건강보험심사평가원에 청구를 진행한다. 그 후 미수관리파트로 대체일보 형식의 자료가 전송된다. 이때 요양급여기준에 따른 수가 산정에 맞지 않을 경우 일부 청구가 보류되거나 삭감되기도 한다. 병원으로부터 청구받은 건강보험심사평가원은 요양급여비용의 심사와 요양급여의 적정성 평가를 함께 진행한다.

심사가 완료된 자료는 국민건강보험관리공단과 병원에 통보된다. 건강보험심사평가원에서 자료를 받은 보험심사팀은 해당 자료를 확인하고 누락된 것은 추가로 청구하며, 삭감자료 중 일부 자료를 보완하여 재청구하기도 한다. 국민건강보험관리공단은 건강보험심사평가원에서 받은 자료와 피보험자의 자격 등을 확인한 후에 청구액을 확정하고 병원으로 송금한다. 국민건강보험관리공단으로부터 입금된 내역이 재무회계팀에서 미수관리파트로 통보되면 청구액과 입금액을 정산하는 작업을 통하여 최종적으로 확인한다.

이러한 청구와 회수 업무를 통해 원무팀에서 일할 때는 인지하지 못했던 현금의 흐름을 이해할 수 있었다. 병원에서 근무하는 나에게 주어지는 월급이 결국 어떻게 입금되는지도 알 수 있었다. 병원의 재정 흐름을 이해하는 데 있어 마지막 단추가 채워지는 듯한 느낌이었다.

진료미수금의 종류와 효율적 관리

진료미수금은 발생하는 근원과 관리하는 방법에 따라 여러 형태로 분류돼 관리되고 있다. 진료 형태는 외래미수금, 입원미수금, 재원미수금, 퇴원미수금 등으로 분류되며, 환자종별 또는 보험자별로는 건강보험미수금, 의료급여미수금, 산재보험미수금, 자동차보험미수금, 개인미수금, 계약기관미수금, 신용카드미수금, 기타미수금으로 분류된다. 환자를 기준으로 살펴보면 건강보험은 국민건강보험관리공단에서 관할하고 입금하며, 의료급여는 각 시군구에서 관할하고 각 시군구에서 입금한다. 산재보험은 근로복지공단에서 관할하여 병원에 지급한다. 자동차보험은 삼성화재·현대해상 등 14개의 손해보험사가 병원에 지급하며, 신용카드는 BC카드·삼성카드 등 9개의 신용카드사가 지급금을 확인하고 수수료를 제외한 후 병원으로 입금한다. 개인이나 계약기관은 후납으로 약정하게 되면 약정기간에 입금하도록 하고 있다.

일반적으로 진료미수금은 '표 3-10'과 같이 관리하고 있다. '이월액'은 보험자로부터 청구액이 입금되지 않은 것을 의미하고, '발생액'은 외래·입원에서 처방에 따른 공단부담금 등 진료비가 발행하여 진료수익으로 새롭게 생성된 것을 뜻한다. '청구액'은 진료비 심사를 통해 건강보험심사평가원으로 청구한 금액이고, 삭감 또는 누락 처방을 추가하여 '조정액'이 발생한다. 그리고 보험자별로 청구하여 입금된 내역을 정리하게 되는데 그 정리된 내역은 '회수액'으로 표기되며, 최종 청구액 중에서 건강보험심사평가원에서 삭감으로 통보된 내역은 '삭감액'

청구단위	이월액	발생액	청구액	조정액	회수액	삭감액	수수료	잔액	구성비
건강보험	90,319,600	61,979,807	62,399,385	-419,578	63,174,215	-9,057,908	0	98,602,680	74.56
의료급여	9,673,935	3,233,762	3,321,229	-87,466	3,534,245	8,998	0	9,451,920	7.15
산재보험	798,351	191,479	190,649	829	240,576	393	0	748,031	0.57
자동차보험	1,648,164	622,065	607,516	14,548	601,872	21,557	0	1,632,250	1.23
개인	1,078,064	36,417	36,417	0	9,962	0	0	1,104,520	0.84
계약기관	13,876,467	1,221,647	1,221,647	0	1,369,374	-296	144	13,729,036	10.38
신용카드	8,537,977	35,886,858	35,886,858	0	37,442,415	0	712,730	6,982,421	5.28
총계	125,932,558	103,172,035	103,663,701	-491,667	106,372,659	-9,027,256	712,874	132,250,858	100

표 3-10. 진료미수금 종류별 관리 사례

으로 표기된다. 따라서 최종 잔액은 '(이월액+청구액)-(회수액+삭감액+수수료)'의 수식으로 산정되며 다음 월에 이월액으로 표기된다.

건강보험, 산재보험, 자동차보험은 접수번호와 명일련 같은 청구내역을 기준으로 하여 내역서를 함께 통보하므로 비교적 정확하게 정산할 수 있다. 하지만 삭감액을 증빙자료를 통해 다시 청구하게 되는 경우를 '보완청구'라고 하는데, 이 경우에는 자료의 연계성을 고려하여 접수번호와 명일련을 같은 것으로 사용해 혼선이 발생하기도 한다. 신용카드는 대부분 청구와 회수기간이 짧고, 병원과 신용카드 회사 사이에 신용카드 결제를 중계해주는 사업자, 즉 VAN(Value Added Network, 부가가치 통신망) 업체에서 정산 프로그램을 함께 서비스하고 있다.

개인과 계약기관은 발생 빈도가 많지 않아서 입금 표기만 명확하면 비교적 쉽게 정산할 수 있다. 하지만 의료급여의 경우 시군구의 해당 관청이 자체 예산범위 내에서 병원으로 송금하고 있는데, 입금 시에 별도의 표기가 없는 경우가 상당히 많고 시군구에서 입금통지서가 입금일으로부터 한참 후에 도착해서 진료미수금 정산 업무에 상당한 어려움을 겪었다. 보험자로부터 입금되는 통장을 보면 '거래일시, 적요, 기재 내용, 찾으신 금액, 맡기신 금액, 거래 후 잔액, 취급 기관, 메모'로 구성되어 있는데 이 중 '취급 기관'은 숫자로 표기되어 있어 이것이 취급점 코드임을 바로 알 수 있었다. 만약 취급점 코드를 데이터 형식으로 만들어 미수관리 프로그램에 추가할 수 있다면, 최소한 시군구의 주거래 금융기관을 확인할 수 있어 의료급여액을 입금한 시군구를 바로 알 수 있을 것이다.

이러한 가능성을 고려하여 금융결제원 홈페이지를 모니터링하다가 금융회사코드 조회 기능이 있고, 전체 코드를 정리한 엑셀 파일도 있다는 것을 알게 되었다. 그래서 금융회사 전체 코드 파일을 다운로드하여 프로그램에 반영하는 전산 개발이 가능한지 정보서비스팀에 확인을 요청했고, 프로그램 개발이 가능하다는 답변을 받았다. 개발된 프로그램에 금융회사 전체 코드를 추가했더니, 통장에 입금된 데이터를 미수관리 프로그램에 업로드하면 취급점코드가 자동으로 취급점 명칭으로 전환되었다. 의료급여 입금액을 회수 정리하는 업무의 효율성이 획기적으로 개선된 것이다.

자동정산 크로스체크 기능 만들기

진료미수금이 발생하면 건강보험심사평가원의 심사를 거쳐 국민건강보험관리공단에서 병원으로 미수금이 입금된다. 그렇다면 진료미수금이 제대로 청구되어 입금이 이뤄지고 있는지는 어떻게 알 수 있을까?

보험사별로 진료미수금이 발생하지만 생성되는 진료미수금의 세부 단위는 환자별로 진료행위, 주사, 검사 등을 시행하는 세부 처방들로 이루어지고, 이 세부 처방들이 합쳐져서 회계장부 형식의 수익일보가 생성된다. 수익일보는 원무부서에서 발생한 자료이므로 진료미수금으로 전환하는 대체일보로 전환된다. 따라서 정상적으로 데이터 전환이 이루어지면 수익일보와 대체일보를 단순한 수식으로 비교했을 때 차액이 발생하지 않는다. 엑셀 등의 서식으로 보험자별로 세분하여 '수익일보-대체일보'의 표를 작성하면 모든 항목에 '0'의 값이 나오게 된다.

원무부서에서 발생한 수익일보는 보험심사팀으로 요양급여 기준에

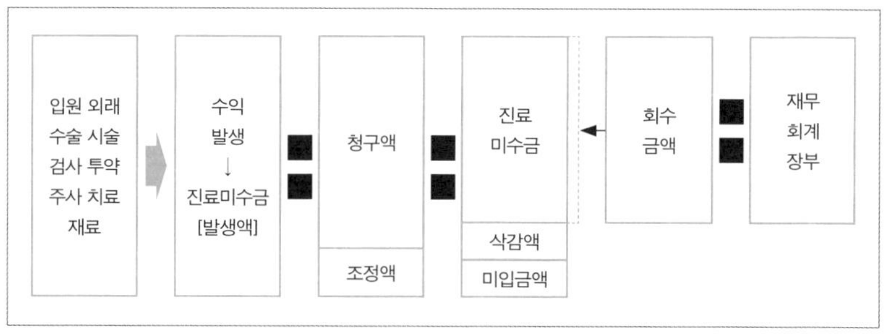

표 3-11. 진료미수금 발생 및 정산 구조

맞게 처방되었는지, 보험 적용이 가능한 처방인지, 보험에서 제한 처방으로 기준을 초과하지는 않았는지 등을 확인한 후 건강보험심사평가원 또는 각 보험자에게 청구할 금액 중 일부 진료비를 조정하게 된다. 따라서 수익일보의 보험자별 세부 항목을 엑셀로 나타내 단순 수식을 적용할 수 있다. 이전과 마찬가지로 엑셀 등의 서식을 통해 보험자별로 세분하여 '수익일보-청구액-조정액'의 표를 작성하고 수식에 따른 값이 모두 '0'이 나오면 정상이라고 판단해도 무리가 없다.

이후에는 국민건강보험관리공단 또는 각 보험자가 진료비 심사와 보험자격 등을 확인한 후 지정된 병원으로 확정된 금액을 입금한다. 각 보험자에게서 도착한 입금통지서를 기반으로 진료미수금에 입금 여부를 표기하며 세부 항목별 회수작업을 진행한다. 이후에 재무회계팀에서 관리하는 장부와 비교한다. 이때 비교하는 작업도 엑셀 형식으로 수식을 만들고 각각의 금액을 입력하는 방식으로 한다. 그리고 보험자별로 회수액을 확정한 후 '회수액-재무회계장부+삭감액+미입금액=진료미수금 잔액'을 표기하면 진료미수금 정산 업무가 마무리된다.

진료미수금 전산 프로그램은 정교한 여러 조건에 따라 세밀하게 개발되었지만, 문제는 건강보험 적용 기준이 수시로 변경되고 있다는 점이었다. 프로그램 언어가 잘못 적용되는 경우가 발생하거나, 수기로 입력하며 정산하는 체계에서 수많은 정산 단계 중 오류가 발생할 가능성이 높다. 하지만 보험자별 세부 항목 단위로 수식을 이용한 크로스체크(Cross-check) 기능을 간단하게라도 만들어 활용한다면 비교적 적은 시간을 할애하여 정확한 정산관리를 할 수 있게 된다. 병원행정가로서 행정 업무를 수행하며 업무의 효율을 높일 수 있는 다양한 방안을 실행해보기를 바란다.

대손처리 기준

진료미수금은 장래에 발생할 병원의 진료 수입이다. 따라서 경영 측면에서는 향후에 사용할 수 있는 자금으로 인식하게 되어, 건축 및 고액 거래 등 투자를 고려할 때 진료미수금을 수입으로 반영해 계획을 마련한다. 경영 측면에서 진료미수금이 중복 적용되어 과다 계상되거나 받을 수 없는 진료미수금을 장기간 방치하면 경영자에게 잘못된 판단을 할 원인을 제공하게 된다. 진료미수금이 중복 적용되어 과다 계상될 경우, 건강보험심사평가원의 심사 결과에 대해 이의신청을 하거나 자료를 보완하여 재청구할 때 동일한 접수번호가 사용되므로 오류가 발생할 수 있다. 이런 경우에는 자동정산 크로스체킹도구(Cross checking tool)를 활용하여 정확성 검증을 할 수 있다. 하지만 장기간 회수되지 않는 진료미수금은 특별히 관리하여 최대한 회수될 수 있게 하고, 불가능하다고 판단되는 부분은 대손처리 절차를 진행할 필요가 있다.

병원은 예상되는 장래의 지출 또는 손실을 미리 추정하여 회계상에 일정 금액을 예산으로 책정한다. 통상적으로 병원에서 책정하는 금액의 범위는 진료미수금의 1/100에 상당한 금액으로 하고 대손충당금으로 기장한다. 회수 불가능한 채권을 대손으로 확정하게 되면 대손금액으로 반영하여 공제한다. 대손처리는 별도의 규정에 따라 객관성을 확보하여 운영하는 것이 바람직하다. 대손처리 규정은 민법 제163조 2호(3년의 단기소멸시효), 법인세법 제34조(대손충당금의 손금산입) 및 제19조의 2(대손금의 손금불산입) 및 제61조(대손충금담의 손금산입)에 근거하면 어렵지 않게 작성할 수 있다.

사실 병원에서 처리하는 대손의 대부분은 개인미수금이 차지한다. 개인미수금의 심의대상은 채권 소멸시효 도과, 채무자의 파산, 법원의 회수불능 확정, 재산이 없는 경우 등을 대상으로 한다. 따라서 심의대상자 평가는 경제성 평가와 사회적 평가를 함께 실시하여 점수로 객관화해 실시한다. 경제성 평가는 보유자산 현황(의료급여, 주거, 부채 등)과 생활지수 현황(취업 형태, 주변인 지원, 부양가족 등)으로 평가하고, 사회적 평가는 사회기반 현황(세대 구성, 장애, 활동 가능 등)과 사회복귀 의지력(연락 가능 여부, 미납금 납부 상황, 납부 의지 등)으로 평가한다. 이렇게 종합평가를 기반으로 하여 대손심의위원회에서 세부적으로 검토한 후 최종 이사회에 통과함으로써 확정한다.

과거 재원관리 업무를 수행할 때 입원치료 후 진료비를 납부하지 않은 환자가 있었다. 진료비는 대략 150만 원 정도였기에 이 환자는 매월 10만 원씩 납부하겠다는 분납확인서를 작성하고 퇴원했다. 몇 달 동안은 잘 납부했으나 어느 순간 갑자기 입금이 되지 않아서 환자가 거주하는 집을 방문했다. 늦은 시간에 만남이 성사되었는데 상담을 한 환자는 월세방 한 칸에서 혼자 생활하고 있었다. 라면을 먹다가 쏟았는지 얼굴에는 화상을 입었고 음주도 계속하는 것 같았다. 이러한 내용을 정리해서 미수관리파트로 서류를 이관했다.

이후 미수관리파트로 부서를 옮긴 후 이관된 서류를 확인할 수 있었다. 단기소멸시효도 3년이 지나서 대손심의위원에 상정해 대손처리를 할 수 있는 기준을 평가해보았다. 경제적 평가는 –450점이었고 사회적 평가는 –200점이었다. 그래서 최종 종합평가는 –650점이고 회수 가능성이 없는 것으로 평가되었다. 대손심의위원회에 상정이 가능한 종합평가 점수는 –550점 미만이었기에 대손심의위원회에 상정할 수 있었고 심의가 통과되어 확정되었다. 환자의 거주지에서 현장 실사를 하면서 보았던 환자의 어려운 경제적인 상황으로 인해 마음이 무거웠는데 대손처리를 최종 확정하고서 안도할 수 있었다.

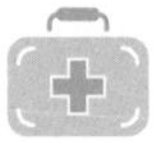

법무관리

법은 우리가 살아가는 공기와 같다

병원행정가는 의료법, 건강보험법, 의료급여법, 산업재해보상법, 자동차손해배상보장법, 의료폐기물관리법 등 병원 운영을 위한 기본적인 법에 대한 지식을 습득해야 한다. 그리고 병원의 유지관리를 위해서 건축법, 중대재해법, 청탁금지법, 자동차관리법 등 일반적인 법들에 대한 지식도 갖춰야 한다.

그렇다면 법이라는 것은 무엇일까? 법(法)을 한자로 풀어보면 水(물 수)와 去(갈 거) 자로 구성되어 있다. 물이 위에서 아래로 자연스럽게 흘러내리는 것처럼 법이란 사회 질서를 유지하기 위한 규칙으로 모든 사람들이 공감해야 하는 자연의 이치이다. 즉, 세상을 살아가면서 필요한 것들이 물처럼 자연스럽게 흐를 수 있도록 그 필요한 것들을 정한 것이 법이라고 생각할 수 있다.

법에는 헌법, 법률, 명령, 조례, 규칙이 있다. 이 중 법률은 민법, 상법, 형법, 민사소송법, 형사소송법, 행정소송법 등으로 이루어진다. 민법은 개인의 권리에 관한 법을 말하고, 상법은 상거래에 관한 내용을 다루는 법이다. 형법은 범죄와 형벌에 관해 구체적으로 마련된 법이다. 병원의 법무관리에서는 민법과 형법이 주를 이룬다. 이 법을 진행하는 절차를 위해 만든 법이 민사소송법, 형사소송법, 행정소송법이다.

병원행정가로서 병원 업무를 하다 보면 법에서 정한 기준을 바로 적

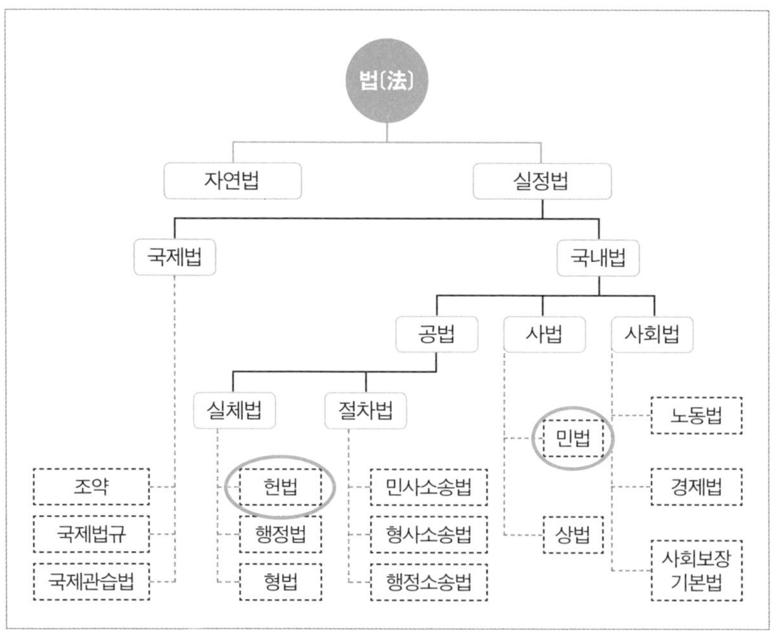

표 3-12. 법 분류

용하기에 명확하지 않은 사례를 종종 보게 된다. 그럴 때는 법과 연관된 시행령과 시행규칙을 연계해서 살펴보면 모호한 기준들이 선명하게 드러나기 시작한다. 국가에서 마련한 시행령이나 시행규칙은 그와 관련된 세부 지침을 마련하여 공고하기도 한다. 그럼에도 실제 사례에 적용하기 어려울 때는 국가 행정기관에 유권해석을 의뢰하면 세부 적용 기준에 대한 답을 준다. 이러한 법의 체계와 구조를 이해한 상태에서 실제 병원의 행정 업무를 수행한다면 새롭게 추진되는 어떤 프로젝트라도 진행할 수 있을 것이다.

1989년도에 전 국민의 건강보험이 실시되고 의료서비스가 급격히 확대되면서 의료분쟁과 더불어 많은 민원이 발생하게 되었다. 또한 IT 산업이 급격히 발전하며 대량의 건강정보에 대한 접근성 향상으로 인해 의료소송 건수는 매년 증가하고 있다. 따라서 이러한 사회현상에 대응하기 위해서 병원 내 법무관리의 중요성이 증대되었으며 의료분쟁, 경찰서·보건소·한국소비자원·한국의료분쟁중재원 등의 업무처리, 법원의 신체감정, 사실조회, 진료비 채권확보를 위한 법적 절차 등의 업무를 수행하고 있다.

의료분쟁은 왜 발생하는가?

한 유명 연예인의 안타까운 사망 소식이 사회적으로 커다란 반향을 일으켰다. 그 영향으로 2016년 11월 30일, 〈의료사고 피해구제 및 의

(상담일 기준, 단위: 건)

	일평균	계	방문	온라인	우편	전화
2018년	266.0	65,176	2,161	2,867	209	59,939
2019년	259.9	63,938	2,755	4,074	328	56,781
2020년	227.2	56,574	1,553	4,838	1,030	49,153
2021년	189.2	46,921	1,379	2,097	1,199	42,246
2022년	213.2	52,435	1,355	1,789	1,023	48,271

* 일평균: 해당 연도 전체 상담건수 ÷ 365

표 3-13. 연도별 의료분쟁 상담 현황 (출처: 한국의료분쟁조정중재원)

료분쟁 조정 등에 관한 법률 일부 개정〉이 시행되면서 '사망, 1개월 이상 의식불명, 장애 1급'의 경우에는 조정절차를 자동으로 개시하게 되었다. 법률 개정 이후로 한국의료분쟁조정중재원의 의료분쟁 상담 건수는 일평균 200건 이상으로 급증했다.

의료분쟁은 1990년대부터 계속해서 급증하고 있었다. 의료분쟁의 증가 원인은 의료진과 환자 그리고 사회구조에서 찾아볼 수 있다. 의료의 전문화로 의료형태가 변화하면서 진료의 연계성은 낮아졌지만, 의료진은 급변화하는 시대를 따라가지 못했다. 반면에 의료 접근성이 향상되면서 환자들에게는 수진(受診, 진찰을 받음) 기회가 많아졌으며 다양한 정보채널로 인해 잘못된 정보가 확산되기도 한다.

이런 사회적인 흐름에 따라 의료분쟁은 병원에서 가장 많이 발생하는 법무관리 업무가 되었다. 의료분쟁은 대부분의 의료인에게 시간적·경제적인 부담과 동시에 정신적인 어려움을 주어 진료에 대한 근본적 사명감에도 영향을 미치므로, 병원의 안정된 운영을 위해서도 더욱 전

(접수일 기준, 단위: 건, %)

구분		2018년	2019년	2020년	2021년	2022년				
							방문	온라인	우편	팩스
계		2,926 (100.0)	2,824 (100.0)	2,216 (100.0)	2,169 (100.0)	2,051 (100.0)	546 (26.6)	888 (43.3)	481 (23.5)	136 (6.6)
소계		2,602 (88.9)	2,479 (87.8)	1,936 (87.4)	1,886 (87.0)	1,782 (86.9)	467	757	437	121
	진단	324 (11.1)	320 (11.3)	221 (10.0)	195 (9.0)	235 (11.5)	48	113	57	17
	검사	52 (1.8)	64 (2.3)	90 (4.1)	80 (3.7)	68 (3.3)	24	32	7	5
	투약	112 (3.8)	92 (3.3)	65 (2.9)	82 (3.8)	57 (2.8)	15	29	10	3
	주사	187 (6.4)	182 (6.4)	123 (5.6)	112 (5.2)	115 (5.6)	18	61	28	8
	수혈	2 (0.1)	2 (0.1)	4 (0.2)	3 (0.1)	4 (0.2)	1	2	1	-
	처치	649 (22.2)	518 (18.3)	402 (18.1)	397 (18.3)	323 (15.7)	95	108	97	23
외과	수술	1,140 (39.0)	1,163 (41.2)	888 (40.1)	935 (43.1)	889 (43.3)	252	369	211	57
	마취	5 (0.2)	10 (0.4)	5 (0.2)	5 (0.2)	4 (0.2)	-	1	2	1
	분만	53 (1.8)	38 (1.3)	33 (1.5)	27 (1.2)	23 (1.1)	1	13	8	1
	내시경	33 (1.1)	27 (1.0)	20 (0.9)	15 (0.7)	8 (0.4)	1	4	3	-
	전원	2 (0.1)	1 (0.0)	1 (0.0)	1 (0.0)	- (0.0)	-	-	-	-
	건강검진	11 (0.4)	5 (0.2)	7 (0.3)	3 (0.1)	8 (0.4)	-	6	2	-
	기타	32 (1.1)	56 (2.0)	77 (3.5)	31 (1.4)	48 (2.3)	12	19	11	6
소계		266 (9.1)	296 (10.5)	224 (10.1)	243 (11.2)	230 (11.2)	72	110	35	13

표 3-14. 연도 및 의료행위별 의료분쟁 현황 (출처:한국의료분쟁조정중재원)

문적인 관리가 필요하다. 의료분쟁의 법률적 관계는 의료행위로 인한 환자와 의사 사이의 권리의무관계인 '의료계약'이 발생하는 것에서 출발한다. 의료계약은 수단적 채무가 발생하는 의료의 특수성 때문에 문서로 체결되기보다는 관행적인 구두로 성립하게 되고, 환자에게는 진료받을 권리와 함께 의사의 지시에 따라야 할 의무가 발생한다. 반면에 의사는 진료해야 할 의무를 비롯해 설명의무, 비밀준수, 진료기록 등에 대한 의무를 지게 된다.

의료분쟁은 의료인의 과오 및 과실이 확인된 것이 아니라, 치료가 진행되면서 예상하지 못한 결과가 나타나 환자 측에서 의료사고라고 주장하면서 발생하는 다툼을 말하는데 많은 사람들이 이를 잘못 인식하는 경우가 많다. 하지만 법무관리를 하는 병원행정가는 의료분쟁에 대한 명확한 이해를 바탕으로 업무를 진행할 필요가 있다.

한국의료분쟁조정원에 접수된 의료행위별 의료분쟁 현황(표 3-14)을 보면 진단·수술·처치 항목이 전체의 70.5%를 차지하고 있다. 대부분은 침습적 시술과 오진이 의료분쟁으로 제기되는 경우가 많으며, 주사·투약 등 간호행위와 관계된 부분도 8.4%를 차지하고 있다. 그리고 기타 항목에는 시설물에 의한 낙상과 같은 항목도 2.3%를 차치한다. 의료행위 항목을 보면 의료분쟁이 진료프로세스 전 과정에서 발생할 수 있음을 알 수 있다. 따라서 진료프로세스는 환자 만족도 향상을 위한 편의성을 우선하여 개선하더라도 무엇보다 환자안전을 확보할 수 있도록 점검해야 한다.

의료분쟁 진행 절차 및 병원행정가의 역할

2023년 12월에 한 신문을 보다가 의료소송과 관련된 '의료과오 사건에서 인과관계 증명에 관한 최신 대법원 판결'이라는 발제로 토론회가 있었음을 알게 됐다. 이 토론회에서는 의료분쟁 민사소송 결과에 대한 판례와 함께 최신 판결의 추세와 의료현장에서 우려되는 부분이 깊이 있게 논의되어 상당히 흥미로웠다. 다음은 그 기사의 일부 내용이다.

> 지난 8월 대법원에선 의료과오 사건에서 인과관계 증명에 관한 판결이 내려졌다.
> 해당 사건을 살펴보면, 환자 A 씨는 지난 2015년 12월 오른손으로 바닥을 짚으며 넘어진 후 팔을 올릴 수 없어 B 병원에 입원했다. B 병원 의료진은 MRI 검사 등을 거쳐 '오른쪽 어깨 전층 회전근개파열과 어깨충돌 증후군 소견'으로 진단한 뒤, A 씨에 대한 수술을 결정했다.
> 수술 당일, 병원 소속 마취과 전문의는 A 씨를 전신마취한 뒤 간호사에게 상태를 지켜보도록 지시한 후 수술실에서 나왔다. A 씨는 전신마취 후 수차례 혈압상승제 투여에도 불구하고 저혈압 증상이 반복되다가 결국 사망했다.
> 이 과정에서 마취과 전문의는 간호사의 호출에도 신속히 수술실로 가지 않는 등 업무를 소홀히 했고, 심정지 상태인 A 씨를 중환자실로 옮기는 과정에서 심폐소생술과 앰부배깅(수동식 산소 공급)을 시행하지 않는 등 업무상과실치사 혐의 등으로 재판에 넘겨졌고, 유족들은 병원 의료진을 상대로 손해배상 소송도 제기했다.
>
> – 출처: 강현구, "의료소송서 인과관계 증명 완화, 의료기피 발생 우려", 〈의약뉴스〉, 2023. 12. 19.

기사 내용에 따르면 환자는 중환자실로 이송되어 최종 사망했다. 당시 마취과의 신속한 이동과 중환자실 이동 시의 심폐소생술 및 앰부배깅 미시행을 이유로 다툼이 진행되고 있는 것으로 이해되었다.

이 사건이 발생한 당일로 시간 이동을 하여 생각해보면, 보호자들은 수술실로 들어가는 환자의 모습을 보면서 별다른 걱정을 하지 않았을 것으로 보인다. 인터넷 등에서 수술과 관련된 정보를 접했기에 어려운 수술이라고 생각하지 않았을 가능성이 높다. 이러한 상황에서 갑작스러운 환자의 사망은 상당한 충격과 함께 원망과 같은 감정호소와 물리적 행동까지 수반했을 것이다. 이러한 의료분쟁이 발생하게 되면 병원행정가는 보호자의 반응에 따라 다른 환자의 진료 등에 영향을 주지 않도록 타 부서와 협조하여 적절한 조치를 강구해야 한다.

병원행정가는 의료분쟁이 다른 일반적인 분쟁과는 상당히 다름을 인식하고 있어야 한다. 우선 의료행위는 고의성이 없기에 피해자나 가해자 같은 이분적인 구분은 없다고 보는 편이 옳다. 그리고 의료행위는 의료수익의 목적보다 환자의 건강 회복을 우선된 목적으로 하므로 환자의 이익을 최우선으로 한다. 마지막으로 세상에는 완벽한 의료기술이란 존재하지 않으며 항상 부작용과 같은 어려움이 존재하기 마련이다. 이러한 의료행위의 특성 때문에 일반적인 분쟁보다 엄격한 기준을 적용하여 과실로 판단하는 것이 쉽지 않다.

현장의 상황이 안정되면 의료진을 만나서 진료경위를 청취하고 진료기록 등을 살펴보며 의학적 측면과 법리적 측면을 점검해야 한다. 환자안전관리자가 있는 병원에서는 의료분쟁이 발생하면 객관적인 자료를 근거로 전반적인 진료과정을 정밀하게 분석하기도 한다. 이후에 보호자와 대화를 시도하는데, 이미 의료적 과실을 전제로 하므로 감정적 흥분으로 인해 대화를 이어가기가 어려울 수도 있지만 보호자의 상황을 최대한 공감하면서 대화를 진행하도록 한다. 만약 보호자가 적절한 합의 진행을 원한다면 병원과 보호자 사이에서 중립적 자세를 유지해야 한다. 보호자에게 상황에 대해 적절한 설명을 해줌과 동시에 현 상황에 대한 위로도 전하면서, 최대한으로 공감대를 형성하려 노력해야 한다. 그리고 병원에는 객관적 사실을 기초로 현재 상황에서 최선의 대안을 제시해 상호 간에 더 큰 피해가 가지 않도록 해야 한다. 합의 과정에서 상당한 입장 차가 존재할 때는 한국의료분쟁조정중재원과 같은 제3의 기관으로부터 도움을 받는 것도 대안이 될 수 있다.

한국의료분쟁조정중재원은 의료사고로 인한 피해를 신속·공정하게 구제하고 보건의료인의 안정적인 진료환경을 조성할 목적으로 설립되었다. 설립 초기인 2012년에는 활성화되지 않다가 자동개시에 대한 법률이 공포된 이후 합리적인 조정·중재 절차에 대한 홍보 및 인식 확산으로 현재는 긍정적인 역할을 수행하고 있다.

한국의료분쟁조정중재원에 환자 또는 의료인이 조정신청을 하면 이

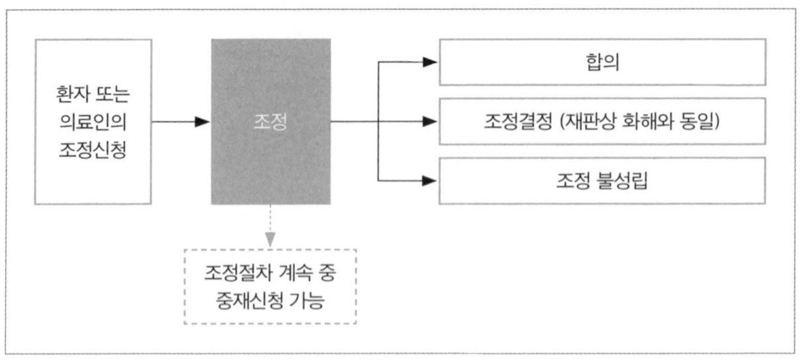

표 3-15. 한국의료분쟁조정중재원의 의료분쟁 조정절차

것이 자동개시에 해당되는 경우에는 바로 조정절차를 시작하고, 자동개시에 해당되지 않으면 환자와 병원에 조정절차 의견을 받아서 조정절차를 진행한다. 조정이 개시되면 중재원은 바로 병원으로부터 진료기록을 제출받아서 감정을 진행한다. 감정서가 완성되면 법조인, 변호사, 교수, 의사, 환자단체로 구성된 조정부에서 조정절차가 진행된다. 조정부의 구성인원들은 객관적인 균형을 유지하고 있기에 환자나 병원의 상당히 신뢰가 바탕이 되어 합의가 이뤄지는 사례가 많다. 합의에 이르면 재판상의 화해 판결과 동일한 효력이 있으므로 민·형사는 추가로 진행할 수 없다. 만약 조정이 되지 않는다면 민사소송이나 형사소송 절차를 진행해야 하므로 변호사의 수임료 지불 비용과 소송에 따른 상당한 시간을 소모하게 될 수밖에 없다. 따라서 병원행정가는 의료분쟁의 전반적인 절차를 이해하고 그 절차를 진행하면서 발생하는 비용 등을 추계하여 합리적인 의사결정을 할 수 있어야 한다.

의료분쟁은 예방할 수 없을까?

2007년 경북의 한 병원에서 급성 림프모구성 백혈병 진단을 받은 한 환우에게 정맥주사를 해야 할 항암제를 척수강 내에 주입하여 환우가 열흘 만에 사망하는 일이 일어났다. 그로부터 9년이 지난 2016년에 환자안전법이 만들어졌는데, 이 법은 환자안전사고 발생 시 의료기관평가인증원에 보고하여 유사한 사고가 재발하지 않도록 하려는 취지로 제정되었다.

병원에서는 법 취지에 맞게 조직체계를 구축하기 위해서 분주히 움직이기 시작했다. 하지만 이미 2011년 4월에 제정되어 1년 후에 시행된 〈의료사고 피해 구제 및 의료분쟁 조정 등에 관한 법률〉에 근거해 의료사고예방운영위원회를 설치하여 운영하고 있었다. 병원들은 의료사고예방운영위원회를 통해 의료분쟁 예방을 위한 활동을 진행하고 있던 상황에서 환자안전위원회를 추가로 설치해야 했기에 운영방식을 세심하게 검토할 수밖에 없었다. 두 위원회는 의료사고 재발 방지를 위한 예방활동을 한다는 점에서는 비슷하지만 구성 및 운영 방법, 법적 근거가 상이하여 위원회 성격이 유사하더라도 각각 설치하여 운영해야 한다.

사실 의료분쟁은 발생하지 않도록 예방할 수 있다면 가장 바람직하다. 의료분쟁은 의료행위로 인해 부득이 발생할 수도 있지만 의료사고 예방활동을 통해 의료분쟁 발생을 최소화하거나, 혹여 발생하더라도 극단적 상황을 만들지 않고 원만히 잘 해결할 수 있다. 강남에 소재한 S병원은 환자안전 사례 분석을 통해 예방활동과 대처방안을 마련하고자 의료사고예방위원회를 구성했다. 그리고 분석된 사례를 토대로 교육을 지속하고 사례를 공유하여 유사한 사고가 재발하지 않도록 개선활동을 했다. 의료사고 예방활동을 위해 환자안전 세미나 개최, 원내 게시판 활용, 메일 공지, 주의경보 알림, 안전사고 개선 회의 개최, 환자안전전담자 라운딩 등을 실시하고 환자안전사고 발생 시 해당 부서를 찾아가 재발 방지를 위해 환자안전 디브리핑을 시행했다. 또한 환자안전사고

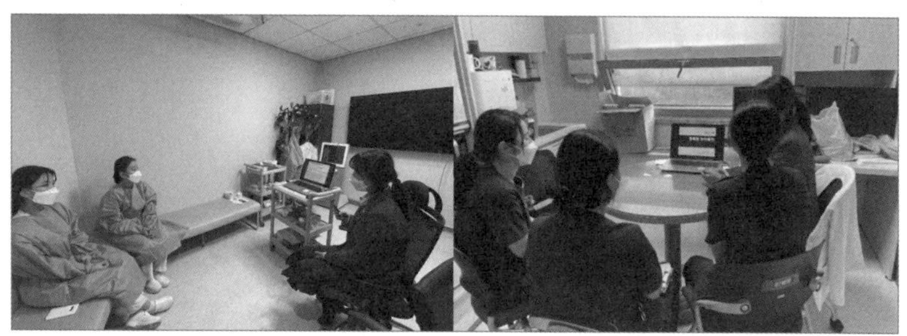

그림 3-8. 환자안전 전담자 라운딩 (출처: 강남세브란스병원)

중점과제를 주제로 하여 환자안전 전담자와 소통하는 날을 정해 의료진과 환자안전에 대해 소통하고 있다.

환자안전관리부서는 진료과와 함께 사망환자에 대한 의무기록을 점검하고 'Mortality 콘퍼런스(사망자 수 또는 사망률 사례검토 회의)'를 개최하여 의료사고 예방 방안과 논의를 통한 교육효과를 기대했다. 그리고 원내에 발생한 안전사고에는 RCA(Root Cause Analysis, 근본원인분석)나 FMEA(Failure Mode and Effect Analysis, 실패유형영향분석) 활동을 실시하여 개선활동을 진행한다. 예를 들어 섬망 환자의 인수인계를 위한 지침 개발을 통해 환자안전 예방활동, 고가약물의 알림시스템을 통한 투약프로세스 개선활동 등을 한다.

의료사고 예방활동을 최종적으로 완성하기 위해서는 환자안전 문화를 구축하는 것이 필요하다. 이러한 문화를 조성하려면 전 직원의 관심과 참여가 필수적이며 무엇보다 의료진 간의 소통이 잘 이뤄져야 한다. 그리고 환자안전 문화를 구축할 때의 가장 기본은 의료사고 및 환자안전사고 발생 시 부담 없이 의료사고 보고를 할 수 있어야 하며, 의료사고 및 환자안전사고에 대해 비난하지 않아야 한다는 점이다. 병원은 다빈도 보고 우수 부서를 시상하고 환자안전 리더를 선정하여 콘테스트를 개최하는 등 환자안전 문화에 대한 인식 수준을 향상하려 노력하고 있다.

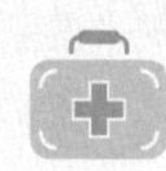

(제4장)

프로세스디자인행정가로서
환자중심병원 만들기

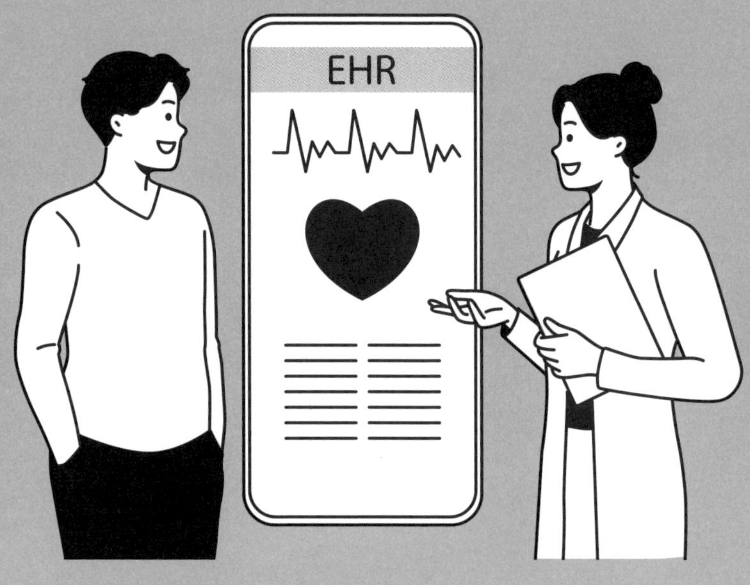

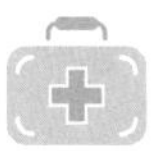

특명!
고객의 불편을 청소하라

2011년 3월에 CS혁신파트로 발령을 받았다. 새로운 부서에 대한 기대감 속에 업무를 시작했지만 그 기대감이 중압감으로 바뀌기까지 오랜 시간이 걸리지 않았다. 업무를 시작하자마자 3일 이내에 5년 장기계획서를 준비하라는 숙제가 주어졌기 때문이다. CS혁신파트의 주요 업무는 고객상담실 운영, VOC 운영, 만족도 조사, CS 교육, CS 모니터링, NCSI 등이다. 이 업무들을 중심으로 가장 우선시되는 핵심목표를 확인하는 작업부터 시작했다.

CS혁신파트의 첫 번째 목표는 국가고객만족도인 NCSI에서 종합병원 1위를 달성하는 것이며, 이를 위하여 오랜 기간 노력해왔음을 확인할 수 있었다. 하지만 이 병원의 NCSI는 국내 4위에 해당했기에 당장 전체 1위를 달성하겠다는 목표는 사실상 불가능해 보였다. 이렇게 CS

혁신파트에서의 시작은 한 유명 영화 제목처럼 '미션 임파서블(불가능한 임무)'로 느껴지는 한편, 어느 때보다 새로운 도전을 앞두었다는 설렘도 함께 느낄 수 있었다.

VOC 관리체계

'종합병원 NCSI 1위'라는 부서의 핵심목표를 달성하기 위해서는 부서의 모든 역량을 집중해야만 한다. 하지만 현실은 나의 마음과 같지 않았다. CS혁신파트는 고객상담실을 운영하고 있다 보니 많은 역량과 시간을 의료서비스에 불만이 있는 환자 또는 보호자와 상담하는 데 할애할 수밖에 없었다.

시간이 지나 어느 정도 새로운 업무에 적응하면서 VOC에 대해 깊이 살펴보기 시작했다. '고객의 소리'인 VOC는 환자나 보호자가 병원에서의 순간을 경험한 후 병원에 기대하는 자신의 의견과 요구를 여러 채널로 제시한 것을 말한다. 불편을 얘기하는 환자나 보호자의 상담 내용을 계속해서 들으며, VOC는 병원의 발전을 기대하는 환자나 보호자의 애정 어린 의견임을 알게 되었다. 병원에 대한 애정이 없다면 VOC를 제기하는 대신 다른 병원으로 옮기면 그만이다. VOC를 바라보는 시각이 바뀌고 나서 고객상담실은 병원의 문제점을 제일 처음으로 접할 수 있다는 점에서 볼 때 병원 전체에서 아주 중요한 부서임을 깨달았다. VOC의 불편사항을 항목별로 분류했더니 병원에서 가장 큰 문제

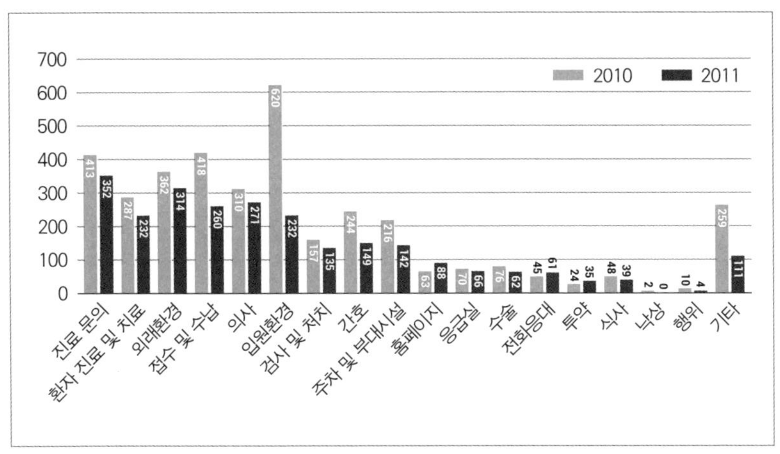

표 4-1. 불편사항 항목별 현황

가 어디에 있는지를 한눈에 확인할 수 있었다.

'표 4-1'을 보면 2010년 대비 2011년에는 입원환경 부문에 많은 개선이 있었음을 알 수 있다. 그리고 진료 문의, 외래환경, 접수 및 수납, 의사 등에서 아직도 많은 환자 또는 보호자가 불편을 느끼는 것으로 조사되었다. 이렇게 VOC 자료를 살펴보면서 NCSI 1위를 달성하기 위해 앞으로 무엇을 개선해야 하는지 그 해답을 찾을 수 있었다.

병원은 이 VOC를 어떻게 수집할 수 있을까? 우선 병원 내에 고객건의함을 100개 정도 설치했다. 환자나 보호자가 의견을 직접 서면으로 작성하여 그 자리에서 바로 건의함에 넣을 수 있도록 접근성을 높였다. 또한 병원 홈페이지에서 고객의 소리로 진입하기 편하도록 첫 화면에 배너를 배치하여 쉽게 의견을 작성할 수 있게 했다. 병원의 주요 안내책자에는 고객상담실 전용 전화번호를 기재했는데, 인터넷이나 고객

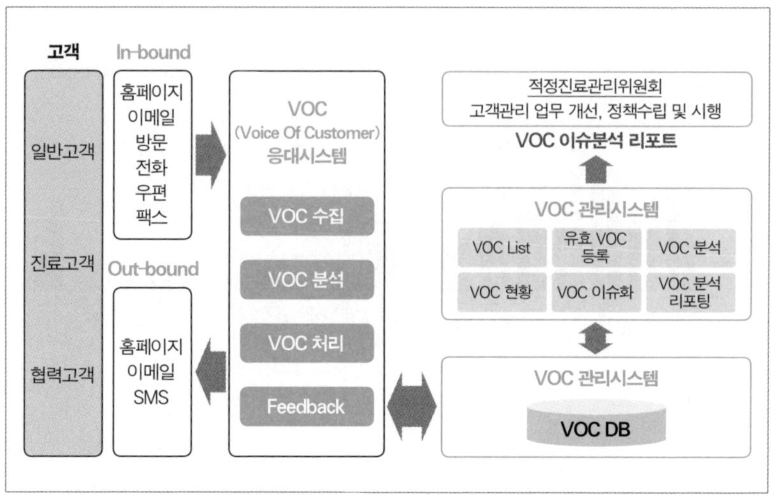

표 4-2. VOC 관리체계도

건의함을 활용하는 것에 부담을 느끼는 환자나 보호자를 위해 전용 전화를 개설하여 직접적인 상담을 진행했기 때문이다. 마지막으로 고객 상담실 사무실을 병원 내 중심부에 배치하여 환자가 귀가하는 길에 방문하거나 진료프로세스상에 도움이 필요할 때 바로 접근할 수 있도록 했다. 접수 방식으로 보면 고객건의함(약 80%), 홈페이지(약 12%), 전화 및 방문 상담(약 8%)의 순으로 VOC가 접수되고 있다.

다양한 VOC 자료를 수집하고 이를 자료화하여 VOC 관리시스템에 입력한다. 이후 분석설루션을 통해 VOC 이슈분석 리포트를 작성하여 적정진료관리위원회에 최종 보고하는 절차로 이루어진다. 보고서는 매체별 접수 현황, 친절·불편사항 현황, 전문병원별 현황, 불편사항 항목별 현황 등을 분석하여 개선방안을 제언한다.

2017년 VOC 분석 보고서에는 개선목표를 선정하고 세부 개선방안을 제언했다. 2017년 VOC 분석에 따른 개선목표를 '디자인케어(Design Care)로 환자의 진료경험을 더 새롭게'로 선정하고 이를 달성하기 위한 세부 방안을 마련했다. 그 세부 방안은 환자 진료의 우수 DNA, 즉 환자의 만족도가 높은 진료상담 방식 발굴 및 효과적 전달체계 구축을 비롯하여 우수 진료유형 분석, 우수 진료의 효과적 전파방안 모색, 진료 대기시간 및 대기 체감활동 지속, CS 활동 및 모니터링 지속, 선도기관 CS 패러다임 문화 발굴 도입, CS 아카데미 및 CS 리더 네트워크 강화, VOC 사례집 제작 및 배포 등으로 확정했다. VOC 분석 보고서가 최종적으로 확정되면 개선활동의 기초자료로 활용되고, 모든 부서에 개선방안 및 방향을 제시하여 각 부서에선 자율적인 개선계획을 마련한다.

외래·입원·응급실의 현장 부서 및 CS 리더들이 모여, VOC 분석 보고서에서 제시한 개선방안을 기초로 하여 핵심 개선목표를 확정하기 위한 토론을 시작했다. 진료경험 속에서 진정한 가치를 발굴한다면 환자 만족도를 높일 우수 DNA를 탐색할 수 있고, 이를 전파하여 긍정적인 진료경험을 확산할 수 있을 것으로 생각했다. 이러한 방향을 최종 개선목표에 포함하여 '환자의 진료경험을 더욱 가치 있게'로 수정하여 확정했다. 밸류체인(value chain, 가치사슬)은 '청결하고 밝은 이미지, 환자의 안전 우선시, 따뜻한 태도와 바른 설명, 환자의 시간을 귀하게'로 확정하여 '그림 4-1'의 포스터를 완성했다.

VOC로 접수되는 불편사항은 매년 약 2,500건이다. VOC 자료를 분석하면 같은 내용이 접수되는 경우가 많고, 다양한 부서의 직원들이

동일하게 대응하지 못하는 경우가 있음을 알 수 있었다. 일관된 대응을 위해 다빈도 VOC 사례집을 발간했다. 다빈도 VOC 항목은 개인정보 보호, 외래진료, 입퇴원진료, 진료, 원무, 의무기록, 안전사고, 병원 생활 등으로 구분했으며 휴대할 수 있게 포켓용으로 발간하여 전 직원에게 배부했다.

VOC를 관리하면서 VOC는 병원 발전에 도움을 주는 중요한 요소라는 생각이 확고해졌다. 그러면서 의료서비스적 문제를 조기에 발굴할 수 있도록 불편사항을 접수해주는 환자나 보호자에게 감사를 표현할 방식에 대해 고민했다. 주요 경쟁 병원 중에 답례품을 제공하는 사례는 없었기에 틈새 전략으로도 타당하다는 평가가 나왔다. 병원의 상

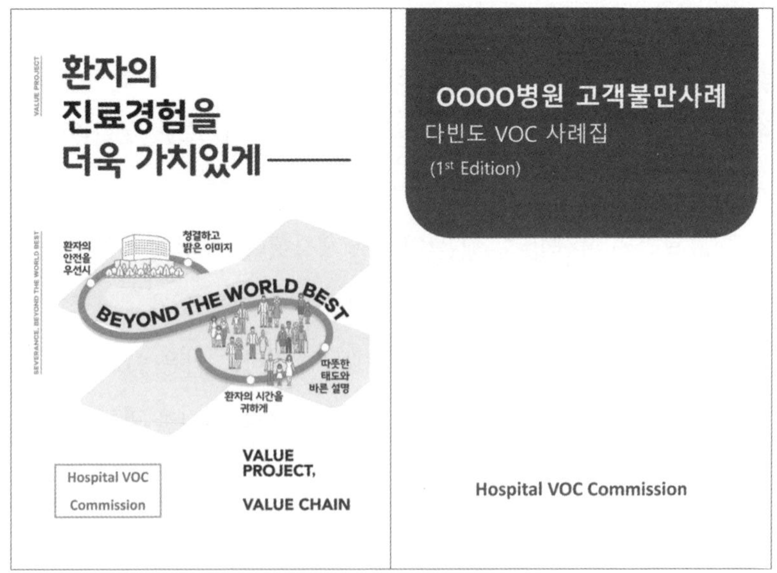

그림 4-1. 개선목표 포스터(왼쪽)와 다빈도 VOC 사례집(오른쪽)

징성과 답례품의 가성비를 고려하여 고급스러운 가죽으로 된 책갈피와 표지를 특별하게 디자인했고, 병원장 서신을 함께 동봉하여 주소지로 발송했다. VOC 답례품은 경영진부터 직원까지 VOC를 대하는 자세에 대한 전반적인 인식 변화와 더불어, 의료서비스에 대한 전환점을 나타내는 하나의 상징이었다.

깨진 유리창 없애기

고객상담실을 운영하면서 VOC는 계속해서 접수되었고 줄어들 것 같지도 않았다. 매번 같은 양상의 VOC가 누적되면서 상담 직원들도 지쳐가기 시작했다. 그 무렵, 신문 기사에서 본 '깨진 유리창 이론'이라는 말이 생각났다.

깨진 유리창 이론은 말콤 글래드웰의 저서 《티핑 포인트》가 출간되면서 우리나라에도 널리 알려졌다. 그 내용의 일부를 살펴보자. 1980년대 뉴욕은 각종 범죄에 시달리던 도시였고 그중에서도 지하철역은 낙서, 공공의 무질서 등 사소한 문제들이 만연하던 곳이었다. 이 문제를 해결하기 위해 뉴욕시는 맨해튼으로 돌아가는 브롱크스 1호선 지하철 종착역에 청소 기지를 세우고, 낙서가 있는 열차가 들어오면 선로를 전환하는 동안 낙서를 지우거나 그 차량을 운행에서 제외했다. 결과적으로 1990년대 말에는 뉴욕 지하철에서 발생하는 강력 범죄가 1990년대 초에 비해 75% 줄어들었다.

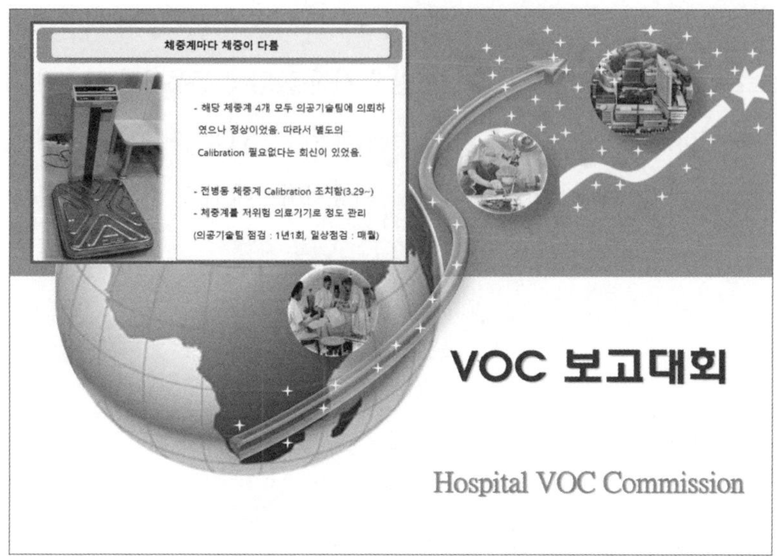

그림 4-2. VOC 보고대회 사례

나는 병원의 깨진 유리창은 바로 '끊임없이 반복되는 VOC'라고 생각했다. 지금처럼 VOC가 계속되면 의료서비스에 대한 병원의 이미지를 물리적으로 전환하기란 불가능하다고 판단했다. 그래서 뉴욕에서 지하철 낙서를 청소했던 것처럼 VOC 청소를 하기로 결심하고서 'VOC 보고대회'를 기획했다.

제일 먼저 2011년 1월부터 3월까지 접수된 VOC 목록을 부서별로 정리했다. 이 3개월 동안의 VOC 내용을 받은 부서들이 개선활동을 진행할 수 있도록 2개월가량의 기간을 주었다. 그리고 제1차 VOC 보고대회를 6월에 실시했다. 간호국의 다빈도 VOC로는 검사시행 설명 부족, 응대태도 불만, 소음자제 안내 등이 있었으며 개선활동은 교육, 안내문 부착, 설명 간호사(1명) 증원, 통합검사예약 시범 실시(내분비내과, 산부인과) 등으로 보고했다. 총무팀은 셔틀버스 기사·주차요원 응대태도 불만, 배차시간 및 푸드코트 음식·위생 불만, 주차증 타인 사용, 높은 주차 비용 등의 불편사항에 대해 직원교육, 셔틀버스(1대) 증편 및 피크 시간 공용차 투입, 승강장 도우미 증원, 설문 실시, 주차 업체 재선정 등의 개선활동을 보고했다. 제1차 보고대회에서는 다빈도 VOC가 발생한 16개의 부서가 이처럼 개선활동을 보고했다. 이후로 3년간 총 11차에 걸쳐 VOC 보고대회를 개최하고 나니 VOC가 점차 정리되었다. 현장 부서에서 발생하는 사소한 문제들인 깨진 유리창 대부분이 정리됨으로써 긍정적인 의료서비스 문화가 완성되어감을 느낄 수 있었다.

깨진 유리창 이론은 실제로 경험하지 않으면 실감이 잘 나지 않는다. 가끔 병원행정가를 지망하는 학생들을 대상으로 현장실습을 진행할 때, 이 이론을 대학생활에 비유하여 설명하곤 한다. 학생 둘이 각자의 원룸에서 생활을 한다고 가정할 때 한 학생은 물건을 정리하지 않은 상태로 생활하고, 나머지 한 학생은 깨끗하게 정리하며 생활한다. 두 학생이 휴지를 각자의 집에 매일 한 장씩 버린다고 가정하고 그 휴지를 매일 치우려는 노력을 한다고 상상해보자. 매일 같은 노력으로 휴지를 치운다 해도 원래부터 지저분했던 학생의 원룸은 그리 달라지지 않는다. 한 번은 집 안 대청소를 한 다음에 매일 휴지를 치우는 노력을 해야만 비로소 깨끗한 원룸을 유지할 수 있다.

VOC 보고대회는 병원에 흩어져 있는 깨진 유리창을 찾아 정리하는 활동이다. VOC 보고대회를 시행하면서 불가능하다고 생각했던 NCSI

전국 1위라는 목표를 어쩌면 달성할 수도 있다는 희망을 품게 되었다.

VOC를 정책에 반영하기

VOC는 고객불만사항을 접수할 때부터 처리가 완료될 때까지 처리 상황을 실시간으로 관리하고, 그 결과를 관리하여 의료서비스를 향상하는 고객관리시스템을 말한다. VOC를 실시간 관리할 수 있도록 시스템을 구축할 수 있다면 가장 이상적이다. IT의 발전으로 모바일과 와이파이 등이 발전하는 속도에 맞춰 VOC 접수부터 진행되는 상황까지 실시간으로 확인할 수 있는 시스템을 구현하는 것은 가능하다. 하지만 병원은 의사와 환자의 진료가 계속해서 이루어지는 곳이다. 진료과정 중 모바일로 VOC 정보를 실시간으로 전달하게 된다면 의료진이 감정적으로 안정을 유지하기 어려울 수도 있다. 이러한 병원의 특수성을 감안하여 VOC 관리의 처리 속도나 적시성을 적절히 고려해 설계할 필요가 있다.

병원에 환자의 불편사항이 접수되면 고객상담실 담당자는 그 내용을 청취하면서 메모한다. 그러고 나서 VOC 관리시스템에 VOC 내용, 관련 부서, 불편 항목, 접수매체 등의 기본자료를 등록한다. VOC 내용은 환자의 소중한 의견이기는 하지만 환자 입장에 편향될 수 있어 반드시 관련 부서에 정확한 상황 확인을 해야 한다. 일반적으로 상황 확인을 위한 내용 송부는 병원 내의 이메일을 통한다. VOC 접수 사실을 전달하고 당시의 상황을 확인하고자 하는 목적을 명확히 기술하여 VOC 내용을 전달한다. 그래서 환자가 오해한 부분은 재확인하여 이해할 수 있도록 도움을 주고, 예약일 착오 안내와 같은 병원의 실수는 적절한 해결 방안을 모색한다. 모든 환자의 불편사항은 VOC 관리시스템에 등록되어 일주일에 한 번씩 요약보고서로 작성된다.

요약보고서에는 VOC 요약 내용, 접수일, 의견 요청일, 회신일, 회신 의견, 진행 상황 등을 기록한다. 이 보고서는 병원의 최고 의사결정 기구인 병원운영위원회에 상정된다. 병원운영위원회에서는 VOC 접수 내용과 진행 과정을 청취한다. '표 4-3'을 보면 VOC 보고에 따라 병원운영위원회는 '제2017-13회 병원운영위원회 회의록(3.2 수술환자 협진에 관한 VOC와 관련하여 상담사들의 업무프로세스 및 응대태도 등을 점검하기로 한다)'으로 의사결정을 하여 VOC가 개선될 수 있도록 했다. 그 이후 상담관리 부서에서는 개선활동을 진행하면서 경과사항에 대하여 다시 병원운영위원회에 보고하게 된다.

2011년 이전에는 많은 불편사항 중에서 일부 VOC만 선별해 가끔 병원운영위원회에 보고하는 방식으로 운영했지만, 2011년부터는 접수하는 모든 불편사항을 요약하여 보고했다. 같은 내용과 주제라도 각기 다른 환자의 VOC라면 참석한 모든 위원이 VOC 내용을 청취해야만 했다. VOC 내용과 관련된 병원운영위원회 위원은 일주일마다 같은 내용의 VOC를 청취하며 논의의 중심에서 곤욕스러운 시간을 보내야 했다. 만약 여러분이 병원운영위원회 참석자라면 어떤 입장이 되었을지 상상해보면 좋겠다. 3개월이 지났을 무렵부터는 병원장이 직접 부서장

연번	1
접수일	2017. 5. 23
제목	수술협진 절차
세부 내용	환자는 정형외과 진료 후 수술 예약을 하고 왔음. 그리고 금일 11시경 호흡기내과와 마취통증의학과의 수술협진 관련 진료예약 문자를 받았음. 어제 검사에 무슨 이상이 있구나 하고 걱정되는 마음에 전화를 걸었고 수술상담실로 전화를 돌려주었는데 전화가 뚝 끊어졌음. 바쁘다고 이해를 하고 다시 두 번 더 전화를 해도 받지 않았지만 전화가 와서 수술협진 이유를 문의하니 잘 모른다며 진료를 보면 안다고 함. 그러고는 더 물어보려 해도 귀찮은 듯 빨리 통화를 끊어버리려 했음. 그래서 원래 이렇게 환자의 스케줄은 전혀 묻지 않고 일방적으로 통보식 문자를 보내는 것이냐고 했더니 자기가 어제 모든 건 문자로 간다고 말하지 않았냐, 자기가 말했다는 것을 계속 강조하며 이런 것을 가지고 문제 삼은 경우는 처음이라고 함. 환자의 궁금증은 무시된 채 빨리 통화를 종료하려 했던 것에 정말 실망했음.
의견 요청일	5. 25
회신일	5. 30
운영위원회 의결사항	수술환자 협진에 관한 VOC와 관련하여 코디네이터들의 업무프로세스 및 응대태도 등을 점검하기로 함.
회신의견	• 해당 환자는 진료 후 슬관절 인공관절치환술이 결정되어 수술상담실에서 수술 안내문과 리플릿이 이용하여 설명하고, 수술 전 검사 시행하고 귀가하였음. • 해당 상담사는 부재중 전화 확인 후 전화 연결하여 건의자와 15분 정도 통화하였고, 협의진료 문자 발송에 대해 사전 통화 없이 일방적인 예약에 대해 얘기하였음. • 해당 상담사는 수술상담 당시 협의진료 예약은 전화 없이 예약 후 문자 발송하게 됨을 설명드린 부분에 대해 보호자에게 재설명했고 일방적인 프로세스에 불만을 제기함. • 수술상담과 유선상담 상황 동시 발생 시 고객응대에 대한 재교육을 실시하였고, 업무 과부하 상태 시 유선상담은 충분한 통화가 가능한 시간으로 상담자와 상의하여 조정하도록 권고하였음.
진행 상황	해당 부서에 확인 내용 전달하여 설명하였음.
비고	

표 4-3. 병원운영위원회 VOC 보고 서식

과 직원을 만나 VOC를 주제로 현장의 의견을 듣기 시작했다. 나는 이 순간을 병원이 마침내 환자중심적인 사고와 경영문화가 형성된 환자중심병원으로 가는 걸음마를 뗀 시점으로 기억하고 있다.

VOC는 일반적으로는 Button-up(하위 부서에서 중요 이슈를 병원운영위원회에 상정하는 방식)으로 의사결정이 이루어지지만, 가끔은 톱다운 방식으로 이루어지는 경우가 있다. 2014년 가을, 내부 직원들이 인식하는 병원 프로세스의 문제를 모두 모아 개선하기 위한 프로젝트를 추진했다. 이런 톱다운 방식의 프로젝트로 만들어진 것이 ISSUE(Issue of Significant Suggestion to do Unbiased Evaluation, 선입견을 배제하여 평가하는 중요한 제안의 검토회의) TF였다. ISSUE TF는 주요 불편사항 및 제안사항을 심층 분석하고 개선방안을 도출하여 계속해서 진행 상황을 점검할 목적으로 회의를 진행했다. 주요 안건을 검토할 때 환자중심을 핵심가치로 두고 검토하는 것을 기본 방침으로 설정했다. 주요 안건으로는 암병원 통합서비스 창구 개설, 주차시설, 구조, 동선, 사인물, 어린이 놀이시설, 진료 대기, 외래예약, 검사 설명, 베이비시터 도입, 입원고객 보호자 식사 장소, 환자 휴게공간, 이송 프로그램의 통합관리, 병실 입실 전 병실생활 교육, 회진 라운딩의 업무 분장, 통합 고객관리시스템 구축, 차별화된 병원 이미지 구축, 홈페이지, 진료명칭 변경 등으로 병원의 모든 분야가 논의 대상이었다.

그래서 QI실, 사무국, 의료정보실, 간호국, 외래원무팀, 입원원무팀, 시설관리팀, 암병원 기획경영팀, 총무팀, 창의팀, 홍보팀 등이 전사적으로 모였다. 암병원 통합서비스 창구 개설과 관련해서는 통합서비스 창구를 개설한 강남 소재의 모 병원에서 벤치마킹을 실시했다. 초재진 및 당일접수 환자를 대상으로 간호사 진료상담창구를 개설하여 진료 및 검사 상담과 영상등록 업무의 효율성이 향상되었고, 의무기록 및

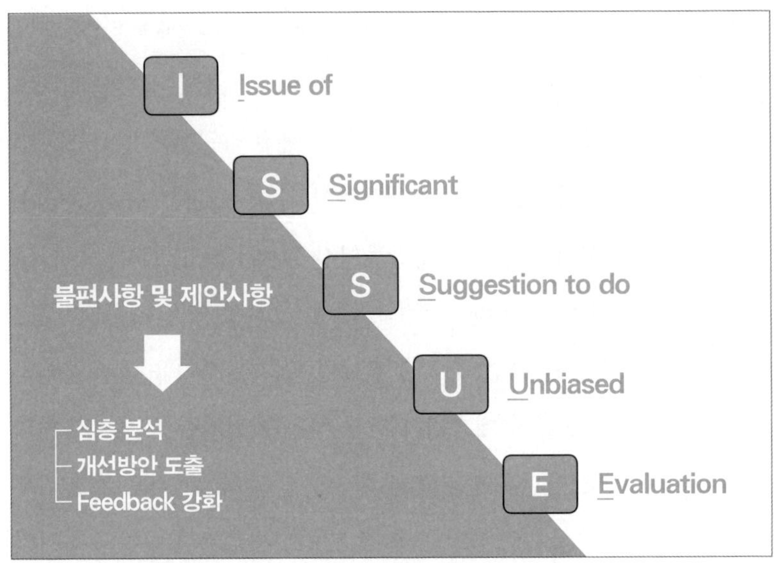

표 4-4. ISSUE 프로젝트 모델

영상복사 관련 접근성이 획기적으로 개선됨을 확인할 수 있었다. 그 결과 암병원 3층에 통합서비스 창구를 개설함으로써 환자중심의 효율적인 업무 배치가 가능해졌다.

하지만 톱다운 방식의 프로젝트는 몇 가지 개선활동을 진행하다가 각 부서의 연간계획과 중복되는 등의 문제로 업무 추진 동력이 소멸되는 경우가 많았다. 아무리 좋은 의미로 시작한 프로젝트라고 하더라도 본연의 취지를 유지하면서 활동을 지속하기란 여러 변수로 인해 쉽지 않음을 알게 되었다.

보이지 않는 곳의 영웅들

VOC를 통해 의료서비스의 불편사항만 접수하는 것이 아니라 친절직원 추천도 할 수 있다. 2012년 기준으로 친절직원 비율은 79%로 약 9,200건이 접수되었다. 이 수치는 현장에서 환자를 대하는 직원들의 노력이 얼마나 대단한지를 잘 보여준다. 또한 2010년부터 5~7%씩 매년 상승하면서 병원이 환자중심병원으로 모습을 갖춰가고 있음을 알 수 있게 한다.

병원에서는 친절직원들의 사기진작과 지속적인 서비스 독려를 위해서 친절 추천 한 건당 만 원 상당의 상품권 지급과 2점의 서비스 점수 부여를 하고 있다. 하지만 누가 어떤 내용으로 추천했는지에 관한 전달은 되지 않아서 직원 입장에서는 구체적인 내용을 알 수가 없고, 그로 인해 감동과 같은 감정이입을 유도할 수 없기에 친절 추천 직원의 사기진작에는 한계가 있었다. 그리고 CS 관점에서 볼 때 행정절차로 인한 반감 효과가 발생하기도 했다. 이런 문제를 개선하기 위해 VOC 관리

구분	2010년	2011년	2012년	2011년 대비 2012년 증감
친절	7,613 (67.7%)	7,353 (74.2%)	9,201 (79.0%)	25.1%↑
불편사항	3,624 (32.3%)	2,553 (25.8%)	2,439 (21.0%)	-4.5%↓
합계	11,237 (100%)	9,906 (100%)	11,640 (100%)	17.5%↑

표 4-5. 친절·불편사항 연도별 현황

시스템에 친절직원에 관한 VOC를 등록하면 친절 추천 내용이 일정 시간이 지나 해당 직원에게 이메일로 자동 발송하도록 했다. 시간이 지난 후 다시 친절 추천에 대한 구체적인 내용과 함께 피드백을 받게 되면 직원은 당시의 상황을 회상하게 된다. 또한 친절직원에게 CS 마인드 향상을 위한 간접 교육을 기대할 수 있었다고 기분 좋은 소식을 전함으로써 해당 직원은 자기 일에 대한 소중함을 느끼고 업무 활력도 되찾을 수 있을 것으로 기대했다.

친절직원을 롤모델 역할로 발전시키면서도 좀 더 격려하기 위해 분기별로 3회 이상 추천된 친절직원의 사진을 원내 게시판에 게시했다. 하지만 일회성 게시로 그치는 아쉬움이 있어 추천 횟수 및 추천 지속기간에 따라 차별화된 배지를 지급하여 추천 교직원의 사기를 높이고 고객 지향적인 마인드를 함양하고자 했다. 배지는 실버, 골드, 크라운의 3단계로 구성했다. 실버는 분기별로 2~5회(직종별 차등 적용) 친절 추천을 받는 직원에게 지급하고, 실버를 2회 달성하면 골드를 지급한다. 골드를 2회 달성하면 크라운 배지를 지급한다. 배지를 받은 직원은 옷깃에 배지를 부착해 근무했는데, 심지어 어쩌다 지급이 누락되면 직원이

구분	실버(1단계)	골드(2단계)	크라운(3단계)
배지 디자인	CS	CS	CS

표 4-6. 친절직원 배지 단계

먼저 배지를 요구하는 일도 있었다. 배지가 주는 상징적 의미가 격려와 셀프리더십에도 상당한 효과가 있음을 확인할 수 있었다.

친절 추천이 특출나게 많은 직원들의 노하우가 조직 전반으로 확산될 수 있다면 병원의 서비스 문화가 획기적으로 좋아질 것이라는 의견이 나왔다. 그래서 2012년에 친절한 직원들의 우수 DNA를 전파할 방안을 고민했다. 친절 횟수와 사연을 분석해 10명을 선정하여 친절직원 사진 전시회를 아트스페이스(Art Space)에서 개최했다. 사진 전시회에는 동료 직원들이 방문해 꽃다발을 꽂아주기도 하고, 롤링페이퍼에 축하와 격려의 말을 남기기도 했다. 추천된 직원과는 기념사진을 찍는 등 축제 분위기가 조성되었다. 부서에서 직원들과 함께 기쁨을 나눌 수 있도록 케이크를 해당 직원 부서로 배달하여 페스티벌의 대미를 장식했다.

마지막으로 1년에 2회씩 우수 교직원을 선정하여 해외견학을 실시했다. 우수직원 해외견학은 직원들에게 친절에 대한 동기를 부여하고, 그동안의 노고에 대한 보상 및 사기 앙양과 더불어 병원 정책 참여도 향상, 타 부서 및 교직원을 배려하는 풍토 정착의 목적으로 실시하고 있다. 우수직원은 직원들의 다양한 업무를 고려하여 선정했다. 환자에게 직접 의료서비스를 제공하는 직원들은 추천을 받을 가능성이 크다. 반면에 묵묵히 부서의 행정 업무로 의료서비스를 지원하는 직원들은 추천에서 소외될 수 있어 이를 최소화할 필요가 있었다. 그래서 부서장 추천, 친절 추천 건수, 내부고객 칭찬, 손 씻기 및 감염관리, 의무기록 완성률, 제안채택, QI학술활동, 진료과 만족도, 부서 전화예절 등과 같은 항목을 만들어 추천을 받았다. 내부고객 칭찬은 부서 간의 상호협력에 우수한 직원을, 손 씻기 및 감염관리는 병원 내 감염확산 방지 활동을 적극 수행한 직원을, 제안채택과 QI학술활동은 병원 정책에 적극 참여한 직원을 뽑는 항목이다. 이렇듯 여러 분야에서 자신의 역할을 수행하는 직원들에게 점수를 부여하여 형평성 측면에서 최소한의 균형을 맞추고자 노력했다.

우수직원은 의사, 간호사, 사무직, 방사선사, 물리치료사, 기능원 등 다양한 직종으로 구성되었고 공통의 이벤트로 함께했던 여행의 추억은 직종 간 커뮤니케이션 활성화로 이어졌다. 그 여운이 계속되어 여행을 다녀온 이후에도 모임이 지속되는 모습이 보였다. 우수직원 해외연수 프로그램을 통해 직종 간에 보이지 않던 벽이 슬라이딩도어가 움직이듯 자연스럽게 열리는 마법과 같은 일들이 계속해서 일어났다.

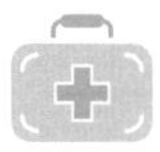

달성하지 못할 목표는 없다

합리적인 목표 설정의 함정

2011년, 처음 CS혁신파트에 배정되어 새로운 임무를 맡았을 때 내가 준비했던 5년 장기계획은 2011~2012년 동안 국가고객만족도인 NCSI가 4위에서 2위로 오르고, 2013년부터는 1위를 달성하여 2015년까지 유지하는 것이었다. 중장기 실행계획은 고객만족 경진대회, 고객불편 모니터링 신고제, 고객용 PC 개설, 개별 고객만족도 개발, 구역 고충처리 담당제, 지방 외래 초진환자 Tracing(환자의 진료를 따라다니면서 진료프로세스를 추적관찰하는 방식) 등으로 세부 계획을 마련했다. 하지만 QI 행정책임자는 5년 장기계획에서 설정한 목표가 올바르지 않다는 의견을 주면서 NCSI 목표를 재수정할 것을 요구했다. 그래서 '2011년부터

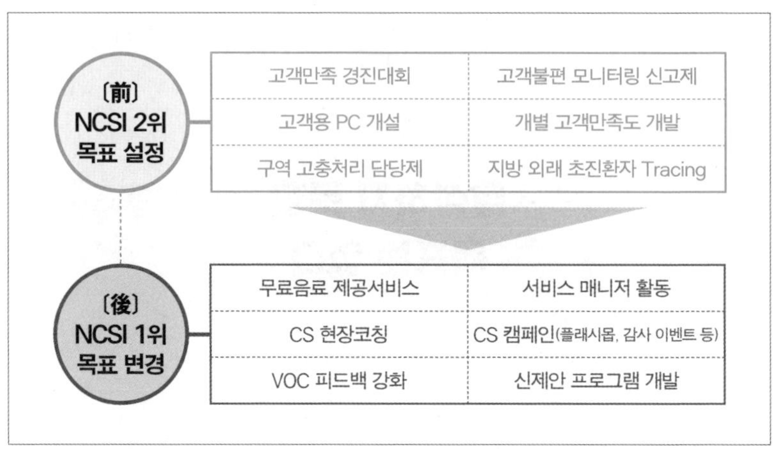

표 4-7. 목표 설정에 따른 계획 변화

NCSI 1위 달성'이라는 목표를 재설정하고 다시 구체적인 실행계획을 고민했다.

먼저 NCSI 2위라는 목표를 설정한 실행계획을 하나씩 보자. '고객만족 경진대회'는 병원의 CS 문화를 촉진한다는 목적을 두고 축제 분위기를 조성하려는 의도로 기획되었다. 하지만 각 부서 단위의 과다한 업무로 인해 모든 직원이 참여하기란 사실상 불가능하다. 과거에 비슷한 행사를 진행하면서 기관장 단위로 대표팀을 구성하여 행사에 참여한 경험이 있다. 고객만족 경진대회를 통해 단기간에 CS 문화를 전사적으로 확산하는 효과를 기대할 순 없을 것이다.

또한 현재의 VOC는 여러 경로를 통해 환자나 보호자가 신고하는 것이 일반적이지만, '고객불편 모니터링 신고제'가 도입되면 현장에서 환자의 불편을 목격한 직원이 고객상담실에 고객의 불편을 대신 접수할 수 있게 된다. 이 제도의 취지는 환자나 보호자가 불편을 경험했음에도 귀찮아서 접수하지 않는 VOC를 최대한 수집하자는 것이었다. 제도의 취지와 창의적 발상은 상당히 높게 평가할 수 있다. 하지만 새롭게 도입되는 제도라는 점과 직원들도 귀찮아할 가능성이 있어, 제도적으로 안착하려면 인센티브 형식의 체계가 보완되어야 적극적인 참여를 유도할 수 있으나 예산 확보가 어려워 보였다. 따라서 연관성 측면에서 검토를 진행하다 보면 올해 내로 제도가 도입되기는 불가능할 듯했다.

'고객용 PC 개설'은 임상과별 진료 대기공간에 PC를 설치하여 장시간 대기하는 환자들의 체감 대기시간을 최대한 낮추고자 계획했던 것이다. 하지만 진료 대기공간을 모니터링한 결과 환자나 보호자가 앉아서 대기하는 공간이 부족한 바람에 복도에도 의자를 설치하여 대기공간을 확보하고 있는 실정이었다. 그 좁은 진료실 공간마다 고객용 PC를 설치하게 되면 물리적인 병원 공간의 부족 현상을 더 촉발하여 다른 불편을 초래하고, PC 설치를 위한 네트워크 연결과 유지보수 관리에 대한 협의 단계 등도 쉽지 않은 과정이 될 것이 예상되었다.

'개별 고객만족도 개발'은 외래에서 진료 보는 의사마다의 만족도를 조사하여 개인별로 고객만족도 조사 결과를 피드백하는 프로세스이다. 사실 만족도에 가장 큰 영향을 제공하는 건 의사이기 때문에 점수가 낮은 의사를 선별해서 직접적인 교육을 할 수 있다면 고객만족도 점수를 순식간에 올릴 수도 있다. 하지만 당시만 해도 의사마다의 고객만족도를 조사해 결과를 피드백하는 방식이 도입된 사례가 거의 없었고, 의사 입장에서도 상당히 불편할 수 있었다. 이런 문제로 의사가 자신의 고객만족도를 측정해서 스스로 참고할 수 있는 프로세스를 완성하기 위해서는 단계별 전략과 공감대를 형성하는 과정이 선행되어야 했기에 상당한 시일이 필요할 수밖에 없었다.

'구역 고충처리 담당제'는 병원의 일정 구역을 나누어서 1~2명 정도의 직원이 VOC를 현장에서 바로 담당하는 제도이다. VOC 접수가 빠른 시간에 진행될 수 있고, 대부분 조기에 해결된다는 측면에서 환자나 보호자로서는 상당히 만족도가 높은 이상적인 제도이다. 하지만 구역별 고충처리 담당자를 지정하면서 고객상담실의 근본적인 역할을 다른 부서로 전가한다는 문제가 발생할 수 있기에 제도의 도입 자체가 불가능할 것으로 보였다.

마지막으로 '지방 외래 초진환자 Tracing'은 수도권 이외의 초진환자를 섭외하여 실제 환자와 함께 진료과정을 경험하며 문제점을 파악하고자 하는 의도에서 기획했다. 하지만 전체 환자 중 지방 환자의 비율이 10~20% 정도인 점을 감안하면 전체 고객만족도에 미치는 영향은 상당히 작을 수밖에 없었다.

이렇듯 처음에는 NCSI 2위라는 목표를 2년 동안 달성하기 위한 계획을 마련하면서 시스템을 중장기적으로 완성할 수 있거나, 영향력은 부족하지만 창의적인 내용 위주로 계획을 마련했다.

그렇다면 NCSI 1위 달성이라는 목표를 설정한 다음에 새롭게 계획한 내용들을 살펴보자. 'NCSI 2위 달성'이 'NCSI 1위 달성'으로 바뀌었을 뿐이다. 하지만 실행계획은 NCSI 점수에 직접적이고 신속하게 적용할 수 있는 방식으로 완전히 탈바꿈했다.

'무료음료 제공서비스'는 과거엔 특별히 NCSI 조사기간에만 일시적으로 실시했었다. 새롭게 적용되는 무료음료제공서비스는 여름에는 시원한 보리음료를 제공하고, 겨울에는 따뜻하게 끓인 보리차를 온수통에 담아서 한 잔씩 제공하는 것으로 1년 내내 시행되었다. 특정 기간에만 서비스를 하면 NCSI 만족도 점수를 잘 받으려고 하는 일시적인 행동으로 보여 오해를 불러일으킬 수도 있었다. 그렇게 되면 오히려 NCSI 점수에 악영향을 줄 수도 있기에 NCSI 조사와 상관없이 병원의 진정성을 보여주도록 365일 제공하는 것을 목표로 했다.

'서비스 매니저 활동'은 일반행정 보직자를 대상으로 오전·오후로 구분하여 당직표를 작성하고, 외래의 혼잡한 시간대에 진료 안내 지원과 외래환경 문제점을 파악하여 일부 현장을 지원하려는 목적으로 진행했다. 일반행정 보직자는 짧은 시간이지만 병원의 의료서비스를 직접적으로 체험할 수 있다는 긍정적인 측면이 있고, 병원에서는 제삼자의 입장에서 부족한 진료환경 또는 진료프로세스를 점검할 수 있다는 장점이 있었다.

'CS 현장코칭'은 부서별 만족도 조사를 실시한 후, 점수가 낮은 부서를 대상으로 CS 강사가 직접 문제점을 파악하고 이를 개선하는 활동이다. 통상 활동기간이 2~3개월 정도이므로 많은 부서에서 진행할 순 없지만 점수가 낮은 부서를 대상으로 직접적인 코칭이 진행되어 '핀셋 개선(문제점만 찾아내서 개선하는 방식)'이 가능하다는 장점이 있다.

'VOC 피드백 강화'는 고객의 불편을 우선 해결하기 위한 VOC 기반으로 프로젝트를 집중적으로 실시하는 것이다. 즉, 문제가 있는 진료

프로세스를 신속하게 개선하는 활동이다.

'신제안 프로그램 개발'은 병원의 문제점은 이곳에서 제일 오래 생활하는 직원들이 가장 잘 알고 있다는 점에서 착안한 것으로, 직원들이 개선할 사항을 신속하게 제안하고 피드백도 받을 수 있도록 제안 프로그램을 웹 환경으로 개발하는 프로젝트이다.

처음 5년 장기계획을 마련할 때는 NCSI 점수 순위가 4위에 그쳤다. 향후 2년 동안 2위를 유지하고 3년 후에 1위를 달성한다는 처음의 계획은 어찌 보면 현실적으로 달성 가능하며 상당히 합리적인 목표로 보인다. 하지만 합리적인 목표라는 가면으로 인해 중장기적인 계획과 효과가 크지 않은 방안을 세웠다. 즉, 대부분의 계획이 호흡이 긴 듯하면서 조금은 나태해질 수 있는 업무였다. 처음에는 NCSI 1위가 사실상 불가능한 목표로 여겨졌다. NCSI가 도입된 1998년부터 이 병원에서 한 번도 달성한 적 없는 목표였기 때문이다. 하지만 NCSI 1위 달성을 목표로 설정하고 나니 더 직접적이면서 효과가 큰 계획들이 마련되었고 실행순위가 명확히 지정되었다. 시간과 자원을 효과적으로 배분하는 데 도움이 되었고 불필요한 방해요소를 제거할 수 있게 되었다. 여러 부서와 연계하여 바로 실행 가능한 계획을 마련한 후 일정표(time table)에 따라 체계적인 진행을 시작했다.

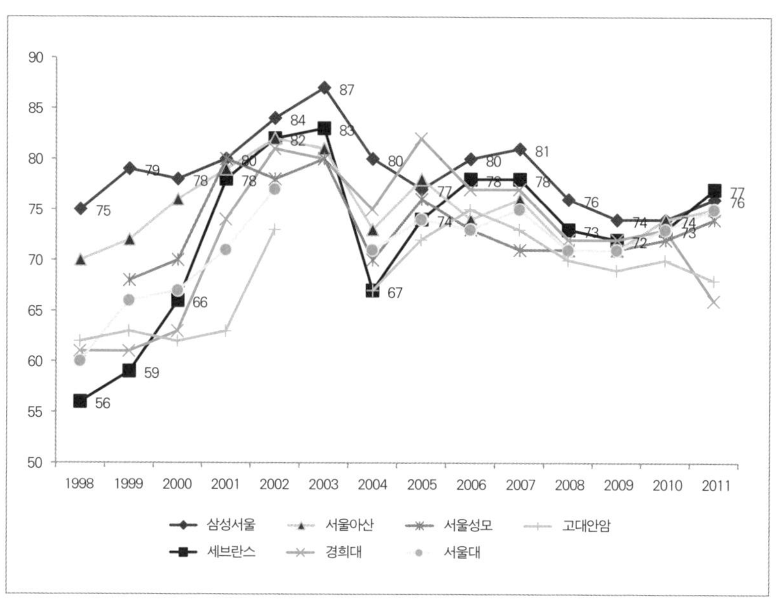

표 4-8. 1998~2011년 병원별 NCSI 점수 추이

NCSI 1위를 달성하다

2011년 12월 19일은 내 인생 최고의 날이었다. 불가능하다고 생각했던 NCSI 1위 목표를 13년 만에 달성하는 쾌거를 이룬 것이다. 이것은 기적이었다.

NCSI(National Customer Satisfaction Index, 국가고객만족도)는 국내외에서 생산되어 국내 최종 소비자에게 판매되고 있는 제품 및 서비스에 대해 해당 제품을 직접 사용한 경험이 있는 고객이 직접 평가한 만족 수준의 정도를 모델링에 근거하여 측정 및 계량화한 지표이다. NCSI는 한국생산성본부(KPC)에서 주관하고 있으며 국내 만족도 조사 중 최고의 객관성과 공신력을 인정받고 있다. 내가 몸담고 있던 S 병원은 1998년에 56점으로 최하위를 기록했다. 그 당시 병원들은 의료에 '서비스'라는 개념을 포함하지 않았기에 만족도 조사에 기본적으로 거부감이 있던 시절이다. 하지만 삼성서울병원은 고객만족병원을 말하며 서비스 개념에 대해 특별히 강조했고, 그 결과로 75점으로 1위를 차지했다. 조사를 실시한 13년이란 기간 중 1위를 11회나 차지했다. NCSI 1위에 오른다는 것이 얼마나 쉽지 않은 일인지 알 수 있다. 그렇다면 어떻게 S 병원은 NCSI 1위 자리에 오를 수 있었을까?

병원은 환자의 불편함을 신속하게 대처하면서 긍정적으로 개선하고자 노력했고, 환자들이 원하는 것을 탐색 및 분석하여 지속적으로 관리했다. 우선 VOC 보고대회를 개최하여 VOC를 철저하게 사례 분석하고, 여기저기 흩어져 있던 불편사항을 마치 '청소'하듯이 최선을 다해서 제거하고자 했다. 환자의 가장 큰 불편사항 중 하나가 대기시간이므로 대기시간 관리 TF를 구성했고, 진료·수납·검사 등의 진료 대기시간을 해결하기 위하여 많은 부서 직원들이 아이디어를 모아 실행에 옮겼다. 병원 내 직원이 경험했던 진료프로세스 개선을 위한 제안을 적극적으로 수용했다. 그리고 환자들의 진료과정을 함께 따라다니면서 체험한 불편사항을 수집했다. 외래간호사는 귀가하는 환자를 대상으로 해피콜을 실시하여 현실적인 의견을 수렴했다.

병원은 환자의 대기시간을 줄이기 위해 최선을 다했다. 특히 진료예약 대기시간, 수납 대기시간, 초진환자 대기시간, 검사 대기시간 등의 분야에서 대기시간을 대폭 줄여나갔다. 이를 위해 먼저 외래에서 진료하는 의사들의 관심과 참여를 유도했다. 진료를 조기에 시작할 수 있도록 협조하여 이른 시간에 내원한 환자들은 예약시간보다 더 일찍 진료받을 수 있게 했다. 이렇게 되면 진료과정에서 지연되는 시간을 대체하는 효과를 얻을 수 있게 된다. 환자들의 수납 대기시간을 대폭 단축하기 위해 하이패스(Open card system)를 활성화하는 캠페인을 하고 참여율을 높여, 수납 대기시간이 2010년 6~7분에서 2011년 3.2분으로 평균 50% 감소하는 효과를 올릴 수 있었다. 초진환자의 평균 대기일수도 2010년 12월에는 6.4일이었으나 2011년 12월에는 5.1일로 1.3일이나 줄어들어 '환자들을 기다리지 않게 하는 병원'이라는 병원 운영 방향에 가시적인 효과를 보였다. 이뿐만 아니라 병원 전체의 12시(정오) 이전 퇴원율을 3%에서 80%까지 끌어 올림으로써 입원 대기시간 또한 크게 단축했다. 실제로 병원의 조기 퇴원율은 2009년에 72%였으나 2011년에는 83%로 증가하는 긍정적 효과가 있었다.

병원은 환자들의 작은 불편에도 세밀하게 주의를 기울였다. 병원을 찾는 환자들이 더욱 안정된 분위기에서 무료함을 달래고 건강도 회복할 수 있도록 1.5km에 달하는 '올레 코스'를 개발하거나, 인근 전철역과 유기적으로 연계된 셔틀버스 및 병원 내 순환버스 등을 운행함으로써 작은 것부터 고객들의 불편을 해소하려는 노력을 했다. 비 오는 날에는 외부로 이동하는 환자에게 우산을 씌워주고, 외래진료 대기시간이 길어져서 외래진료 공간이 혼잡해지면 찾아가 음료를 제공하는 긴급콜 음료서비스를 제공했다. 장시간 대기하는 환자에게는 환자의 체감 대기시간을 줄이고자 SMS 문자로 대기시간과 순서를 미리 알려줘서 아트스페이스, 고객용 PC실, 그 외 다양한 휴식공간에서 쉬면서 기다릴 수 있게 했다. 그리고 초진환자 전용 창구를 확대했으며 외부영상 등록 원스톱서비스, 길안내서비스 등 초진환자를 위한 세심한 배려도 잊지 않았다.

마지막으로 신속한 의사결정에 따른 개선활동의 추진력이 NCSI 1위 자리에 오르는 원동력이 되었다. 예를 들면, 이전에는 환자가 병원에서 의무기록을 발급받아 보험청구를 하려면 오전에 내원해야 오후에 겨우 보험청구를 마무리할 수 있었다. 절차로는 대략 외래진료, 의무기록 발급 신청, 필요한 의무기록 확인, 의무기록 발급비용 수납, 의무기록 수령, 영상복사, 보험창구 접수 등의 과정이 필요했다. 환자로서는 의무기록창구, 원무창구, 보험창구를 여러 차례 왔다 갔다 하면서 대기하는 과정을 겪어야 했다. 이러한 불편사항을 6월경에 병원운영위원회에 보고했고, 문제를 해결하기 위해 서류영상발급센터를 설립하기로 했다. 서류영상발급센터를 만들기 위해서는 공간 확보, 공사 입찰, 외래원무팀·의무기록팀·사무팀·영상의학과 간의 업무 협의, 가구 구매, OA 장비 구매, 직원교육 등의 과정이 이뤄져야 했다. 이러한 과정을 모두 끝내고 그해 9월에 서류영상발급센터를 오픈할 수 있었다. 여러 부서가 함께 운영하는 전문센터를 단 3개월 만에 만들어낼 수 있었던 것은 신속한 의사결정과 더불어 먼저 시행할 수 있도록 한 권한 위임 등이, 환자의 불편사항을 신속하게 개선하겠다는 목표하에 모두 모일 수 있었기에 가능했다.

왜 NCSI가 중요한가?

NCSI가 처음 조사되었을 당시에는 많은 의료진이 당혹스러워했다. 당시만 해도 병원은 진료하는 공간이기에 서비스라는 용어가 낯설었고, 사실상 외부로부터 평가받는 것에 대한 거부감도 존재했다. 하지만 서비스가 보편화되는 사회 분위기에서 병원만 예외가 될 수는 없었다. 20년이 지난 현재, 환자중심적 진료는 필수요소로 확립되었다. 그렇다면 병원의 의료서비스 영역을 향상하기 위한 지표로서 NCSI가 적합한지 한 번쯤 생각해볼 필요가 있다.

NCSI 1위라는 목표를 달성하고 나서 NCSI가 향후에도 지속적인 CS 목표로 적합한지에 대한 분석을 시작했다. CS 컨설팅을 진행하며 NCSI에 대한 환자들의 인식도와 영향 평가를 해서 NCSI 효과를 분석하기로 했다. 조사 결과, NCSI 인식도 조사에서는 환자의 61.6%가

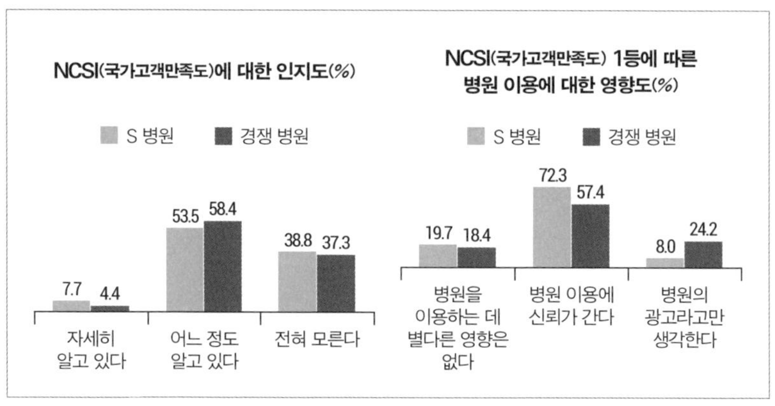

표 4-9. NCSI 인식도 및 영향도 평가 (출처: 한국생산성본부 CS 컨설팅 자료)

NCSI 조사와 그 결과에 대해 잘 알고 있었다. 그리고 NCSI 1위라는 점이 병원 이용에 신뢰를 주는지에 대해서는 환자의 72.3%가 긍정적인 답을 주었다. 앞에서도 언급했듯이 병원은 의료법으로 인해 직접적인 광고나 마케팅이 불가능하도록 통제되고 있다. 즉, 구전으로 병원의 간접적인 브랜드를 알릴 수밖에 없는 구조이다. 이 부분을 감안했을 때 NCSI 인지도와 영향도 평가의 결과는 마케팅 요소로 상당한 효과가 있음을 확인할 수 있었다.

이를 외부에 실시하는 브랜드가치와 비교해보면 더 명확해진다. 브랜드가치 평가회사 브랜드스탁은 분기별로 대한민국 100대 브랜드를 조사하여 순위를 발표하고 있다. 이 순위에서 해당 병원은 NCSI 발표 후에 브랜드 순위가 '66위(2012년 1분기) → 50위(2012년 2분기) → 42위(2012년 3분기)'로 급상승함을 확인할 수 있었다. 또한 실제 진료실적에도 어떤 효과가 있는지 살펴보기 위해 2011년 대비 2012년의 진료실적을 확인해서 분석해보니 외래환자 수는 약 4,000명 증가했고 병실가용률은 1.3% 증가한 것으로 조사되었다. NCSI가 병원의 브랜드 이미지와 진료실적에 간접적인 영향을 주고 있다는 사실을 확인할 수 있었다. NCSI 1위를 달성하면 한국생산성본부는 1개월의 기간을 두고 24개의 일간지에 순차적으로 1위 기업과 병원을 홍보하고, CGV에서는 영화가 시작하기 전에 관련 홍보영상을 송출한다. 6개 광역시 지하철의 철로 접근을 방지하는 스크린도어 전면에도 홍보된다.

병원은 건강보험수가로 인한 수익의 제한으로 자원적인 한계를 가지고 있다. 따라서 무한히 자원을 투자할 수 없기에 선택과 집중을 통해 여러 의료서비스 중에서 가장 효과적인 서비스를 선별하여 투자해야 한다. 이러한 이유로 가격 대비 효과적인(impact) 요소를 찾아내 지속적으로 개선하기 위한 방안을 모색할 필요가 있다.

성과를 인정받다

2011년부터 2016년까지 6년 연속으로 NCSI 1위를 달성하면서 다음 목표로 국가생산성대회의 국가생산상대상 종합대상 서비스부문에도 도전하기로 했다. '국가생산성대상'은 모범적인 생산성 향상 활동으로 탁월한 경영성과를 창출해 국가 경제발전에 기여한 기업·법인 및 단체와 유공자를 발굴하기 위해 한국생산성본부의 주관하에 시행되는 정부포상제도이다. 생산성 향상 활동은 이익을 창출할 목적으로 설립된 기업들이 주로 대상이 되기에 병원이 종합대상을 수상하기란 사실상 불가능하다. 하지만 NCSI 6년 연속 1위를 달성하면서 국가생산성

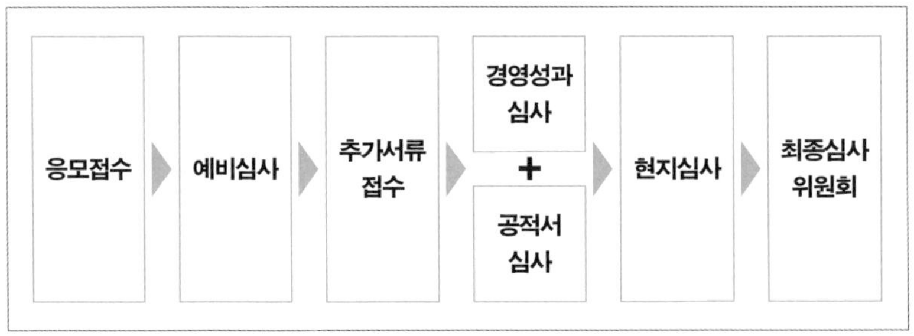

표 4-10. 국가생산성대상 심사절차

대상에 도전하여 직원들의 자긍심을 고취하고 외부적으로는 공신력을 인정받아 병원 이미지를 향상시키고자 했다. 2017년 3월 13일에 국가생산성대상 응모 안내가 있었다. 4월에 접수하면 9월에 최종 심사한 다음 10월에 시상식을 진행하는 일정이었다.

세부 심사 내역은 생산성 성과, 재무 성과, 리더십, 고객과 시장관리, 인적자원관리, 생산성 혁신, 프로세스 관리, 측정·분석 및 지식관리 등으로 구성된다. 생산성 성과와 재무 성과는 재무재표 등 회계자료를 중심으로 평가한다. 평가 항목은 대분류의 경우 관리영역과 생산성 향상영역으로 나뉜다.

'관리영역' 중 리더십은 '경영자가 사업을 통해 궁극적으로 추구하고자 하는 가치는 무엇인가?'라는 물음을 던지면서 경영비전, 경영철학, 소통방식, 사회적 책임, 환경과 안전, 신뢰문화, 전략기획, 위험관리, 전략과 실행계획의 연계, 조직성과 및 능력의 검토방식 등과 관련한 활동을 평가한다. 고객과 시장관리에선 '고객요구의 상대적 중요성을 어떻게 결정하는가?'라는 물음에 답을 해야 한다. 그래서 시장 세분화, 고객관계, 고객불만 해결, 고객만족 수준 측정, 고객만족도, 고객점유율 등을 확인한다. 인적자원관리는 '직원의 가치를 향상시키기 위하여 어떻게 하고 있는가?'라는 기준을 바탕으로 인간존중의 직무설계, 보상, 역량개발, 직원 가치 향상, 학습 동기유발, 복지제도, 직원 만족도, 환경안전성과 등을 평가한다.

다음으로 '생산성 향상영역'에서 생산성 혁신은 '생산성 향상을 위한 혁신과제의 실행계획과 자원 배분은 어떻게 이루어지는가?'라고 질문한다. 세부사항으로 혁신목표 설정, 혁신과제 선정, 과제 실행계획, 자원배분, 혁신활동 공감대 형성, 혁신활동 지원, 혁신성과 평가 및 보상 등을 평가하고 있다. 프로세스 관리는 '서비스 개발성과를 어떤 방식으로 측정하며, 어떻게 개선하는가?'라고 질문한다. 주요 평가 내용은 서비스 기획, 개발프로세스, 개발성과, 계획관리, 운영관리, 이상조치 대응체계, 서비스 자산 효율적 관리, 공급계획, 고객요구 품질관리, 고객불만관리 등으로 나누어 평가하고 있다. 측정·분석 및 지식관리는 '성과를 무엇으로 측정하고 있는가?'라는 기준을 두고 성과측정, 성과분석, 지식관리, 정보화 수준 등을 평가 지표로 설정했다.

국가생산성대상 평가 기준을 보면 관리행정, 원무행정, 프로세스디자인행정을 모두 포함하고 있었다. 난감한 마음이 들었다. 세부 안내를 바탕으로 59개의 평가 지표를 공적서로 만들어야 하는 기간이 2개월밖에 되지 않았기 때문이다. 우선 지금까지 병원에서 진행했던 외부평가를 확인해보았다. 가장 대표가 되는 외부평가로는 JCI와 국내의료기관 인증평가가 있다. 국가생산성대상 평가 기준을 JCI와 국내의료기관 인증평가 기준으로 연계해보면 대부분의 자료를 추출하는 것이 가능해 보였다. 각 기준에 해당하는 부서에 협조 요청을 진행해서 자료를 최대한으로 수집할 수 있었다.

다음으로 59개의 지표를 190쪽 이내의 PPT 형식으로 작성하는 작업이 진행되어야 한다. 공적서는 1차 심사 대상이다. 전문 인쇄 방식으로 제출해야 했기에 자료 작성에 많은 시간이 소요되었다. 6월 1일 목요일, 업무가 종료된 후 내일까지 제출해야 할 공적서를 작성하기 위해 혼자 사무실에 남았다. 사무실에서 해 뜨는 모습을 보는 건 참으로 오랜만이었다. 공적서가 간신히 완성되었다. 오전에 외부 인쇄소에 책자 형식으로 제작을 의뢰하여 수령했고 한국생산성본부에 방문하여 겨우 서류를 제출할 수 있었다.

국가생산성대상 공적서 작성 작업을 하면서 병원의 관리체계에 대해 전반적으로 이해할 수 있었기에 이 일은 의미 있게 여겨졌다. 공적서 제출 후 서류심사를 통과하여 7월 19일 현지심사 일정 안내를 받았다. 현지심사는 6명의 평가위원이 병원에서 제출한 공적서와 현장을 직접 살펴보며 진행된다. 현지심사를 위해 40명의 직원을 평가위원별로 선정하여 적극적으로 답변했다. 이러한 노력 덕분에 그해 12월, '병원 최초의 대통령상 수상'이라는 열매를 맺을 수 있었다. 병원은 NCSI를 목표로 설정하고 끊임없이 개선활동을 지속하면서 2021년에는 NCSI 전체 조사 대상 기업·기관 333곳 가운데 전체 산업군 1위를 달성했고, 2023년까지 3년 연속 전체 산업군 1위를 차지하는 성과를 이룩했다.

슬기로운 CS 생활

오전 7시쯤 병원에 들어오면 로비에는 사람들이 거의 없고 이식 외과 환자들이 여기저기로 발길을 옮기는 것이 보인다. 병원을 한 바퀴 둘러보고 오전 7시 30분에 사무실로 들어선다. 아직 아무도 출근하지 않았다. 조용히 아침 공기를 맞이하는 이 시간이 무척 편안하고 좋다. 조명을 켜고 커피 한 잔을 내린 다음 자리에 앉아서 컴퓨터를 켠다. 오늘 해야 할 일들을 적은 수첩을 보면서 준비해야 하는 자료를 점검한다. 오늘은 NCSI대책팀 회의가 올해 처음으로 개최되는 날이라 상당히 긴장된다. 2010년에 있었던 NCSI 결과를 요약 정리해서 NCSI대책팀에 자료를 잘 전달해야 한다. NCSI 결과 보고를 시작하면서 어떤 인상을 주는가에 따라 향후 현장에서 활동의 질이 달라지기 때문에 많은 고심을 해서 자료를 작성했다. 그래서 더욱 심장이 떨리는 것 같다. 'NCSI 1위! 목표 아닌 필수'라는 캐치프레이즈를 만들어 올해는 반드시 NCSI 1위를 달성하겠다는 굳은 의지를 보여주려고 한다.

8시쯤 사무실로 CS 강사가 들어왔다. 병원에서 유일한 CS 강사이다. 오늘은 원무팀에 CS 조회를 실시하기로 한 날이다. 병원 전체 직원을 대상으로 CS 교육을 실시하는 것만으로는 CS 촉진에 한계가 있기에 환자 접점 부서를 대상으로 효과적으로 전달할 방법을 구상하다가, 업무를 시작하기 전에 CS 마인드를 장착할 목적으로 5분 정도 CS 강의를 듣고 다짐도 하는 프로그램을 생각했다. 이 프로그램을 운영할 때는 긍정적인 기분을 불어넣는 데 도움을 줄 수 있도록 간단한 간식과 음료도 함께 제공한다. 8시 15분이 되어 CS 강사와 함께 원무팀 회의실로 이동한다. CS 조회가 시작되기 전에 준비물을 미리 탁자에 올려두었다. 이후에 원무팀 직원들이 삼삼오오 들어오기 시작한다. CS 조회는 감동이 있는 짤막한 스토리 형식이라 직원들로 하여금 순식간에 집중하게 한다. CS 강사에게는 타고난 재능이 있다고 생각했다.

8시 30분에 다시 사무실로 들어와 모든 직원과 가볍게 인사를 나누는 중에 전화벨이 울렸다. 우리 부서는 CS혁신파트이지만 대외적으로는 고객상담실을 운영하고 있다는 사실을 상기시켜주는 벨 소리이다. 하지만 나는 사무실에 머물러 있을 수만은 없다. NCSI 1위 달성이라는 목표가 주어진 후부터 일정이 아주 촘촘하다. 아침 업무가 시작되기 전에 환경 준비와 개선할 부분을 점검하는 'NCSI Morning 라운딩'을 월요일과 목요일에 진행하기로 했기 때문이다. 10명 정도로 구성된 인원들이 가야 할 곳을 앞에서 이끌며 병원 여기저기의 문제점을 파악하고 사진도 촬영한다. 이렇게 촬영한 사진을 잘 편집해서 개선해야 할 부서에 다시 메일로 송부한다.

라운딩을 마치고 나면 9시 30분에 사무실로 들어온다. 파견근로사원으로 일하는 직원이 보이지 않아서 오늘이 고객건의함을 수거하는 날인 걸 알았다. 100개가 넘는 고객건의함을 일일이 열고 종이로 작성된 자료를 모두 수거하려면 오후 늦게까지 병원 전체를 돌아다녀야 한다. 이후에 모든 내용을 엑셀 파일로 옮기는 작업을 한다.

10시 30분쯤, "입원 중 시행한 허리 MRI검사가 고가의 검사라곤 말했으나 비급여에 대한 설명은 전혀 듣지 못했다"라고 주장하는 환자가 소리를 지르면서 들어온다. 부서 내의 간호사가 20분 정도 상담을 진행하면서 많이 지쳤는지 피로한 모습으로 상담실에서 나온다. 이렇게 환자가 전화를 통하거나 직접 상담실에 찾아와서 불편사항을 접수하면 상담일지를 작성해 해당 부서로 사실 확인을 요청하는 메일을 보낸다. 메일을 보내면 대부분 현장 부서에서 전화가 온다. 이번에는 직원의 불평을 듣기 시작한다. 메일로 받은 내용으로 기분이 좋지 않다는 의견을 10분 이상 얘기한다. 간호사는 사실 확인 차원이라며 차분히 설명하고, 의견을 주면 환자에게 잘 설명하겠다고 말하며 마무리한다. 아직 오전인데 벌써 지쳐 있는 것이 보인다. CS 강사와 사무 직원도 다른 상담을 진행하면서 점차 지쳐가는 모습을 보고 미안한 마음에 고개를 들 수 없다.

11시 30분에 CS 강사는 사내강사와 간담회를 준비하기 위해 강의실로 이동하고, 민원 상담은 남은 직원들의 몫이 된다. 점심은 사내강사와 간담회를 하면서 해결했다. 오후에는 간호사와 함께 전화모니터링 관련 조사원 모집과 사무실 마련을 위한 방안을 논의한다. 논의가 끝나고 나서 오전에 NCSI Morning 라운딩을 하면서 사진 촬영한 것을 정리하며 각 부서에 유선으로 개선 협의를 하고 정리한 자료는 메일로 발송한다.

3시 30분, NCSI대책팀 회의를 위해 회의실로 이동한다. 4시에 NCSI 결과 보고를 무사히 마치고 개선활동을 위한 협조 요청을 했다. NCSI 결과는 한국생산성본부에서 조사한 자료와 VOC 분석 자료 등을 요약해서 보고한다. 집중 개선 항목(인적서비스, 처방전, 대기시간 등)도 브리핑한다. NCSI를 위해 준비한 프로젝트와 세부 일정표를 공지하여 일정에 참고할 수 있도록 했다.

회의를 마치고 5시 10분쯤 사무실로 들어온다. 사무실에 들어서니 상담에 지친 직원들이 눈에 들어왔다. 5시 30분이 되면 상담실을 종료하고, 직원들은 상담자료를 정리한 후 6시가 되면 퇴근한다.

모두가 집으로 돌아간 후 조용해진 사무실에 홀로 남았다. 앞으로의 업무 우선순위를 정하는 등 업무를 마무리하기에 효율적인 시간대라서 좋다. 나는 NCSI대책팀 회의록을 작성해서 참석한 팀원들에게 회의록과 회의자료를 송부한다. 이렇게 CS 업무는 지친 심신과 함께 마무리되었다. 하지만 이곳은 병원에서 발생하는 위기 상황을 제일 먼저 감지할 수 있는 곳이며 병원 발전의 기초가 되는 변화와 문제를 파악할 수 있는 중요한 곳이다. 나와 직원들은 병원이라는 배가 항해할 때 반드시 필요한 조타수의 역할을 맡은 이들이란 자부심으로 내일 하루도 다시 힘차게 시작할 것이다.

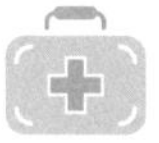

가치를 최적화하기

서비스 컨설팅, 왜 필요한가?

2011년에 NCSI 1위를 행운처럼 처음으로 달성하고 나서 앞으로는 무엇을 어떻게 해야 할지에 관한 깊은 고민에 빠졌다. 그동안 미뤄둔 청소를 하듯이, 환자들에게 불편을 안긴 프로세스 항목을 최대한 개선하면서 병원 환경을 환자중심으로 일부 변화는 주었다. 하지만 지금의 방식을 그대로 유지한다면 다시 예전으로 돌아갈 수밖에 없겠다고 생각했다. 현재의 고객만족도 수준을 객관적으로 평가하고 핵심 개선과제를 도출하여 실천 가능한 전략적 대안을 마련하는 것이 필요했다. 제삼자의 시각이 필요할 듯하여 외부 전문 컨설팅 평가를 받아보기로 했다. '고객만족 향상을 위한 프로젝트'라는 서비스 컨설팅을 진행하고 있는 한국생산성본부에 의뢰하기로 했다. 서비스 컨설팅을 통해 고객만족도 수준을 점검하고 서비스품질 경쟁력 강화, 원내 자연스러운 CS 문화 형성, 환자의 변화 사전 감지, 경쟁 병원과 차별화된 서비스 개발, 고객가치 극대화(value optimization)를 위한 전략적 의사결정 등의 해답을 찾을 수 있기를 기대했다.

서비스 컨설팅은 4단계 과정으로 진행된다. 1단계는 CS 측정을 위한 차별화된 CS 모델을 개발하는 것이다. 차별화된 CS 모델을 개발하기 위해서는 CS 관련 현황을 조사하고, 직원들과 심층 인터뷰를 진행하여 주요 병원의 이슈를 파악해야 한다. 그리고 환자들과 FGI(Focus Group Interview, 표적집단면접조사)를 실시하여 실제적 개선 포인트를 발굴한다. 이후에 모델을 설계하고 측정 모델의 구성변수와 구성변수의 측정 항목을 개발하게 된다. 2단계는 CS 가설과 주요 이슈를 설정하고, 이를 반영한 문항들을 개발하여 차별화된 설문지를 개발하는 것이다. 3단계는 조사설계안을 개발하고 조사방법 및 실사업체를 선정하는 것으

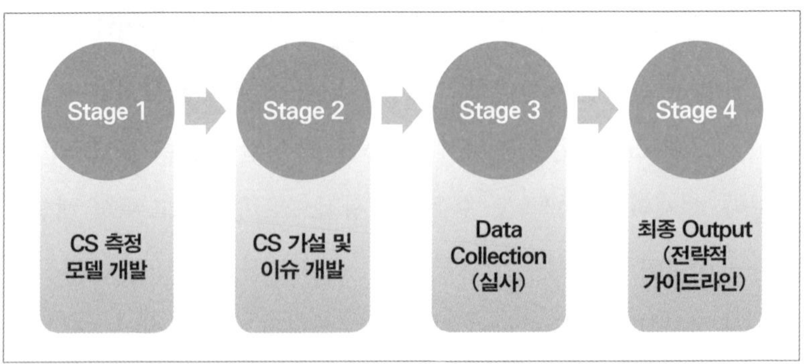

표 4-11. 서비스 컨설팅 단계별 수행 과정

로, 실사업체를 통해 설문자료를 자료화하고 이 자료를 검증한다. 마지막 4단계에서는 데이터를 분석하고 CS 측정 모델을 보완하여 확정한다. 그리고 벤치마킹이나 미스터리 쇼핑(mystery shopping, 암행평가) 등으로 수집된 자료를 반영하여 개선과제별 전략적 가이드라인을 마련한다.

한국생산성본부와 사전 미팅을 진행하면서 컨설팅 진행 과정에 필요한 부분을 조율하기 시작했다. 먼저 컨설팅을 진행할 사무실 공간을 신청해서 배정받았다. 사무용품과 컴퓨터 인터넷 선, 복사기, 냉장고 등을 준비하여 컨설팅에 적합한 사무실 공간을 만들었다.

1단계의 내부 직원 인터뷰를 위한 섭외에 들어갔다. 직종과 업무 장소 등에 다양한 구성원을 배정해서 스케줄 관리를 통해 인터뷰가 원활하게 진행될 수 있도록 했다. 병원 내에 수집되어 있는 VOC 자료를 정리해서 제공하고, 여러 CS 문제사항들을 뽑아냈다. 정리된 CS 문제사항을 바탕으로 CS 가설을 설정하고, 이를 증명하기 위해 CS 설문지에 질문사항을 체계적으로 정리했다. 이때 병원 환경에 맞게 설계되었는지를 서로 점검하면서 완성도를 높여갔다.

한국생산성본부는 외부 리서치사를 선정해서 완성된 CS 설문지와 조사 시 필요한 가이드라인을 제공하고 설문조사를 의뢰했다. 이와 동시에 환자들과 깊이 있는 인터뷰를 기획하여 숨겨져 있을 환자들의 요구를 찾아내는 데 힘을 기울였다. 이때 심층 인터뷰 대상 범위와 중요 대상군에 대한 의견을 제시하여 적절하게 조사가 진행될 수 있도록 하고, 실제 조사가 이루어지는 장소에서 직접 참관하며 부족했던 부분을 경험할 기회가 주어지기도 한다. 타 병원의 우수 개선사례나 CS 관점에서의 타 업종 사례를 제공하여 병원에도 적용할 수 있는지 분석을 요청하기도 한다.

서비스 컨설팅을 할 때 가장 중요한 것은 지속적인 커뮤니케이션이다. 서비스 컨설팅의 목적은 병원 경험이 없는 제삼자의 입장에서 객관적으로 평가하는 것도 있겠지만, 이때 병원 프로세스에 대한 이해도가 낮아서 지나치기 쉬운 아이디어를 누락하지 않도록 활발한 커뮤니케이션이 이뤄지는 것이 중요하다.

이러한 과정을 통해 4~5개월 정도가 지나면 전략보고서가 완성된다. 이제 전략보고서가 전체 병원 구성원들에게 효과적으로 전달될 방안을 찾아야 한다. 그래서 서비스 컨설팅 결과보고회를 계획했다. 컨설팅은 이해관계를 배제하여 진행되기 때문에 일부 직원에게 불편한 내용이 전달될 수도 있다. 하지만 그동안은 원만한 관계 유지를 위해서 차마 얘기하지 못했던 내용을 서비스 컨설팅이라는 형식으로 전달할 수도 있음을 잘 이해해야 한다. 병원행정가는 의사소통과정에서 이 부분을 잘 활용할 필요가 있다.

서비스 가치 탐색하기

환자와 의사가 만나는 진료프로세스 과정과 서비스 수준을 되도록 계량화하거나, 명확한 대조군을 비교하여 병원의 의료서비스를 분석하는 것이 좋다. 병원의 구성원을 설득하고 개선활동을 독려하기에 가장 바람직하게 활용될 수 있기 때문이다. 서비스 관련 자료를 살펴보다가 갭 모델(Gap model)을 알게 되었다. 이 모델은 모호하게 느껴질 수 있는 서비스품질을 쉽게 이해하고 문제 확인 및 개선 방법을 알아보도록 도움을 주는 도구로 유용했다. 이는 환자와 병원을 구분하여 상호 간의 차이를 나타내는 갭(Gap)이 서비스의 품질을 나타냄을 의미한다. 다시 말해 환자는 누군가의 구전에 의해 인지하고 있거나 자신이 과거에 경험했던 기억을 토대로 일정 수준의 기대를 가지고 병원에 방문하며, 실제 병원에서 진료받으면서 경험하는 서비스 수준이 만족도에 영향을 미친다. 기대 서비스에 비해 경험한 서비스가 동등하거나 더 나았다면 만족스러운 경험을 하게 된다. 이것이 갭 모델의 기본이다.

병원에서 제공하는 서비스품질에는 여러 가지 갭이 발생하게 된다. 우선 뉴스, SNS, 블로그, 유튜브 등 각종 채널을 통해 병원이 제공하는 간접적인 홍보 내용과 병원 직원들이 생각하는 실제 서비스품질 내용에서 차이가 발생할 수 있다. 외부 커뮤니케이션의 내용이 이상적이지 않고 현실적이라면 병원을 방문한 환자는 기대와 동일한 경험을 하게 되므로 갭은 없어진다. 따라서 외부 커뮤니케이션을 담당하는 직원들에게 현실적인 홍보 내용의 중요성을 계속해서 교육할 필요가 있다.

병원에서는 고객만족도 조사, 서비스 컨설팅 등으로 서비스품질을 분석하고 측정한다. 이 자료들은 리더에게 보고서 형식으로 전달된다. 그 보고서는 통상 환자들이 기대하는 서비스 수준을 확인하고 인식할 수 있도록 작성되지만, 보고서 작성 시에 발생하는 오류나 착오가 반영되어 적절하지 않을 수도 있다. 이 부분에서도 갭은 존재할 가능성이 있다. 그리고 조사된 보고서에 제안된 개선 내용은 자원의 한계에 따라 일부만 적용하게 되는데, 포기하는 부분 또한 서비스품질 향상에 반영하지 못한다. 이로 인한 갭도 발생하게 된다.

결론적으로 최고의 서비스는 환자가 기대하는 서비스와 실제 병원에서 제공하는 서비스에 차이가 전혀 없거나, 뜻밖의 서비스와 같은 감동서비스를 제공하는 경우에만 달성된다. 따라서 환자들이 기대한 서비스 수준을 확인하여 진정한 서비스 가치를 찾아내는 것이 서비스 갭을 줄이는 첫 단추라는 사실을 깨닫게 되었다.

CS 담당관리자는 효율적인 자원을 효과적으로 활용하기 위해서 'Action Matrix 분석'을 활용한다. Action Matrix는 여러 주요한 품질 요인 중에서 개선 우선순위를 결정하는 데 사용되는 기법이다. X축은 주요품질 요인의 만족도에 대한 영향력(impact) 값을 나타내고, Y축은 주

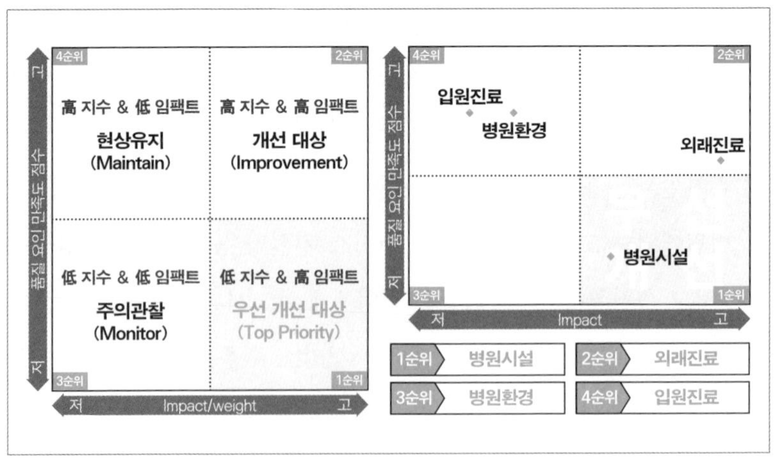

표 4-12. Action Matrix 분석 사례

요품질 요인의 만족도 점숫값을 나타낸다. 이 영역을 4개의 면으로 구분하여 개선 우선순위를 결정하는 방법이다.

Action Matrix에서 만족도 점수가 낮으면서 같은 자원을 투입해도 영향력이 큰 부분은 오른쪽 아랫부분이 해당하며, 이는 우선 개선 대상이 된다. '표 4-12'를 보면 병원 시설이 우선 개선 대상으로 선정되어서 최우선으로 자원을 투입하면 가장 효과적으로 만족도를 향상할 수 있다. 만족도 점수가 높고 영향력이 높은 것은 오른쪽 상단에 해당되며 2순위로 개선 대상이 되는데 표에서는 외래진료가 해당된다. 이 경우에는 투입에 따른 영향력은 크지만 만족도 점수가 높기에 점수 향상을 제한적으로 기대할 수밖에 없다. Action Matrix는 '한정된 자원으로 만족도를 향상시키기 위해 어떤 요인을 우선하여 개선해야 할 것인가?'라는 질문에 효과적인 답을 얻을 수 있는 도구이다.

서비스 가치를 탐색하기 위해서는 병원 내 직원의 시각에서 제안한 내용과 환자들의 시각에서 병원에 제기한 불편사항을 분석하는 것이 가장 효율적이다. 기본적으로 제안과 불편사항은 소분류, 중분류, 대분류 형태로 관리하고 있으며 주제나 프로세스 부분별로도 분류가 가능해서 의료서비스의 이슈를 쉽게 확인할 수 있다. 잠재적 이슈를 확인하기 위해 직원 참여단을 구성하기로 했다. 병원의 진료프로세스를 환자로서 직접 경험한 적이 있고 환자와 대면으로 의료서비스를 제공하고 있는 직원을 대상으로 참여단을 모집했다. 프로그램을 진행한다는 공지를 하고 이틀 만에 목표했던 20명의 지원을 받았다. 심층 질문지를 개발해서 직접적인 경험, 개선이 필요하다고 생각했던 부분에 대해 깊이 있는 얘기를 나눴다. 이 중에서 미처 생각하지 못했던 얘기도 나왔다. 입원환자들은 침상에서 옷을 갈아입는 일이 많은데 의료진이 확인하지 않고 커튼을 그냥 여는 경우가 있다면서, 무의식중에 일어나는 행동이므로 침상 앞에서 이 사실을 인식할 수 있도록 해주면 좋겠다는 의견을 주었다. 그래서 입원간호팀과 협의하여 '환자존중캠페인' 용도의 커튼 퐛말을 만들어 커튼에 걸어주기로 하고 외부 업체와 샘플 제작을 진행했다.

이후에는 직원의 제안과 환자가 제기한 불편사항을 토대로 주요 부서 직원들과 인터뷰를 진행했다. 진료프로세스에서 발생하는 여러 문제를 재확인하고, 발생하는 원인과 의견을 듣기 위해서였다. 이러한 내용을 기초로 하여 CS 측정 모델을 개발하고 설문지를 완성했다. 정량조사를 위한 기본 설계를 진행하여 신뢰도와 객관성을 확보했다. 기본 설계는 조사대상 정의, 조사대상 병원, 조사방법, 표본할당, 조사 규모 등을 감안하여 기본 설계를 마련하게 된다. 완성된 조사설문지는 외부 리서치 회사에 의뢰했다.

정량조사는 설문지를 기본으로 하여 진행하면서 정성조사도 함께 실시했다. 정성조사는 제안, 환자의 불편사항, 내부 직원 인터뷰 등을 기반으로 조사된 이슈를 중심으로 하여 타 병원의 상황을 확인했다. 타 병원의 우수 사례를 참고해 개선을 위한 해법으로 활용할 목적으로 표적집단면접조사인 FGI를 시행했다. FGI를 위해서 조사대상 병원과 진료과에 부합되는 환자를 섭외하여 일자와 시간을 배정해 한자리에 모이도록 했다. 사전에 작성된 진료프로세스와 질문지를 바탕으로 모더

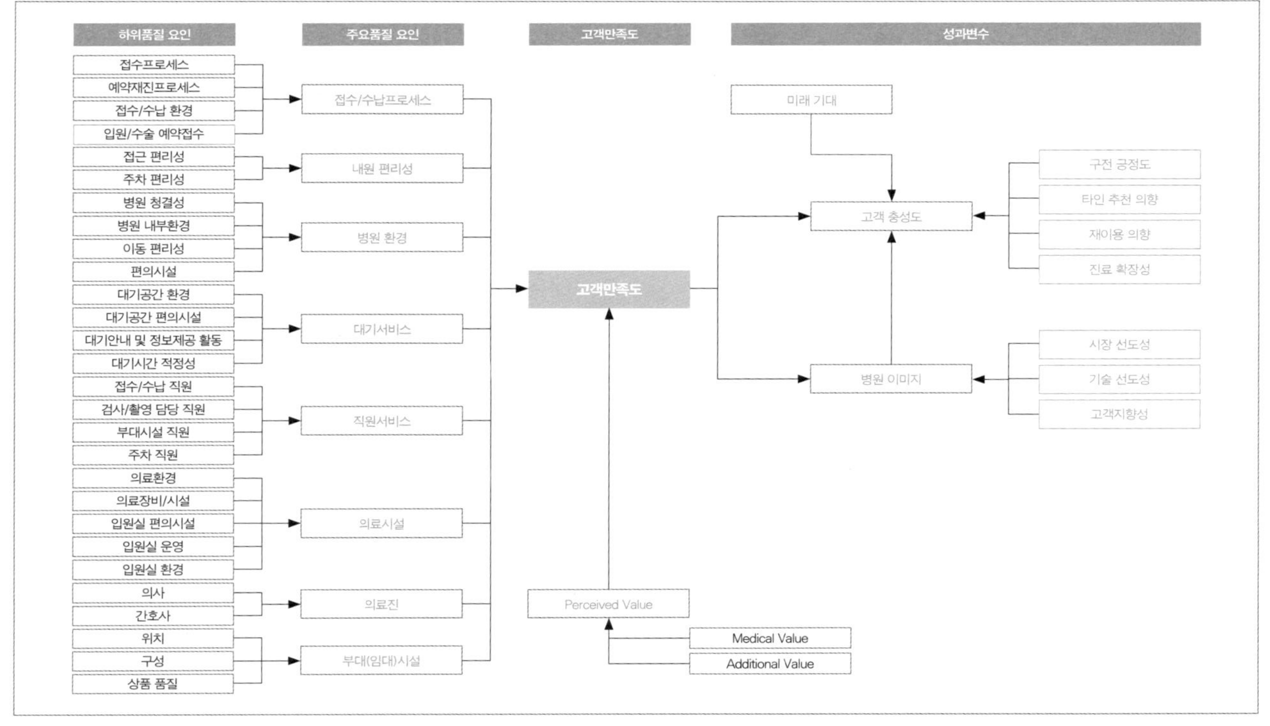
하위품질 요인
주요품질 요인
고객만족도
성과변수
접수프로세스
예약재진프로세스
접수/수납 환경
입원/수술 예약접수
접근 편리성
주차 편리성
병원 청결성
병원 내부환경
이동 편리성
편의시설
대기공간 환경
대기공간 편의시설
대기안내 및 정보제공 활동
대기시간 적정성
접수/수납 직원
검사/촬영 담당 직원
부대시설 직원
주차 직원
의료환경
의료장비/시설
입원실 편의시설
입원실 운영
입원실 환경
의사
간호사
위치
구성
상품 품질
접수/수납프로세스
내원 편리성
병원 환경
대기서비스
직원서비스
의료시설
의료진
부대(임대)시설
고객만족도
Perceived Value
Medical Value
Additional Value
미래 기대
고객 충성도
병원 이미지
구전 긍정도
타인 추천 의향
재이용 의향
진료 확장성
시장 선도성
기술 선도성
고객지향성

표 4-13. CS 측정 모델

레이터는 차분하게 이야기를 끌어갔다. 이 FGI를 할 때는 스크립터를 작성하는 사람과 진행 상황을 모니터하는 사람 등, 여러 사람이 함께 협업하여 잠재된 문제를 끌어내거나 타 병원의 사례에 대한 개선방안을 자연스러운 흐름으로 발굴해내는 것이 중요하다.

FGI가 진료프로세스를 차례로 점검하면서 확인하는 과정이라면, 특정 이슈를 집중적으로 확인하기 위해서 IDI(In-Depth Interview, 개별 심층 인터뷰)를 진행한다. 명확하게 문제로 인식된 이슈가 있다면 타 병원의 동일한 분야에서 근무하는 직원을 섭외한다. 그리고 해당 문제에 대한 깊이 있는 토론을 진행한다. 처음에는 같은 문제가 있는지, 그렇지 않다면 언제 어떻게 극복했는지, 해결하기 위해 가장 중요한 것은 무엇인지, 같은 문제를 여전히 가지고 있다면 해결할 아이디어는 있는지 등을 질문한다. 같은 문제에 봉착해 있다면 계속해서 해결하려고 노력했을 것이다. 이미 시도했다가 실패했던 경험도 문제해결에 도움이 될 수 있다.

가끔 환자가 되어 우수 병원을 찾아가 진료를 보거나 병원 전체의 과정을 살펴보는데, 이 미스터리 쇼핑도 좋은 사례를 발굴하고 도입할 목적으로 진행한다. 좀 더 확실한 방법으로 타 병원의 환자를 섭외하고 보호자처럼 함께 다니는 방법이 있는데 이를 환자 섀도잉(shadowing, 동행 관찰)이라고 한다. 보통 외래환자에게 적용하여 외래프로세스의 단계별 서비스 제공 내용과 소요 시간을 관찰한다. 이러한 다양한 기법을 통해 의료서비스의 문제사항을 발굴하여 서비스 가치를 찾아낼 수 있다.

서비스 가치를 현장에 반영하기

서비스 컨설팅의 최종 목적은 서비스 가치를 찾아내는 것이다. 병원의 문제적 이슈를 분석하여 우선 개선 항목을 선정한다. 그리고 병원의 외부환경 분석과 경쟁 병원과의 비교 우위를 분석하고 전년 대비 분석 등도 모두 종합하여 최종 개선 순위를 확정한다. 이때 병원 전체 직원이 개선활동에 자발적으로 활발하게 참여하면 가장 효과적인 결과를 얻을 수 있다.

우선 서비스 컨설팅 후 중간관리자를 대상으로 결과보고회를 개최했다. 서비스 컨설팅을 중간관리자에게 설명하는 이유는 중간관리자가 병원의 의료서비스를 직접적으로 관리하면서도 여러 부서 간의 다양한 커뮤니케이션 역할을 하고 있기 때문이다. 객관적 자료를 근거로 산출된 병원 내의 이슈인 서비스 가치에 대해 공감할 수 있다면 의료서비스 개선 속도는 상당히 빨라질 수 있다. 다만 전체 직원들에게 권유하기 위해서는 개선 방향을 명확하게 할 필요가 있다. 개선 방향의 사례로는 '진료받기 편한 병원' '고객과의 소통이 잘되는 병원' '다시 찾고 싶은 병원' '내 집처럼 편안한 병원' '머무르기 편한 병원' '직원들의 이야기에 귀 기울이는 병원' 등이 있다. 개선 방향을 설정하여 세부적인 실천계획을 공유하면 공감대 형성에 많은 도움이 된다.

서비스 컨설팅의 최종 보고서는 계량화된 많은 데이터와 타 병원의 실제 사례 등 모든 자료를 포함하고 있다 보니 자료가 방대하기 마련이다. 진료현장 부서들은 이 자료를 살펴보고 자기 부서의 자료만 추출해

항목	주요 이슈	제안 내용	관련 부서	비고
환자 안정감 증대	감성 터치	• 입원환자에게 웰컴 레터 제공 • 담당 진료진 자기소개 정례화 • 수술 및 검사 시 기호 음악 서비스 제공 • 경구약 복용 시 맞춤 가이드 제공 • 휠체어 이용자를 위한 대기공간 마련(대기의자의 1개 정도 휠체어 자리로 배정 등) • 음식점 냄새 차단을 위한 에어커튼 설치	각 진료과, 입원간호팀, 원무팀, 사무팀, 총무팀, 시설관리팀	
편의 서비스	차별성 확보	• 환자 및 보호자 침구 반입 허용 서비스(소독 등 제공) • 보호자 식사 유상제공 서비스 안내 강화 • 유료 샤워시설 구비 • 입원환자 호텔형 짐 운반 서비스 • 병실 이동 시 짐 이동 서비스 • 환자 취향을 고려한 베개 선택 서비스 • 입원 중 사용 가능한 편의시설 안내 • 입원 전 일용품 사전 주문 및 배달 서비스 • 시간제 유급 도우미 서비스	사무팀, 입원간호팀	
프라이버시	상담 및 교육	• 오픈된 수술 코디네이터 상담실 • 수련의 교육 시 사전 설명 강화	외래간호팀, 교육수련부	
	탈의실 환경	• 영상의학 촬영 시 탈의실 부족 해결 필요	영상의학과	

표 4-14. 서비스 컨설팅 전략적 개선 제안 사례

서 보고서를 분석하는 데 많은 시간을 소요할 수밖에 없다. 따라서 최종 보고서를 진료현장 부서에서 손쉽게 확인할 수 있도록 다양한 개선 방향에 따른 과제의 전략적 개선 제안방안을 관련 부서별로 분류하여 요약 정리해야 한다(표 4-14). 그런 다음 병원장의 의사결정과 리더십을 반영하여 서비스 컨설팅에 따른 전략적 개선 제안방안의 활동을 진행하도록 공문 방식으로 요청한다.

핵심과제 개선활동위원회(가칭)를 구성하여 서비스 컨설팅의 최종 보고서를 위원회에서 다시 한번 보고했다. 위원회는 또다시 하부 소위원회로 이루어져 있다. 소위원회는 외래간호고객만족위원회, 입원간호고객만족위원회, 사무행정 TF, 검사대기관리 TF, 전문병원별 TF로 구성했다. 핵심과제 개선활동위원회에서 보고한 최종 자료를 통해 다시 각 소위원회에서 개선계획을 수립하고 일정표를 작성한 다음에 활동을 진행하도록 했다. 핵심과제 개선활동위원회는 2주 간격으로 진행하면서 소위원회에서는 개선활동 진행 상황을 보고했다. 하나의 개선활동을 2주간 시행하기란 쉽지 않지만, 여러 과제를 2주 간격으로 보고하도록 하여 가능한 조속한 시일 내에 개선이 이뤄지도록 유도하는 방법이었다. 잠깐의 휴식이 주는 달콤함으로 인해 자칫 나태해지는 것을 방지하는 효과도 있다.

'표 4-14'의 서비스 컨설팅 전략적 개선 제안 사례 중에서 '웰컴 레터(Welcome letter, 환영 편지)'를 도입하기 위해서는 몇 가지 확인이 필요했다. 환자는 질병을 치료하기 위해 입원한다. 따라서 입원하는 환자에게 환영의 의미를 담은 웰컴 레터를 전달해도 적절할지 의문이 들었다. 그래서 1개의 병동을 선정하여 웰컴 레터를 제공하고 설문조사를 진행하기로 했다. 입원 시 웰컴 레터를 제공했을 때 진료경험에서 긍정적인 영향을 얻을 가능성과 이 프로세스를 효율적으로 적용할 방안은 무엇일지, 또 전면 도입이 가능한지를 쉽게 예상할 수 없었기 때문이다. 설문조사 결과 유경험자의 만족도가 93점으로 높게 나타났다. 불안하고 아픈 마음을 위로해주는 글귀가 추가되면 더욱 좋을 것 같다는 의견도 접수되었다. 그래서 환영의 의미보다 당신의 회복을 위해 최선을 다하겠다는 내용으로 변경했다.

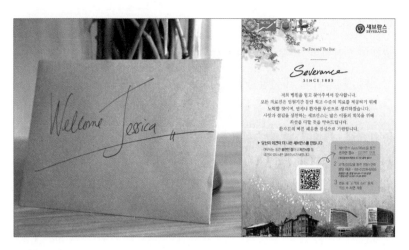

그림 4-3. Roper Hospital의 웰컴 레터 사례(왼쪽)와 S 병원의 도입 사례(오른쪽)

기타 의견으로 웰컴 레터는 입원 초기에 설명과 함께 제공되는 것이 적정하다는 의견과 각종 안내서 제공 시 표지 개념으로 일괄 제공하면 비용 대비 효과적일 것이라는 의견도 있었다. 파일럿 테스트에서는 침상 정리를 마치고 간호사나 청소 직원이 침대 위에 올려두도록 했지만, 전달을 누락하는 경우가 있었고 간호 업무에 포함되어야 한다는 업무적 비효율성도 있었다. 그래서 최종적으로 적용할 때는 입원 시 원무매니저가 환자나 보호자에게 각종 입원시설을 설명하고 안내문을 제공할 때 웰컴 레터를 표지 형식으로 함께 제공하기로 했다.

핵심과제 개선활동위원회에서 실행과제를 점검하는 체계를 통해 자발적으로 개선활동을 할 수밖에 없도록 함으로써 상당한 효과를 기대할 수 있다. 이와 동시에 각 소위원회 소속의 모든 직원과 공유하려는 목적으로 서비스 컨설팅의 전략적 제안내용을 공유하기를 요청하면,

위원회는 서비스 컨설팅의 진행 과정과 데이터 등을 상세하게 설명해 주며 해당 소위원회에서 추진해야 할 제안과제를 알려주기도 한다.

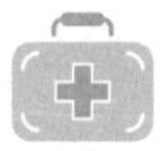

서비스 문화를 만들기 위한 서비스 커뮤니케이션

서비스 문화 만들기

내가 일하는 S 병원은 2014년에 암병원을 개원했다. 암병원 개원 이후에는 업무 대부분이 진료 동선과 프로세스의 연착륙 등에 집중될 수밖에 없었기 때문에 서비스적 측면에서 다소 부족한 부분이 곧 수면 위로 나타났다. 따라서 서비스 향상을 위한 방안 모색의 필요성이 제기되었다.

업무의 매뉴얼화로 기본 응대에 입각한 접근은 잘 이루어지고 있지만, 직원들의 감정 통제와 이를 다시 충전하는 회복탄력성과 같은 부분에는 어려움이 있는 것으로 보였다. 또한 직원들의 업무가 세분되고 업무량이 증가함에 따라 자기 업무 외의 부가적인 업무는 등한시하는 분위기가 나타났으며, 모든 업무를 전산에만 의존하다 보니 정작 환자 및 보호자와의 대면 업무에선 가장 기본적이면서 현실적인 프로세스를 놓치는 경향도 있음이 확인되었다. 병원을 찾는 환자의 연령대를 분석하면 60대 이상으로 구분되는 연령층의 비중이 증가하고 있으므로, 이에 맞는 프로세스와 시스템의 체계도 재검토할 필요가 있다는 다수 의견 또한 제기되었다.

이러한 문제들을 해결하기 위해서는 접점 부서의 실질적인 CS 향상을 위한 교육이 필요한데, CS 교육은 불편사항에 대한 VOC 등의 객관적인 자료를 기반으로 실시해야 단기간에 실질적인 개선 효과를 볼 수 있을 것으로 판단했다. 그리고 장기적인 서비스 문화를 만들어가기 위해서는 포괄적 관점을 가질 수 있는 CS 마인드 고취 및 서비스에 대한 기본적 인식도 등의 내용이 포함된 교육이 이루어질 필요가 있었다. CS 교육을 중심으로 서비스 향상 활동을 진행하면서, CS 모니터링 데이터를 점검하여 서비스 향상이 필요한 것으로 보이는 부서는 현장의 실제적인 사례를 분석했다. 해당 사례를 다른 시각에서 생각할 수 있는 CS 현장코칭과 같은 현장 참여방식의 집중교육이 이뤄진다면, 비록 시간은 오래 걸리더라도 근본적인 문제 해결에는 가장 효과가 좋을 것이었다. 따라서 중단되었던 CS 현장코칭을 다시 진행하는 것도 고려하기로 하고, 특별히 우수한 친절직원들의 업무 방식과 사례를 세부적으로 분석하여 우수 친절 DNA가 병원 전체에 확산될 수 있도록 하는 전파 프로세스도 재설계하기로 했다.

서비스 문화를 만들기 위해서는 먼저 구체적인 실행계획을 만들어

부서별 실행 현황을 모니터링할 필요가 있다. 따라서 접점 부서 직원을 대상으로 서비스에 관한 기본적인 설문을 실시하고, 접점 부서 직원 전체를 대상으로 CS 집중교육을 실시하도록 했다. 교육은 직원 1인당 기초와 심화 과정으로 나누어 2회씩 실시했다. CS 현장코칭 교육에 대한 접점 부서의 요구도가 증가하고 있고, 과거 서비스교육 중 효과도 가장 좋았으므로 다시 시행하는 것을 고려하되 예산과 인력 증원 등의 문제를 협의 및 점검하기로 했다. 접점 부서 CS 집중교육이 종료되는 시점에 우수직원을 선발하여 캠페인용 포스터를 제작해 홍보함으로써 CS 확산에 적극적으로 활용했다. 또한 우수 친절직원의 고품질 서비스를 분석하고 이를 활용한 프로그램을 개발했다.

CS혁신파트에서는 Value Project(가치 중심의 개선활동 프로젝트)를 구상하여 외래접점 부서를 대상으로 하는 요구도 조사를 함과 더불어, 친절 추천 건수가 가장 많은 친절직원 확인 및 FGI의 세부 일정 계획을 마련했다. 외래접점 부서를 대상으로 하는 전체 교육과 콘텐츠 개발 계획을 마련했고, 부서별 CS 리더의 집중 심화교육을 통해 CS 수준을 고품질로 유지할 수 있도록 목표를 설정했다.

'서비스 혁신(Service innovation)'은 서비스 요소의 신결합에 의해 내부로부터 변혁하는 것으로, 진료프로세스 영역에서는 새로운 서비스가 문화로 자리 잡는 것을 뜻한다. 병원에 서비스 혁신을 일으키기 위해서 해야 하는 첫 번째 단계는 현재 상황을 정확히 점검해서 문제 이슈를 확인하는 것이다. 두 번째 단계는 개선의 필요성을 인식하는 것이다. 문제를 개선할 필요성을 인식했다면 이슈를 개선하기 위한 방안을 모색하고 서비스 수준의 목표도 설정해야 한다. 이 단계에서는 핵심 리더 그룹을 일부 구성하여 그 그룹과 공감대를 형성하기 위한 설명회 개최 등의 과정을 진행한다. 세 번째 단계는 개선안을 적용할 전체 구성원들과 함께 내용을 공유하고 이 개선안을 활성화하기 위한 캠페인 또는 인센티브 같은 것을 추가하는 것이다. 모든 직원이 함께 변화를 받아들이고자 시도하는 것만으로도 변화가 시작된다. 네 번째 단계에서는 캠페인 등의 행사가 모두 끝난 다음에도 개선안이 진료프로세스에 연착륙되도록 지원을 계속한다. 이러한 단계별 전략을 모두 적용한 다음에는 다시 현 상황을 모니터링하여 현재의 수준을 확인하는 절차를 진행하고, 2·3·4단계를 순차적으로 진행한다. 진료프로세스의 개선안이 자연스러운 문화로 형성될 때까지 서비스 문화 조성 과정(Service innovation

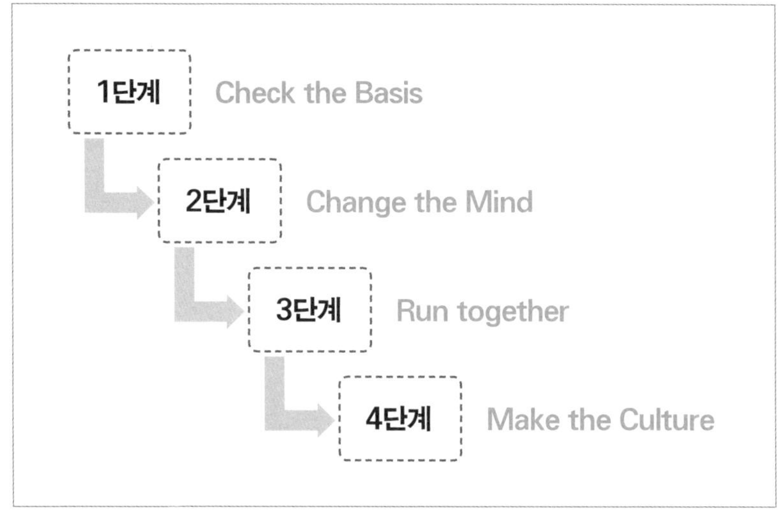
1단계
Check the Basis
2단계
Change the Mind
3단계
Run together
4단계
Make the Culture

표 4-15. 서비스 문화 조성 과정

circle)을 계속해서 반복한다.

1990년대 병원의 서비스 문화는 병원이 갑이라는 인식 속에 고압적인 자세가 주를 이루었다. 환자들에 비해 적은 병원 수로 인한 자연스러운 현상이었을지도 모르겠다. 직원 10명 중 1~2명이 환자를 친절히 응대하면, 고연차의 직원이 그 직원을 따끔하게 지적하여 웃음이 사라지게 만드는 문화가 형성되어 있었다. 하지만 이후 스마일송을 만들어 캠페인하고 CS 교육도 지속하면서, 현재는 반대로 친절하지 않은 직원이 고연차 직원에게 지적받는 쪽으로 변화하고 있다. 이처럼 직원 대부분이 행하는 서비스가 당연하게 받아들여져서 서비스적 요소를 하지 않는 것이 오히려 이상하게 느껴질 정도로 분위기가 형성되는 것까지 도달했을 때 서비스 문화로 완성된 것으로 본다. 이것이 서비스 혁신의 최종 목표이다.

자발적 서비스 문화 생태계 만들기

환자중심병원이라는 목표는 이제 모든 병원에서 선택이 아니라 필수의 명제가 되었다. 환자중심적 진료를 하기 위해서는 모든 구성원이 서비스에 대한 기본적인 자세를 갖춰야만 가능하다. 하드웨어 형태의 진료프로세스나 병원 환경 등은 재정적 투자를 통해서 달성할 수 있지만, 소프트웨어 형태의 인적자원 등은 재정만으론 목표를 달성하기 어렵다. 따라서 자발적으로 작동하는 메커니즘으로 운영될 수 있는 CS

체계를 구축하는 것이 중요하다.

많은 CS전문강사가 하나의 팀을 이루어 병원의 CS 교육에서 CS 문화 네트워크까지 감당할 수 있다면 이는 가장 효과적인 방법일 수 있다. 하지만 병원의 제한된 자원을 감안할 때 해당 전문강사를 여러 명 채용할 수 있는 곳은 거의 없다. 이러한 한계성 때문에 강사를 1명이라도 채용해서 역할을 수행하게 하는 것만으로 다행스러운 일로 여겨진다. CS전문강사 1명이 병원 직원 전체를 교육하기란 사실상 불가능하므로 사내강사를 육성하여 현장 경험을 바탕으로 효과와 효율 두 가지를 모두 달성할 수 있는 간접적인 방식의 CS 교육이 이루어질 수 있도록 해야 한다.

사내강사는 직종별로 다양하게 구성하고 서비스 아카데미와 같은 형태의 팀을 만들어 구성력을 부여해줘야 한다. 이때 사내강사는 객관적인 기준으로 선발할 필요가 있다. 사내강사는 외부의 강사가 알 수 없는 해당 병원의 문화를 직접적인 경험으로 잘 알고 있다. 따라서 내부의 주요 문제에 신속하게 대응할 방법을 전달해줄 맞춤형 강의를 제공할 수 있고, 직원들의 공감대를 쉽게 끌어낼 수 있다는 장점이 있다. 반면, 사내강사가 부정적인 인성과 업무태도로 평이 좋지 못하면 강의의 효과가 저해되고 서비스 아카데미를 향한 신뢰에도 금이 가게 된다. 따라서 사내강사는 엄격하게 선출되어야 하며, 선출 이후에는 선언적인 행사도 할 필요가 있다. 대체로 사내강사를 임명할 때는 임명장 수여와 함께 서비스 헌장을 제정하여 함께 낭독하는 행사를 진행한다. 그리고 사내 인터넷망으로 임명식을 송출하고, 병원 소식지 1면에도 기

서비스 헌장 → For You! (오직 당신을 위해!) "고객과 직원이 함께 만족할 수 있는 병원을 만들어가겠습니다." 우리의 다짐		
F	[Forword]	사랑을 실천하는 의료기관의 구성원으로서 고객보다 한 걸음 더 앞서 나가겠습니다.
O	[Optimistic]	긍정적인 자세로 고객의 의견에 더욱 귀 기울이겠습니다.
R	[Reliable]	고객이 항상 믿을 수 있는 병원이 되도록 스스로의 역량 강화에 더욱 힘쓰겠습니다.
Y	[Young-eyed]	새로운 시각으로 고객의 요구를 한 번 더 살피겠습니다.
O	[Opportune]	고객의 작은 불편을 크게 들어 더욱 발전할 기회로 삼겠습니다.
U	[Usable]	고객이 더욱 편리하게 이용할 수 있는 진료환경을 만들어가겠습니다.

표 4-16. 서비스 헌장 제정 사례

사화하여 사내강사의 임명 소식과 서비스 헌장 제정을 대대적으로 홍보한다. 이를 통해 사내강사에게 자긍심을 부여함과 동시에 적지 않은 책임감을 가질 수 있도록 해야 한다.

사내강사로 임명된다고 해서 바로 강의를 진행하지는 못하므로 보통은 외부 강사에 의한 양성 과정을 3~5일 정도 이수하도록 한다. 기본적인 교안 작성법이나 강의 스킬 등을 습득할 수 있도록 지원해주는 것이다. 사내강사를 통해 이뤄질 CS 교육 방향과 강의 수준을 유지하기 위해 CS전문강사는 CS 교육의 방향을 논의하는 워크숍을 실시하고, 월 1회씩 집담회를 개최하여 사내강사로서 자질을 갖추고 강의 수준을 유지할 수 있도록 지원한다. 또한 사내강사가 체계적인 강의계획을 수립하고 직원들이 흥미로울 만한 교안을 작성하도록 도우며, 직원들의 집중력을 높일 수 있는 강의 스킬과 시대에 맞는 소통법을 갖출

교육구분	교육대상	교육일정	교육내용
상설 과정	신청 교직원	5월~12월 (7개월)	**창의적 서비스:** 급변하는 환경에 대한 주도적 대응력과 협력정신 개발
			감정코칭 커뮤니케이션: 마음의 구조와 작동원리를 이해함으로써 건강한 조직을 만드는 커뮤니케이션 스킬 함양
			환자경험관리: 서비스 접점의 성공 사례를 통한 긍정적 환자경험 창출
			코드 그레이 응대 스킬: 코드 그레이의 유형분석 및 대처 스킬
			북 힐링: 의료원 추천도서를 선정하여 사례 연구를 통한 현업 적용

표 4-17. CS 상설과정 개설 사례

수 있도록 계속해서 지도한다. 결국 CS전문강사는 사내강사가 스스로 학습하고 자기 계발을 지속할 수 있도록 독려하는 역할도 담당한다.

사내강사와 CS전문강사는 CS 상설과정을 네다섯 가지 강의안으로 마련하여 병원 직원 누구나 신청하여 강의를 수강할 수 있도록 개설한다. CS 상설과정은 기존 CS 교육의 단조롭고 단순한 콘텐츠가 아닌 다양한 콘텐츠를 제공하여 직원들의 눈높이에서 강의안을 만들어야 한다. 이렇게 매년 다양한 CS 강좌를 개설하려면 지속적인 학습과 자기 계발이 필요할 수밖에 없다.

환자중심병원으로 경영목표를 설정하고 있는 병원은 CS 교육을 필수 직원교육으로 설정해서 매년 반드시 이수하도록 한다. 전체 직원이 대면으로 교육을 모두 이수하기란 사실상 불가능하다. 그래서 사내강사와 CS전문강사는 CS 필수교육 콘텐츠를 개발하여 사이버 연수원을 통해 장소 및 시간과 상관없이 교육을 이수할 수 있도록 한다. 서비스 아카데미에서 CS 상설과정과 CS 필수교육을 진행하는 것이 가장 일반적이다. 하지만 CS 상설과정은 수강하지 않는 직원이 많고, CS 필수교육은 집중력을 가지고 수강하는 경우가 많지 않다는 점에서 실질적인 문제가 있다.

병원은 현장에 직접 적용할 수 있는 교육방안을 고민했다. 과거에 시행했던 Value Project를 통해, 아침 시간에 잠깐 활용하던 CS 교육을 전체 부서에 확산할 수만 있다면 가능하겠다는 생각에 이르렀다. 그래서 각 부서 단위로 업무 숙련도 및 환자 응대에서 롤모델이 되는 직원을 CS 리더로 지정했다. CS 리더가 역할을 지속하기 위한 매뉴얼을 제공하고, 오전 업무 시작 전 10분 동안 간단한 CS 조회를 진행하도록 역할을 부여했다. 그래서 CS전문강사는 간단한 콘텐츠 10개를 만들어 CS 리더를 위한 교육을 진행하기로 하고, 많은 부서에서 같은 수준의 CS 조회가 진행될 수 있도록 워크숍을 통해서도 교육을 진행했다. 이후 CS 리더가 잘 적응할 수 있도록 아침마다 각 부서를 돌면서 10분간 지원과 독려를 계속해서 진행했다.

CS전문강사는 서비스 아카데미를 구성해 사내강사 및 CS 리더 양성에 전념하고, 사내강사는 CS 상설과정과 CS 필수교육을 개설하여 다양한 교육 요구도를 충족시켜준다. 그리고 CS 리더는 현장에서 부족할 수 있는 서비스 관련 문제를 해결하고 부서원의 서비스 마인드를 향상하는 역할을 통해 서비스의 사각지대를 해소할 수 있게 한다. 서비스 아카데미의 사내강사와 CS 리더의 메커니즘을 통하여 자발적인 서비스 문화가 유지되도록 체계를 구축한다면 가장 적은 예산으로 효과적인 서비스 문화를 만들어갈 수 있을 것이다.

해답은 현장에 있다

사실 병원은 모든 부서에서 요구하는 인원을 100% 보충해줄 수 없다. 대부분의 병원 CS 관리부서도 충분한 인력으로 운영되지 않는다. 그래서 부서 단위로 이루어지는 고객만족도 점수를 확인하거나 다빈도 VOC가 발생하는 부서를 모니터링하는 방법을 주로 사용한다.

만족도 조사에서 전체 점수는 상승하지만 특정 항목에서는 점수 향상이 되지 않는 경우가 많다. 데이터 분석으로는 현상을 볼 뿐 근본적인 문제를 파악하기란 사실상 불가능하다. 그래서 '현장코칭'을 기획했다. 현장코칭은 CS 전문가가 부서원들(교육대상)과 사전 미팅을 통해 부서의 상황을 파악하고 전문가의 모니터링 평가 및 현장자료를 수집하는 것으로 상황에 따라서는 모니터링 기법을 다르게 적용하기도 한다. 이렇게 수집된 자료를 활용하여 문제점 분석 및 일대일 피드백을 진행한 다음, 결과 보고는 현장코칭 과정을 요약보고하고 질의응답을 통해 정리하는 디브리핑 형식을 통해 공개된다. 이 기간에 최소 2~3주 이상 소요되는 장기간 프로그램이다. 현장코칭의 가장 중요한 핵심은 코칭이 이루어지는 과정에서 관리자는 전혀 관여하지 않아야 한다는 점이다. 코칭 과정의 모든 내용은 CS 전문가와 부서원만이 공유하도록 하여, 코칭 당사자 간의 높은 신뢰를 바탕으로 진행되어야 한다.

2010년 MBO(Management of Objectives), 목표관리 고객만족도 외래부문 만족도 조사 결과, 예약 및 접수 절차 항목에서 점수가 낮은 진료를 대상으로 현장코칭을 진행하기로 했다. A 임상과는 예약 및 접수 절차 항목 중 '30분 이상 기준 진료 대기시간(74.4점)' '진료 대기시간 안내 여부(65.6점)' '진료 지연 이유 설명의 정도(68.8점)'의 세 가지 항목에서 상당히 낮은 점수를 기록했다. A 임상과를 현장코칭 대상으로 선정하고 관리자와 협의를 진행했다. 관리자와 협의할 때는 문제에 대한 인식을 공감한 후 현장코칭에 대한 방법, 관리자의 역할과 부서원과의 신뢰 형성의 중요성 등을 설명해준 다음 진행 여부를 결정한다. 이후 부서원 전체에 현장코칭의 절차, 방법 및 비밀 유지 등에 대해 명확하게 설명하고 현장코칭이 실제로 이와 같은 과정으로 진행됨을 확인함으로써 공감대 형성 및 상호 신뢰감을 확보할 수 있다.

현장코칭을 진행하기로 결정되면 1차 코칭 단계가 진행된다. 1차 코칭에서는 현재 업무를 직접 관찰하는 모니터링 방법을 사용한다. 모니터링을 통해 개인별 자료를 정리하여 일대일 면담 일정을 수립한 후 개별 피드백을 진행한다. 1차 코칭 후 중간점검에서 협의된 개선 목표는 '눈 맞춤, 맞이 인사, 설명 종료 후의 태도, 용모와 복장, 음성 자가진단, 조직문화 향상을 위한 개선활동'의 항목이었다.

2차 코칭에서는 1차 코칭에서 협의한 음성 자가진단을 위해 업무하는 동안 녹음한 음성 파일을 분석했다. 일대일로 개별 피드백을 진행하면서 문제사항을 서로 확인하고 개선목표를 재설정했다. 부서원들은 업무를 하면서 녹음된 자신의 음성을 들으면서 상당히 놀라는 모습을 보였다. 이후 고객응대를 할 때는 미흡했던 부분에 대해 의식하며 일하게 되면서 환자와 확실히 눈을 많이 마주치고 말투도 신경 쓰게 되었다는 반응을 보였다. 실제 현장코칭에 참여한 부서원의 만족도 평가는 84점으로 높게 조사되었다.

현장코칭을 마치고 보직자와 직원들이 모두 참여한 결과보고회를 개최한 후 코칭은 마무리되었다. 현장코칭은 기존 집체교육(교육실에 모여 강의형식으로 이뤄지는 교육)의 일방적인 교육이 지닌 한계점을 벗어나, 현장 위주의 직접적인 참여를 통하여 보다 효과적이고 현장 친화적인 교육을 제공할 수 있게 했다. 이후에 조사된 A 임상과의 고객만족도 점수는 78점에서 88점으로 상승했다. 하지만 현장코칭을 위해 소요된 기간은 30일 정도로, 이는 현장에 답이 있다는 확실한 효과는 입증했지만 인력 투입 대비 코칭 기간이 너무 길어 비효율적인 문제도 있음이 함께 확인되었다.

먼저 손을 내밀어야 한다

병원 내 많은 직종은 서로의 부족한 부분을 채워가며 환자 진료에 직접 또는 간접으로 영향을 미친다. 그런데 이 중 환자를 직접 진찰하는 의사를 대상으로 CS 교육을 진행하기란 사실상 불가능하다. 진찰과 같은 행위에는 환자에게 질병에 대한 부정적인 소식을 전하거나 치료의 긍정적인 효과를 위한 의사마다의 노하우가 있기 마련이다. 따라서 다른 직종의 직원이 의사에게 CS 교육을 진행하여 CS 향상 효과를 기대하기는 쉽지 않다.

보통 의사를 대상으로 교육하는 방법으로는 진료를 하면서 경험한 내용을 중심으로 자신만의 노하우를 출간한 서적을 배포하여 자가 학습을 권유하는 것이 유일했다. 또한 고객중심병원의 문화를 정책 방향으로 설정한 병원에서 의사를 CS사내강사로 선정하여 같은 의사 교육을 담당하게 하는 사례도 있었는데, 이런 경우에는 교육의 효과는 상당히 높지만 환자 진료가 맡은 본분이기에 CS사내강사를 오랜 기간 지속할 수 없는 단점이 있었다.

사실 이런 과정을 몇 년간 지속하다 보면 CS전문강사는 의사 직군에 대한 인지도가 높아지고 진료지식과 환자와의 관계에 대한 이해도 역시 높아지는 시점에 도달하게 된다. 이러한 노력으로 각 임상과에서 임상 관련 지식을 습득하기 위해 실시하는 케이스 콘퍼런스(Case conference, 사례 발표) 시간 중 연 1회는 CS전문강사가 CS 교육을 하는 시간으로 배정받을 수 있었다. 이때 CS전문강사는 여러 내용을 전달하는 것보다 실천 가능한 한 가지 내용만 준비해서 강의를 통해 전달하는 것이 좋다. 최근에는 MZ세대의 전공의들에게 효과적으로 교육을 하기 위해서 웹툰 방식의 교육콘텐츠를 기획했다. 전공의들이 가벼운 마음으로 읽어볼 수 있으며 무의식중 환자와의 커뮤니케이션에 도움이 될 수 있다는 판단에서 진행했다. 웹툰은 PDF 방식으로 제작해 대화방에 공유하여 간단하게 읽어볼 수 있도록 하고, 전공의 의국실마다 포스터로 제작하여 게시하는 방식으로 모든 전공의가 볼 수 있도록 했다.

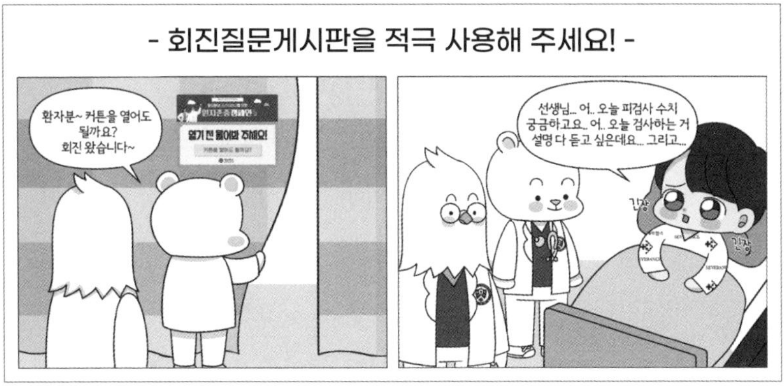

그림 4-4. 의사들의 공감능력 향상을 위한 웹툰 사례

마지막으로 환자와의 진료상담 기술을 향상하고 싶어 하는 의사들에게 진료 커뮤니케이션 컨설팅을 진행했다. 진료 커뮤니케이션 컨설팅은 진료상담 과정을 영상으로 모두 촬영하여 진료면담 분위기, 환자의 반응, 의료진의 태도, 면담 스킬 등을 관찰하는 것에서 시작한다. 진료상담 과정 중의 모든 대화를 스크립트로 작성하고 나서 언어적인 불편감 및 환자와의 대화 중에 연결이 중단되는 부분 등을 객관적인 진단 기법으로 분석한다. 이후에 일대일로 분석한 자료를 기초로 상담 중에 발생한 부정적 이벤트의 원인과 개선방안을 토대로 세부적인 코칭을 진행한다. 진료 커뮤니케이션 컨설팅을 진행하다 보면 진료상담 중에 특정 단어나 주제에 대해 의사가 화를 내기도 하는데, 이 모습이 촬영된 영상을 보면서 스스로의 행동에 당황해하는 사례가 상당히 많은 것을 확인할 수 있었다. 사실 진료 커뮤니케이션 컨설팅은 진료상담 현장을 영상으로 촬영하는 방식으로 이뤄지기에 개인정보가 촬영된다는

측면에서 불편감을 느끼기도 한다. 그래서 모든 의사를 대상으로 의무적으로 진행하진 않고 진료 커뮤니케이션 컨설팅 실시를 공지하여 선착순으로 대상자를 모집해 진행하는데, 신청자 접수는 몇 시간 만에 마감되곤 한다. 그만큼 의사들도 환자와의 진료상담을 위해 전문가의 코칭을 받고자 하는 요구가 있어, 병원에서 손을 내미는 순간에 기다렸다는 듯이 바로 그 손을 잡는 모습을 보였다. 진료상담 영상을 촬영할 때는 환자나 보호자에게 취지를 설명하고 동의를 받는 절차를 진행했으며, 영상 또는 스크립트는 컨설턴트와 의사만 확인할 수 있도록 철저하게 비밀로 진행했다. 실제 진료 커뮤니케이션 컨설팅을 받은 의사들의 만족도 점수는 92점으로 다른 교육보다 상당한 효과가 있었으며, 활용 가능 여부에 대한 점수도 90점으로 높게 나타났다.

진료커뮤니케이션 컨설팅 과정을 통해 진료상담 시 커뮤니케이션 스킬의 중요성을 확인할 수 있었다. 그 이유를 살펴보면 첫째로 더 정확한 진단을 위해 필요하다. 환자의 과거 병력이 최종 진단 결과의 76%를 좌우한다는 연구 결과를 본 적이 있다. 그만큼 환자의 얘기를 듣는 것이 중요하다는 의미이다. 둘째로는 진료상담시간을 절약할 수 있다. 환자가 궁금해할 만한 내용을 간략히 설명하여 궁금증을 미리 풀어주면 나중에 생각나서 다시 오는 일이 없어지기 때문이다. 셋째로는 환자의 순응도가 상당히 높아진다. 치료계획이나 처방에 대한 신뢰도가 높아지고 치료효과에도 도움이 된다. 마지막으로 환자와의 두터운 신뢰는 의료분쟁 등의 발생 위험을 크게 줄여준다.

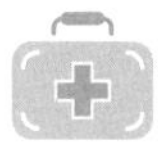

서비스품질에서 환자경험으로 전환하기

서비스 쪼개기

한 월요일 아침, 여느 때와 다르게 유난히 분주했다. 매년 입원과 외래를 구분하여 만족도 조사를 실시한 뒤 상위 5개 부서에 우수만족부서 시상을 하는 날이기 때문이다. 병동이나 임상과 단위로 수상 부서를 선정하고 순수하게 환자들의 의견을 반영했다는 면에서 의료진들에게 많은 관심을 받고 있다. 입원과 외래의 만족도는 서비스품질을 측정하는 것으로, 이때 자주 사용되는 방법은 설문조사 기법이다.

'입원(I)' 부문의 주요품질은 간호사의 의료서비스(R1), 의사의 의료서비스(R2), 병원 환경(R3), 퇴원절차(R4), 병실생활(R5), 전반적인 평가(R6)로 이루어져 있다. 각 주요품질은 세부품질로 구성되어 있는데 간

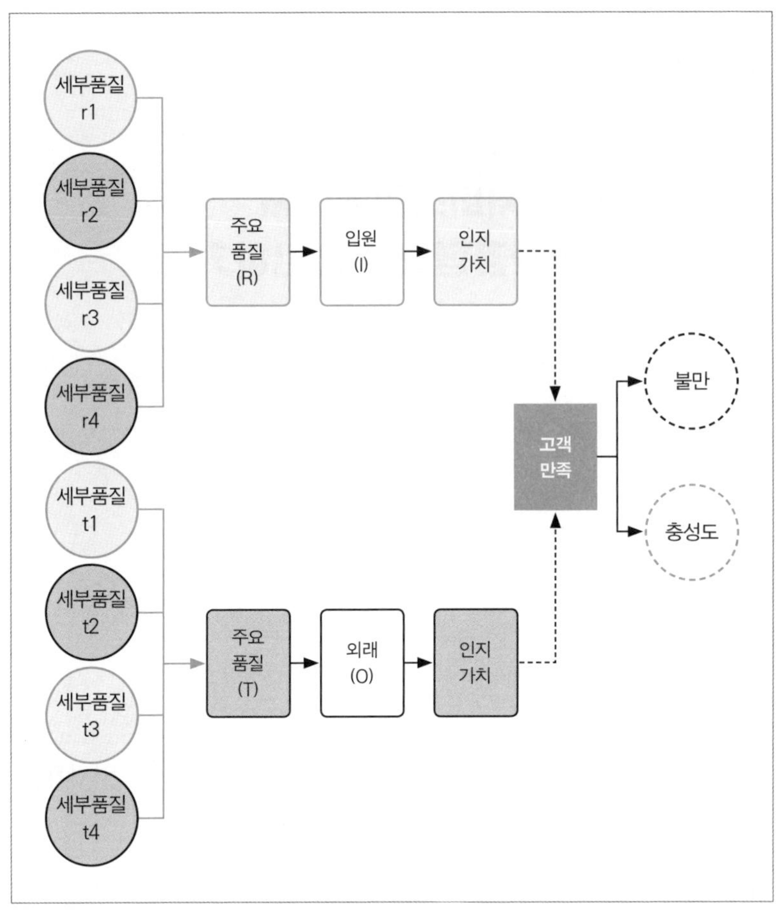

표 4-18. 서비스품질 기반의 CS 모델

호사의 의료서비스(R1)는 존중의 정도(r1), 경청의 정도(r2), 설명의 정도(r3), 신속성(r4) 등으로 구성되어 있고, 의사의 서비스(R2)는 존중의 정도(r1), 경청의 정도(r2), 설명의 정도(r3)로 구성되어 있다. 병원생활(R5)은 불만 접수방법 안내(r1), 검사 직원의 존중 정도(r2), 원무 직원의 존중 정도(r3), 검사 중 배려(r4), 병실 온도(r5), 통증 조치(r6), 투약 전 설명(r7) 등으로 구성되어 있다.

'외래(O)' 부문의 주요품질은 예약 및 접수 절차(T1), 의사의 진료서비스(T2), 간호사의 의료서비스(T3), 검사(T4), 외래진료프로세스(T5) 등으로 구성되어 있다. 예약 및 접수 절차(T1)는 진료 대기시간(t1), 대기시간 안내(t2), 지연 설명(t3) 등으로 구성되어 있고, 의사의 진료서비스(T2)는 진료 할애 시간(t1), 병력 파악(t2), 설명의 정도(t3), 경청의 정도(t4), 존중의 정도(t5) 등으로 구성되어 있으며, 간호사의 의료서비스(T3)는 존중의 정도(t1), 경청의 정도(t2), 설명의 정도(t3), 신속성(t4) 등으로 구성되어 있다. 검사(T4)는 검사 설명(t1), 결과 설명(t2) 등으로 구성되며, 외래진료프로세스(T5)는 화장실 청결(t1), 진료환경 청결(t2), 편의시설 접근성(t3), 검사 직원 존중(t4), 원무 직원 존중(t5), 검사 중 배려(t6), 귀가 후 주의사항 설명(t7) 등으로 구성되어 있다.

세부품질은 주요품질이다. 구성원들이 모여 입원과 외래의 주요품질을 정하게 되고 이는 주요품질 서비스를 경험한 환자들의 인지가치(품질대비 가격수준)를 결정한다. 환자들의 인지가치는 설문조사의 고객만족 점수로 연결된다. 고객만족 정도에 따라 불만을 제기하거나 충성고객이 되는 등의 후속적 영향을 미친다.

입원과 외래 만족도 조사 이외에도 응급실 만족도 조사, 외국인 환자 만족도 조사, 검사실 만족도 조사, 전공의 만족도 조사, 전화응대 만족도 예절조사 등 다양한 만족도 조사를 시행한다.

외부 컨설팅을 통해 실시하는 서비스품질은 더 세분하여 쪼갤 수 있다. 주요품질은 접수 및 수납, 내원의 편리성, 병원 환경, 대기서비스, 직원서비스, 의료시설, 의료진, 부대시설 등으로 구분되고, 각 주요품질을 하위품질로 한 단계 더 중간 품질의 요인으로 구분한다. 그러고 나서 하위품질을 다시 세부품질로 나누어 더 세부적으로 서비스품질로 나누어 구분한다.

주요품질 중 '접수 및 수납' 항목만 세분하여 구분을 해보자. 접수 및 수납 항목을 하위품질로 구분하면 접수프로세스, 예약재진프로세스, 접수 및 수납 환경, 입원 및 수술 예약접수 등으로 구성된다. 다시 접수프로세스는 접수 연결 및 처리의 신속성, 접수 절차의 간편성, 예약시간의 선택 가능성, 접수 관련 안내의 충분성, 예약확인 및 사후 안내의 적정성으로 세부품질이 구분된다. 예약재진프로세스는 예약재진 시간의 선택 가능성, 예약재진 관련 안내의 충분성, 예약재진 확인 및 사후 안내의 적정성, 예약재진 일자 변경의 용이성으로 구분되며, 접수 및 수납 환경은 접수 및 수납창구 개수의 충분성, 고객정보보호의 충분성, 직원명 및 직책 확인의 용이성으로 구성된다. 마지막으로 입원 및 수술 예약접수는 입원 예약일 선택 가능성, 입원병실 선택 가능성, 예약일자 및 시간 관련 안내의 충분성, 입원 예약확인 및 사후 안내의 적정성, 입원 및 수술 예약일 준수 가능성으로 세부품질을 구분할 수 있다.

실제 서비스품질을 최대로 나누면 주요품질 25개, 하위품질 38개, 세부품질 161개로 쪼개진다. 서비스품질을 더 세부적으로 나누고자 할 때는 '하위품질-1' 또는 '하위품질-2' 등으로 단계를 더 나누면 모니터링 등의 분석관리를 보다 효율적으로 진행할 수 있다.

서비스품질 데이터 활용하기

외부 기관으로부터 컨설팅을 받으면 대부분 이러한 분석을 받게 된다. "우호적이지 않은 병원 환경으로 병원경영은 나빠질 것으로 전망된다. 병원경영의 패러다임으로는 빅5 병원의 절대 팽창과 의료공급체계의 양극화, 개원가의 불황과 중소병원 경영의 위기, 과잉 공급 시장과 의료비 증가 속도의 충돌, 새로운 의료공급체계를 들 수 있다. 이러한 위기를 극복하기 위해서는 병원핵심역량 강화, 변화 대응 능력 제고, 병원 브랜드 향상 등이 필요하며, 특히 이러한 대응책의 근간인 고객중심의 경영이 절실히 요구됨과 동시에 일시적인 고객창출이 아닌 평생고객을 창출하기 위한 고객만족향상 노력이 필요하다."

그렇다면 실질적인 이슈를 도출하고 개선방안을 만들어가는 구체적인 사례를 살펴보자.

'표 4-19'의 서비스품질 조사 데이터를 분석하면 '수납창구 대기 적정성'의 경우 2년 연속으로 경쟁 병원보다 품질 면에서 크게 부족한 것을 확인할 수 있다. 특히 고연령대로 갈수록 그 점수 차이는 확대된다. '수납창구 개수 충분성'은 전년 대비 향상된 수치를 보이고 있지만 연령별로 크게 차이가 나고 있기에 수납창구 이용의 편리성 제고가 필요할 것으로 보인다. 또한 수납창구만 이용하는 환자의 비중이 감소하고 있으며, 상대적으로 무인수납기를 이용하는 비중이 증가하고 있다. 또한 하이패스(Open card system) 이용자의 증가로 인해 수납창구 이용자가 줄어드는 것으로 이해가 된다. 하지만 연령별로 분석한 결과를 보면

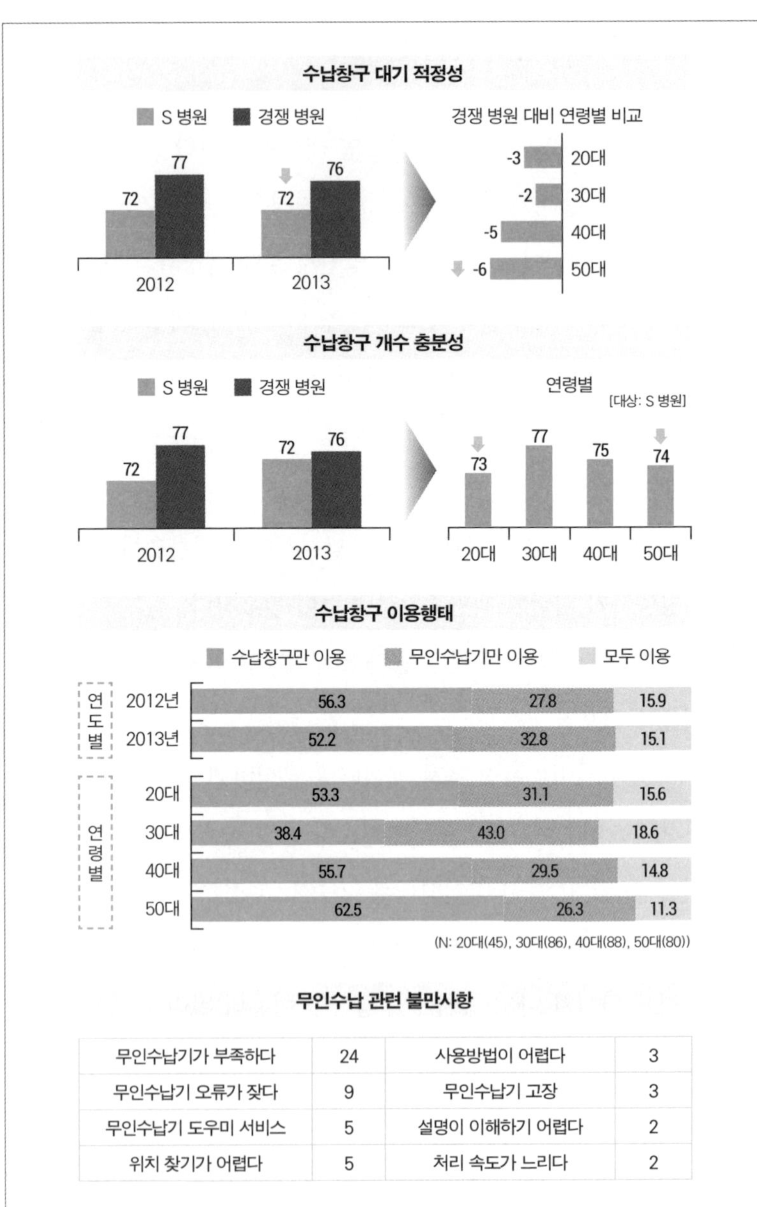

무인수납기가 부족하다	24	사용방법이 어렵다	3
무인수납기 오류가 잦다	9	무인수납기 고장	3
무인수납기 도우미 서비스	5	설명이 이해하기 어렵다	2
위치 찾기가 어렵다	5	처리 속도가 느리다	2

표 4-19. 서비스품질 조사 데이터 사례

40~50대의 경우에는 여전히 수납창구 이용 비중이 매우 높게 나타나고 있는 것도 확인할 수 있다.

따라서 환자들이 무인수납기 또는 하이패스를 보다 손쉽게 이용할 수 있도록 시스템을 점검해야 할 것으로 보인다. 무인수납기를 이용하는 환자들의 주요 불만을 분석하면 기기 대수가 부족하고 기기에 오류가 많으며, 기기를 사용하는 방법이 어렵다는 의견이 다수 접수되고 있다. 불만 내용에 대한 적정성 평가와 전산프로세스 등의 점검이 필요하다고 볼 수 있다. 하이패스에 대한 만족도는 무인수납기 이용 만족도보다 상대적으로 높은 것으로 조사되었다. 특히 외래환자들은 하이패스의 이용 편리성 측면에서 더욱 만족하고 있었다. 하지만 하이패스에 대한 환자들의 인지도와 병원을 실제 이용했던 환자들의 인지도는 경쟁병원 대비 낮은 것으로 조사되었으며, 하이패스를 알고 있음에도 실제 이용하지 않는 것으로 볼 때 제도 안내뿐만 아니라 이용 접근성 및 편리성 향상에 대한 시스템 점검도 필요하며 하이패스에 대한 수납창구의 홍보활동도 필요할 것으로 보인다.

이러한 조사자료를 근거로 해서 몇 가지 개선방안을 제시할 수 있는데, 주로 무인수납기와 하이패스 등을 개선하는 방안으로 모색하게 된다. 첫 번째 개선방안은 무인수납기 처리 기능 범위의 확대이다. 병원의 무인수납기는 수납창구에서 처리하는 수납 업무를 모두 처리하지 못하고 있다. 이를 해결하기 위해서는 진료과의 적극적인 협조가 필요하며, 특히 진료예정일이 입력되어야 무인수납이 가능해진다. 혈액검사의 경우에는 진료예정일을 알 수 없고 처방 시기 등 구분이 어려워

무인수납기에서 결정하기가 어렵다는 문제가 있다. 하루에 2,000명 정도가 병원에서 혈액검사를 받는다는 것을 감안하여 이 문제를 개선한다면 무인수납기의 수납 범위 확대에 많은 도움이 될 것이다.

두 번째로 하이패스 이용에 대한 시스템을 환자중심으로 재조정할 필요가 있다. 현재 S 병원 하이패스는 예약, 진료, 검사 후 수납창구에서 수납하는 절차로 진행하고 있지만 경쟁 병원을 보면 귀가 시에 수납창구를 전혀 방문하지 않고 있었다. 경쟁 병원처럼 귀가 시에 수납창구를 방문하지 않은 채 바로 귀가하게 하고 수납내역만을 모바일, 이메일, 우편 등의 형태로 고지하는 방식으로 하이패스의 프로세스를 개선하는 조치가 필요하다.

마지막으로 최근 모바일 환경의 개선으로 인해 모바일 앱을 이용한 다양한 서비스가 급증하고 있다. 하이패스 수납내역을 모바일 앱을 통해 제공한다면 하이패스시스템에 대한 활용도는 더 증가할 것으로 보인다. 환자 입장에서도 영수증을 분실할 문제가 없으며 손쉽게 과거 내역도 확인할 수 있어서 편리성 측면에서 상당한 향상을 기대할 수 있을 것이다.

서비스품질을 계량화하여 개선방안을 도출하는 한 가지 사례를 살펴보았지만, 161개의 세부품질을 환자의 기본적인 사회적 정보와 응답 내용을 통해 다양하게 분석한다면 각 세부품질의 현재 수준 확인과 더불어 세부품질의 주요 문제를 더 세분하여 분석 및 확인할 수 있게 된다. 정확한 문제의 지점을 확인할 수 있다면 핵심적인 부분을 목표로 방향을 설정하여 해결의 실마리를 찾을 수 있고, 세부품질 단위로 정확한 개선사항을 도출할 수도 있으므로 경제적으로는 최소의 비용으로 문제를 해결할 수 있게 된다.

서비스 관점으로 서비스품질을 바라보기

2012년부터 환자경험(PE: Patient Experience)이라는 개념을 의료서비스에 도입했다. 환자가 듣는 것으로 들어보고, 환자가 보는 것으로 바라보고, 환자가 느끼는 것으로 느껴보는 관점의 차이를 적용하려고 했다. 이렇게 환자의 관점에서 의료서비스를 바라볼 때는 "환자에게 어떤 것을 적용하겠는가?"라는 마지막 질문을 던져야 한다.

환자경험을 기반으로 하여 환자가 병원에 원하는 것을 확인해보니, 사실 환자들은 병원에 오는 것을 싫어한다는 사실을 알게 되었다. 과거 병원에 대한 이미지는 소독약 냄새, 흰색 페인트, 슬픈 감정 등이 공존하는 공간이었다. 그래서 환자는 병원에 왔을 때 이런 병원의 이미지를 느끼고 싶어 하지 않는다. 따라서 새로 건립하는 병원은 로비의 천장 층고를 높이고 부대시설을 로비에 배치하여 병원의 이미지를 없애는 데 노력하고 있다.

또한 환자는 병원이 다른 외부 공간보다 안전한 장소가 되기를 원한다. 감염에 안전한 장소, 도난과 같은 범죄로부터 보호받을 수 있는 장소, 화재나 재난 등과 같은 재해로부터 안전한 공간으로 느끼고 싶어 한다.

병원은 아픈 상황에서 치료를 받기 위해 방문하는 장소이기에, 환자는 검사나 치료를 빼면 상당히 긴 시간을 병원에서 지루하게 보내야 한다. 그래서 병원에서 보내는 시간 중에 관심 있는 행사를 경험하거나, 어떤 의미가 있는 이야기를 접할 기회가 많기를 바란다. 치료 공간으로 인식하다 보니 치료에 도움이 되는 환경과 불편하지 않은 동선을 원하는 것이다. 결론적으로 보면 환자들은 '병원 같지 않은 병원, 안전한 병원, 이야기가 있는 병원, 쾌적한 환경이 조성된 편리한 병원' 등을 원하는 것을 알 수 있다.

환자의 근본적인 요구에 대한 서비스를 환자경험 중심의 네 가지 관점에서 접근하고 있다. 서비스의 네 가지 관점은 창조(creativity), 증가(increase), 고객화(customize), 감소(reduce)이다.

먼저, 서비스 중 계속해서 새롭게 만들어내야 하는 것은 창조의 영역이다. S 병원은 건물과 건물 사이의 계단에 천장을 씌워서 라운지를 만들었다. 열대 식물을 심고 휴대폰 충전기 등을 배치해 편안한 휴식공간으로 재탄생시켰다. 병원 공간을 환자의 전용 공간으로 활용하는 곳은 많지 않은 데 반해 S 병원은 상당한 공간을 환자의 휴식 및 면회공간으로 만들었다. 이처럼 병원 같지 않은 이미지와 서비스 디자인, 환자의 휴식을 위한 회복공간 등은 지속해서 만들어내야 할 부분이다.

두 번째로 환자의 지루한 시간을 체감적으로 줄여줄 수 있는 여러 장치를 계속해서 늘려가야 한다. 대부분의 환자가 들어오고 나가는 장소에 3평 정도 크기의 전시관을 만들었다. 이 '아트스페이스'라는 이름의 전시관은 눈길을 끌기 때문에 환자는 그 옆을 지나가다 자연스럽게

창조 (Creativity)	감소 (Reduce)
· Not Hospital Image · 우리 라운지 · 건물의 가치 부여 (노아의 방주, 빛기둥) · Visual Design	· 체감 대기시간 · 병원환경 위험 · 이동동선 · 불편사항
증가 (Increase)	**고객화 (Customize)**
· History Wall · History Road · Window Words · Art Space · 공연, Event	· Red Jacket · 설명간호사 · 원무매니저 · 서류영상발급센터 · 편의시설

표 4-20. 관점에 따른 환자경험 관리

전시관 안에 들어가게 된다. 아이가 아파서 병원에 방문했을 때도 아이와 함께 유명 갤러리에 그림을 보러 온 듯한 기분을 느낄 수 있다. 그 옆에는 작은 무대가 조성되어 있다. 유명 가수나 음악대학 뮤지션들의 다양한 장르 음악이 병원에 울려 퍼진다. 병원이라는 공간에서 마음을 위로하는 아름다운 멜로디를 들으며 잠시나마 질병으로 인한 고통과 지루한 시간을 잊을 수 있다. 또한 지나가는 통로마다 위로하는 문구, 병원에 대한 역사적 사실과 같은 내용을 전시해 환자의 마음을 어루만지고 병원에 대한 궁금증을 해소해준다. 이렇게 이야기가 되는 내용은 계속해서 늘려가야 할 소재들이다.

세 번째로는 시대의 변화에 따른 고객화가 되어야 함을 기억해야 한다. 모바일이 보편화되기 전에는 PC로 인터넷을 하면서 각종 정보를 습득했다. 하지만 모바일이라는 환경 변화에서는 정보에 접근하는 도구로서 PC는 자리를 많이 차지하며 사용하기 불편하게 되었다. 현재의 PC 활용은 문서작업이나 인쇄 등을 위한 용도로 변모했다. 그래서 층별로 몇 개씩 설치되어 있던 PC를 제거하는 대신 비즈니스센터를 만들어 PC를 복사기와 연결하여 복사와 인쇄 등이 가능하게 했다. 또한 정부에서 발행하는 전자증명서 등의 문서를 출력하거나 팩스로 보내는 업무가 가능한 공간으로 탈바꿈시켰다. 로비 중심에 있던 원무부서는 각 층으로 이동하여 원무매니저를 새롭게 상주시켰다. 이렇듯 병원의 정책목표와 외부환경 변화에 따라 필요한 서비스 형태를 환자에 적합하도록 재설계할 필요가 있다.

마지막으로 지속해서 줄여가야 하는 서비스 관점이 있다. 병원에서 진료를 볼 때 가장 불만인 요소로 조사되는 항목은 진료하는 데 기다리는 '시간'이다. 이를 위해서 기다리는 체감 대기시간을 줄이고자 각종 휴게공간을 확충했다. 그 공간에서 휴식을 취하는 환자에게 문자로 대기순서를 알려주는 시스템도 개발하여 적용하고 있다. 또한 진료과정에서 검사, 치료, 주사, 약, 사본 발급 등 여러 절차를 진행하다 보면 환자가 이동하는 동선이 상당히 길어진다. 이러한 동선도 연관되는 질환과 검사 장소 등에 따라 재배치하거나, 실제 이동하는 동선을 최대한 축소하려는 노력을 기울여야 한다.

서비스품질에서 환자경험으로의 변화

2015년 10월경, 건강보험심사평가원은 2016년에 진행할 환자경험 예비평가를 위한 간담회를 진행했다. 당시에는 환자경험 예비평가를 하고 여러 문제가 발생하면 문제를 보완할 수 있는 준비시간이 있을 것으로 예상했지만 2017년에 바로 환자경험평가를 시범 실시했다. 그리고 건강보험심사평가원은 2022년 의료질평가에 공공성 영역의 15%를 반영하겠다는 발표를 했다. 의료질평가를 통해 약 7,000억 원이라는 예산을 배정하여 종합병원과 상급종합병원에 지원한다는 계획이다. 병원들은 건강보험심사평가원에서 실시하는 환자경험평가로 인해 서비스품질 위주로 관리하던 진료서비스를 환자경험 위주로 변화시키지 않을 수 없었다.

2017년, 환자경험평가 결과가 발표되었다. 서울 서대문 소재 S 병원은 NCSI 조사에 2011년부터 연속 1위를 차지하고 있었기에 환자경험평가에서도 좋은 결과를 받을 것으로 기대하고 있었다. 하지만 500병상 이상 95개 병원을 대상으로 조사한 결과 26위라는 결과를 받았고, 빅5 중에서는 4위의 성적이었기에 다소 당황스러웠다. 환자경험평가는 간호사 영역, 의사 영역, 투약 및 치료과정, 병원 환경, 환자권리보장, 전반적 평가 등 21개 문항으로 되어 있다.

환자경험평가에 대한 세부 항목을 분석해보니 일부 항목에 시스템과 같은 구조적인 문제들이 있는 것으로 확인되었다. 그래서 2019년 환자경험평가 결과의 개선을 위해 우선 환자경험평가를 기반으로 한 자

환자경험 평가도구(설문지)

Ⅰ. 입원 중 간호사 영역

문 1) 담당 간호사는 귀하를 존중하고 예의를 갖추어 대하였습니까?

1. 전혀 그렇지 않았다.
2. 그렇지 않았다
3. 그랬다
4. 항상 그랬다

문 2) 담당 간호사는 귀하의 이야기를 주의 깊게 들어 주었습니까?

1. 전혀 그렇지 않았다.
2. 그렇지 않았다
3. 그랬다
4. 항상 그랬다

문 3) 담당 간호사는 병원생활에 대해 알기 쉽게 설명해 주었습니까?

1. 전혀 그렇지 않았다.
2. 그렇지 않았다
3. 그랬다
4. 항상 그랬다

문 4) 담당 간호사는 귀하가 도움을 필요로 할 때, 귀하의 요구를 처리하기 위하여 노력하였습니까?

1. 전혀 그렇지 않았다.
2. 그렇지 않았다
3. 그랬다
4. 항상 그랬다

Ⅱ. 입원 중 의사 영역

문 5) 담당 의사는 귀하를 존중하고 예의를 갖추어 대하였습니까?

1. 전혀 그렇지 않았다.
2. 그렇지 않았다
3. 그랬다
4. 항상 그랬다

문 6) 담당 의사는 귀하의 이야기를 주의 깊게 들어 주었습니까?

1. 전혀 그렇지 않았다.
2. 그렇지 않았다
3. 그랬다
4. 항상 그랬다

문 7) 귀하나 보호자가 담당 의사를 만나 이야기할 기회가 자주 있었습니까?

1. 전혀 그렇지 않았다.
2. 그렇지 않았다
3. 그랬다
4. 항상 그랬다

문 8) 귀하는 담당 의사의 회진시간 또는 회진시간 변경에 대한 정보를 제공 받으셨습니까?

1. 전혀 그렇지 않았다.
2. 그렇지 않았다
3. 그랬다
4. 항상 그랬다

〈표 2〉 평가 차수별 문항점수

(단위: 점, 기준: 58,258명)

구 분	3차 평가결과	2차 평가결과	1차 평가결과
종합 점수	82.46	82.72	83.94
1. 간호사 영역			
Q1.존중/예의	86.87	86.42	89.86
Q2.경청	87.04	86.75	89.3
Q3.병원생활 설명	84.9	84.89	87.28
Q4.도움요구 처리노력	86.76	86.52	86.91
2. 의사 영역			
Q5.존중/예의	88.06	87.81	88.82
Q6.경청	87.35	87.44	88.78
Q7.의사와 만나 이야기할 기회	74.18	74.37	74.63
Q8.회진시간 관련 정보제공	**77.25**	**76.6**	**76.96**
3. 투약 및 치료과정			
Q9.투약 · 처치관련 이유 설명	81.01	80.86	82.97
Q10.투약 · 처치관련 부작용 설명	79.09	79.14	81.63
Q11.통증조절 노력	80.35	82.54	84.11
Q12.위로와 공감	77.77	78.41	78.23
Q13.퇴원 후 주의사항 및 치료계획 정보제공	**92.68**	**93.22**	**84.91**
4. 병원 환경			
Q14.깨끗한 환경	82.16	81.76	83.11
Q15.안전한 환경	83.5	83.42	85.1
5. 환자권리보장			
Q16.공평한 대우	86.22	85.2	87.64
Q17.불만제기 용이성	**67.35**	**71.68**	**72.96**
Q18.치료결정과정 참여기회	**77.02**	**77.52**	**79.7**
Q19.수치감 관련 배려	**74.29**	**80.36**	**84.8**
6. 전반적 평가			
Q20.입원경험 종합평가	83.49	83.23	83.8
Q21.타인추천여부	81.05	81.72	82.62

그림 4-5. 환자경험 평가 설문지(왼쪽)와 환자경험평가 결과(오른쪽)

체 만족도 조사를 실시했다. 건강보험심사평가원에서 조사한 환자경험 평가와 자체 만족도 조사의 세부문항별 결과를 비교하면 상당히 일치하는 점이 많았다. 이 결과를 전체 직원과 공유하여 환자경험평가의 신뢰성을 확인시켜줄 수 있었다. 최소한 건강보험심사평가원의 환자경험 평가에 대한 의구심을 풀고 평가 결과를 향상하기 위한 원동력은 마련된 것이다. 그리고 자체 만족도 조사를 통한 Action Matrix 분석으로 우선 개선 항목을 분석했는데 그 결과 '의사와 만나서 이야기할 기회' '회진시간 관련 정보제공' '질환에 대한 위로와 공감' '불만제기의 용이성' 등이 조사되었다. 자원의 효율적 배분을 위해, 환자경험평가에서 개선 가능한 문항을 장단기별로 분석해서 단기적으로 개선 가능한 프로세스 문항과 중장기로 개선이 가능한 문화 문항으로 구분했다. 따라서 우선 개선 항목과 프로세스 항목을 위주로 개선활동을 진행하고, 문화 항목의 꾸준한 개선을 위한 지속적인 활동계획을 마련했다.

의료진의 교육과 관련된 활동으로 환자경험 인포클릭(환자경험평가의 정보를 포스터 형식으로 제공하는 방식)을 발송할 때, 과거에는 환자경험평가에 대한 다소 많은 내용을 포스터로 만들어 공지했다면 이번에는 핵심적인 단어를 중심으로 재구성하여 시인성을 확실하게 향상했다. 그리고 신속한 의사결정과 강력한 개선활동을 위해서 환자경험증진위원회를 구성했고, 환자경험평가 우수사례와 타 병원 벤치마킹도 진행하면서 각종 아이디어를 논의했다.

회진 관련 정보를 제공하기 위해 환자에게 알림톡으로 매번 회진시간 정보를 제공하는 시스템도 구축했다. 사실 시스템을 구축하더라도 의사가 사용하지 않으면 시스템 구축의 의미가 없으므로 특단의 조치로 회진 알림톡 주간 발송률을 의사에게 매주 1회씩 알렸으며, 이때 개인 발송률과 임상과 발송률을 함께 통보했다. 시스템 적용 후 즉각적인 효과가 나타나 현재 80%가 넘는 발송률을 기록하고 있다.

환자 침상 옆에는 회진게시판과 메모지를 설치했다. 평소 궁금했지만 회진시간에 떠오르지 않아 문의하지 못한 질문을 환자가 메모해둬서 놓치지 않도록 하려는 의도였다. 그리고 회진게시판 하단부에는 불만사항 및 제안 항목을 마련하여 불만제기의 용이성에도 도움이 되도록 했다. 질환에 대한 위로와 공감 향상을 위해서는 환자들의 평균 재원일수가 약 7일인 점을 감안하여 7개의 공감문구를 캘리그래피와 그

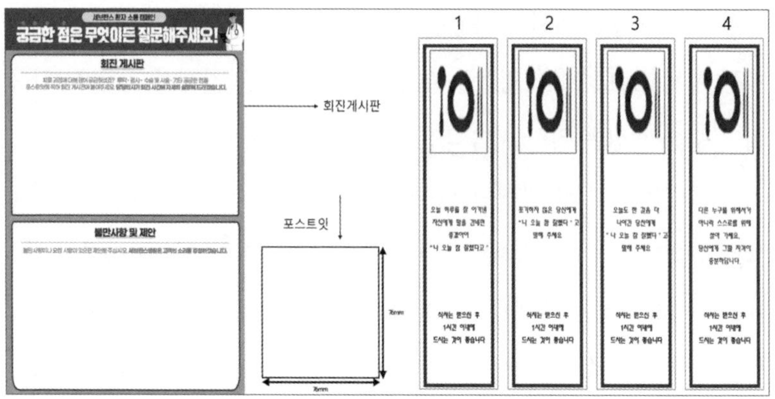

그림 4-6. 회진게시판(왼쪽)과 위로공감 수저 커버(오른쪽)

림으로 제작했다. 공감문구는 환자의 입원일자를 기준으로 하루에 하나씩 순차적으로 알림톡을 통해 엽서처럼 자동 발송하게 했다. 그리고 환자가 식사 때 사용하는 수저 커버에도 위로문구를 인쇄하여 식사 때마다 문구를 접할 수 있도록 했다.

치료과정 중 신체노출 등이 발생하는 문제를 개선하기 위한 환자 존중 캠페인을 실시했다. 커튼과 연결되는 폿말을 제작하여, 환자 침상 커튼을 열기 전에 환자에게 커튼을 걷어도 되는지 미리 물어보도록 했다. 자체 만족도 조사에서도 만족도가 8.7점 상승한 것으로 확인되었다.

환자의 진료환경을 개선하기 위해 야간의 수면을 위한 꿀잠프로젝트도 추진했다. 야간에 병실은 무척이나 조용하다. 소음이 조금만 발생해도 환자의 수면을 방해하게 된다. 게다가 병실 내에 필수적으로 설치되어야 하는 유도조명이 환자의 수면을 어렵게 한다. 그래서 외부 소음과 조명의 빛을 줄여주는 용도의 귀마개와 수면안대를 구성하여 꿀잠꾸러미를 맞춤 제작했고, 이를 입원하는 환자에게 제공하고 있다. 이 꿀잠꾸러미를 제공한 전후를 비교해보니, 파일럿 테스트를 한 병동별로 차이는 있지만 만족도가 30~70% 향상된 것을 확인할 수 있었다.

환자경험평가를 위해서는 환자가 설문조사를 어느 정도 이해하고 있는 것도 중요하다. 그래서 환자의 이해를 돕기 위해 병실 내 환자용 포스터를 표준화했다. 또한 출입문에 포켓패드 4개를 동일하게 설치하여 포스터를 넣는 방식으로 개선했다. 전에는 다양하고 불규칙했던 안내문 게시로 인해 병실 분위기가 산만했다면, 환자용 안내문 게시 방법을 표준화하고 나니 병실 환경이 개선되는 효과와 함께 효율적인 안내도 가능해졌다.

이렇게 환자경험평가를 위한 다양한 개선활동을 통해 2021년에 실시한 3차 환자경험평가에서는 47개 상급종합병원 중 10위를 차지했고, 빅5 중에서는 1위를 차지할 수 있었다.

실시간 순환만족도체계 구축하기

우수교직원 해외견학 프로그램으로 싱가포르 국립대학병원에 방문했을 때, 외래진료를 지나고 나오자마자 그곳에 설치되어 있는 터치형 키오스크를 발견했다. 병원을 방문한 환자가 지나가면서도 손쉽게 입력할 수 있도록 간단한 장치로 실시간 만족도를 수집하고 관리하고 있었다. 싱가포르 대학병원의 실시간 만족도시스템을 국내 병원에 설치하는 것은 어렵지 않지만, 구역별로 기기를 설치하게 되면 해당 구역에 근무하는 직원에게 거부감이 생길 수 있다는 문제점이 있었다.

진료서비스를 모니터링하기 위해 다양한 만족도를 실시하고 있으나 대부분 입원의 경우 병동별로 40개 정도의 표본을 수집하고, 외래의 경우 임상과 40개 정도의 표본을 수집하여 조사하는 방식으로 연 1회 정도 만족도 조사를 실시했다. 그 외 응급실, 검사실, 국제진료소, 전화모니터링 등의 조사 방식도 마찬가지였다. 만족도를 실시간으로 조사하게 되면 서비스 문제를 신속하게 탐색할 수 있고 문제에 대한 개선도 그만큼 빠르게 진행할 수 있게 된다.

만족도의 실시간 조사와 적용 방법을 고민하던 시기에 환자경험평가에 대한 건강보험심사평가원의 발표가 있었다. 평가에 대비하기 위해 환자경험증진위원회를 구성하여 심도 있는 논의를 진행했다. 이때 입원간호팀에서 모든 퇴원환자를 대상으로 설문을 받아 분석하고 이를 해당 부서에 결과를 전달하는 과정을 확인할 수 있었다. 입원간호팀은 퇴원환자 설문을 조사하고 분석하는 과정을 시스템 방식으로 개선하는 것이 필요하다는 의견을 제기했다. 환자경험평가는 입원환자를 대상으로 조사되므로, 퇴원환자 설문을 연 1회 실시하는 병동별 만족도 조사와 병합하는 것이 효율적일 수 있다는 판단하에 검토를 진행했다. 만족도 조사 방식을 메신저 알림톡 또는 SMS 문자 방식으로 전환하면 비용적인 증가 없이도 시스템 전환이 가능했다. 그래서 두 가지의 조사체계를 병합하고 건강보험심사평가원에서 조사하는 환자경험평가도 반영

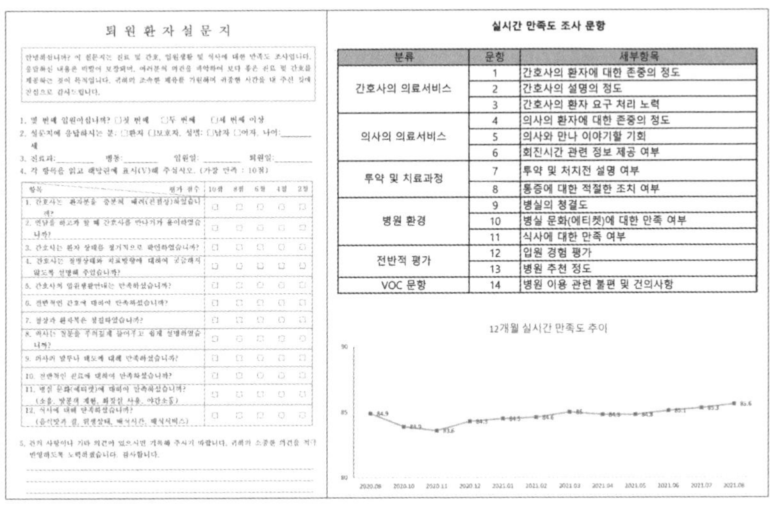

퇴 원 환 자 설 문 지

안녕하십니까? 이 설문지는 진료 및 간호, 입원생활 및 식사에 대한 만족도 조사입니다. 응답하신 내용은 비밀이 보장되며, 여러분의 의견을 파악하여 보다 좋은 진료 및 간호를 제공하는 것이 목적입니다. 귀하의 조속한 쾌유를 기원하며 귀중한 시간을 내 주신 것에 진심으로 감사드립니다.

1. 몇 번째 입원이십니까? □첫 번째 □두 번째 □세 번째 이상
2. 설문지에 응답하시는 분: □환자 □보호자, 성별: □남자 □여자, 나이:______ 세
3. 진료과:______ 병동:______ 입원일:______ 퇴원일:______
4. 각 항목을 읽고 해당란에 표시(V)해 주십시오. (가장 만족 : 10점)

항목 \ 평가 점수	10점	8점	6점	4점	2점
1. 간호사는 환자분을 충분히 배려(친절성)하였습니까?	□	□	□	□	□
2. 면담을 하고자 할 때 간호사를 만나기가 용이하였습니까?	□	□	□	□	□
3. 간호사는 환자 상태를 정기적으로 확인하였습니까?	□	□	□	□	□
4. 간호사는 질병상태와 치료방향에 대하여 궁금하지 않도록 설명해 주었습니까?	□	□	□	□	□
5. 간호사의 입원생활안내는 만족하셨습니까?	□	□	□	□	□
6. 전반적인 간호에 대하여 만족하셨습니까?	□	□	□	□	□
7. 침상과 환자복은 청결하였습니까?	□	□	□	□	□
8. 의사는 질문을 주의깊게 들어주고 쉽게 설명하였습니까?	□	□	□	□	□
9. 의사의 말투나 태도에 대해 만족하셨습니까?	□	□	□	□	□
10. 전반적인 진료에 대하여 만족하셨습니까?	□	□	□	□	□
11. 병실 문화(에티켓)에 대하여 만족하셨습니까? (소음, 방문객 제한, 화장실 사용, 야간소등)	□	□	□	□	□
12. 식사에 대해 만족하셨습니까? (음식맛과 질, 위생상태, 배식시간, 배식서비스)	□	□	□	□	□

5. 건의 사항이나 기타 의견이 있으시면 기록해 주시기 바랍니다. 귀하의 소중한 의견을 적극 반영하도록 노력하겠습니다. 감사합니다.

실시간 만족도 조사 문항

분류	문항	세부항목
간호사의 의료서비스	1	간호사의 환자에 대한 존중의 정도
	2	간호사의 설명의 정도
	3	간호사의 환자 요구 처리 노력
의사의 의료서비스	4	의사의 환자에 대한 존중의 정도
	5	의사와 만나 이야기할 기회
	6	회진시간 관련 정보 제공 여부
투약 및 치료과정	7	투약 및 처치전 설명 여부
	8	통증에 대한 적절한 조치 여부
병원 환경	9	병실의 청결도
	10	병실 문화(에티켓)에 대한 만족 여부
	11	식사에 대한 만족 여부
전반적 평가	12	입원 경험 평가
	13	병원 추천 정도
VOC 문항	14	병원 이용 관련 불편 및 건의사항

그림 4-7. 퇴원환자 설문지 서식(왼쪽)과 실시간 만족도 현황(오른쪽)

하여 퇴원환자 만족도를 실시간 모니터링할 수 있는 시스템을 구축할 수 있었다. 환자가 집에 도착해 짐을 정리할 때쯤 입원기간 중 불편한 점은 없었는지 등의 의견을 묻는 만족도 설문이 도착하게 된다. 환자들의 소중한 의견은 더 나은 병원을 만드는 데 큰 도움을 준다.

퇴원환자 만족도시스템은 각 병동에서도 접근할 수 있으므로 퇴원 환자의 평가를 수시로 확인할 수 있다. 이 시스템은 외래환자와 응급실에도 적용되었다. 이후에는 환자경험평가의 점수 향상을 위해서 의사 영역에 대한 만족도를 관리하고자 회진정보 제공자료와 외래환자 만족도 점수를 인사정보시스템에 연계하여, 진료 및 회진하는 의사가 진료에 따른 만족도 점수를 바로 확인할 수 있는 시스템이 완성되었다.

실시간 만족도 조사가 외래, 입원, 응급실 등에도 적용되면 병원에

서 진료하는 모든 영역에 실시간 모니터링시스템이 구축된다. 그럼으로써 문제 발생에 대한 인지부터 이를 해결하는 개선활동까지 자발적인 선순환 과정으로 품질유지 기전이 마련되고, 진료서비스에 대한 품질은 지속 가능하게 향상되는 방향으로 진행될 것이다.

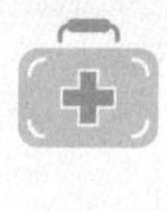

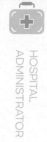

(제5장)

미래 혁신적인 진료프로세스

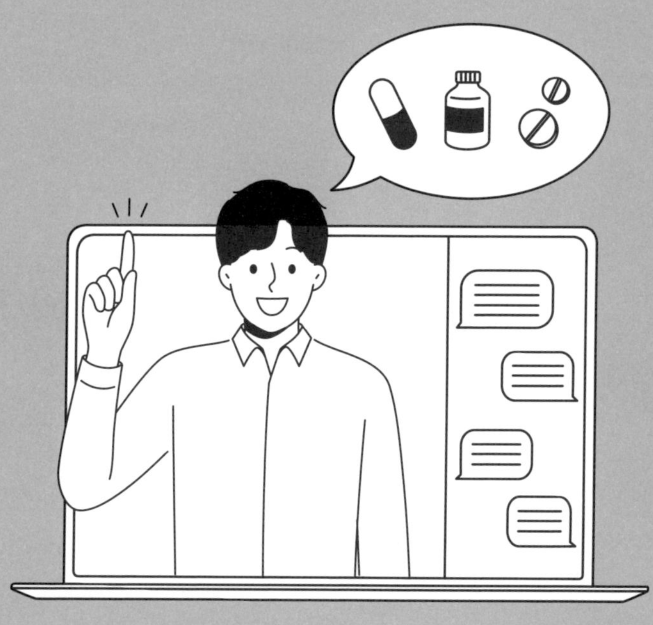

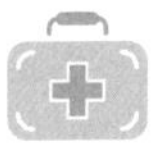

종이 없는 진료시스템 구축

최근 IT 분야의 급속한 발전으로 기술 간의 융합화와 고도화가 이뤄지며, 디지털 전환의 패러다임으로 인해 산업 전반에 변화가 가속되고 있다. 주요 ICT(Information and Communication Technologies) 기술은 인공지능(AI: Artificial Intelligence), 빅데이터, 클라우드, 메타버스, 로봇, 차세대 통신, 웨어러블, 사물인터넷 등 다양한 분야로 확장되고 있다. 이러한 기술 혁신이 가속화되는 중에 코로나19라는 팬데믹으로 인해 사회 각 분야에는 비대면, 자동화서비스 등에 대한 요구가 상승하면서 패러다임 변화를 가속했다. 사회적 패러다임의 변화에 편승하여 의료산업과 병원 현장에도 중요한 변곡점이 도래해 원격진료가 급속하게 확산되고 있으며 헬스케어 규제가 대거 완화되고 있다. 이렇게 밀려드는 첨단 기술로 인해 앞으로 변화가 가능한 진료환경의 혁신을 사례를 중심으로 살펴보고자 한다.

환자는 병원에서 진료를 보는 동안 수많은 종이를 받는다. 원무부서 수납을 통해서는 진료비 영수증, 진료비내역서, 약교환증, 진료예약증, 신용카드 매출전표, 의료전달체계 안내, 제증명 신청 안내, 하이패스 안내, 각종 편의시설 안내, 통원확인서 등과 관련한 자료가 종이로 제공되고 있다. 외래진료 시에는 임상과별 각종 문진표, 건강보험 산정특례 신청서, 진료 후 안내문, 질환 관련 안내문, 검사 관련 안내문, 처방전 등을 종이로 받는다. 입원이 결정되면 입원 시 유의사항 안내문, 입원약정서, 병실 입원생활 안내문, 입원환자 병문안객 기록지, 입원증명서, 사전 문진, CT·MRI 촬영검사 안내 및 동의서, 격리실 사용 신청서, 퇴원수속안내문, 퇴원 후 주의사항 및 치료계획서, 퇴원 후 처치 설명문 등 다양한 종이를 전달받게 된다.

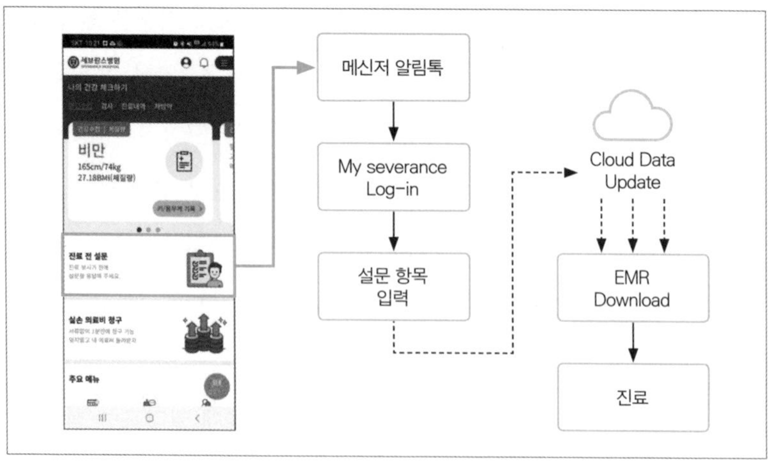

그림 5-1. 진료 전 사전문진시스템

문서(종이)는 환자가 가져가는 것과 병원에서 보관하는 것 등으로 구분되며, 환자가 가져가는 문서 중에는 단순 안내문도 있지만 개인정보를 보호해야 하는 증명서와 같은 자료도 있다.

우선 진료비 계산서에는 진료비내역서, 약교환증, 진료예약증, 신용카드 매출전표 등의 자료가 포함되어 있다. 이 진료비 계산서는 환자용 모바일 앱 기능에서 모바일 영수증에 Push 알림 기능을 적용하면 받을 수 있다. 진료비내역서는 계산서 항목별로 링크 형식으로 제공된다. 다만 진료비내역서에는 개인정보 관련 내역이 포함되어 있으므로 증명서 발행 방식의 암호화 방식을 포함해야 한다. 그리고 출력 시에는 고밀도 2차원 바코드를 사용하면 특수용지 효과를 얻을 수 있다. 이렇게 발행되는 각종 문서는 모바일 앱으로 전자문서 지갑 기능을 추가하여 발행 기록을 확인할 수 있고, 일정기간 내 재발행 기능도 추가하여 편의성을 향상시킬 수 있다.

가장 많이 사용되는 종이 서식인 질환 관련 설명문이나 검사·시술 관련 안내문 등에 대한 콘텐츠 플랫폼을 구축하여 환자의 진료 시기나 처방과 연계해 모바일, 메신저 알림톡, SMS, 이메일 중 선택하여 안내문을 자동 발송하는 시스템을 구현한다. 이렇게 콘텐츠 플랫폼에 등록되는 자료는 영상 또는 리플릿 방식으로 제공된다. 자동연계프로세스가 구축되면 안내 업무를 하던 직원의 업무량도 상당 부분 줄일 수 있을 것이다. CT·MRI 촬영검사 안내 및 동의서와 수술동의서 등의 서식은 병원에서 검사 또는 수술 전에 환자가 설명을 듣고 서명하면 병원 EMR에 보관하는 서류이다. 따라서 전자동의서 서식으로 개발하여 모바일이나 태블릿 PC 등으로 안내하고 서명하도록 하여 종이 서식을 없앨 수 있다.

병원 전반의 프로세스에서 불가피하게 사용되는 종이 서식을 앞서 설명한 IT 시스템 방식으로 전환한다면 일정 기간 종이와 병행하여 사용하는 과도기 단계는 필요하겠지만, 상대적으로 불편한 종이 서식은 점차 사라지게 될 것이다.

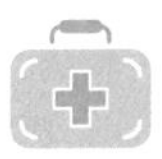

비대면 회진시스템의 개발과 원격의료의 가능성

환자의 입원진료는 안정가료, 수술, 수술 후 회복 및 처치, 재활치료, 각종 검사 등의 과정으로 이루어진다. 통상적으로 의사는 매일 오전에 회진하면서 환자 상태를 확인하고 환자와 보호자에게 현 상황과 향후 치료계획을 설명해준다.

입원진료가 항상 동일한 환경이나 상황으로 유지되는 건 아니다. 입원 후 하루 정도 입원했다가 퇴원하는 환자가 주로 입원하는 병실을 '일일입원실' 또는 '당일입원실'이라고 한다. 환자가 이 입원실로 입원해 수술받는 경우, 의사는 수술실에서 입원실로 이동할 수 있는 시간이 거의 없다. 그리고 환자가 수술 후 회복되면 바로 퇴원절차가 진행되므로 회진절차가 현실적으로 불가능하다.

동일 진료과에서 같은 상황에 있는 A 의사와 B 의사가 있었다. A 의

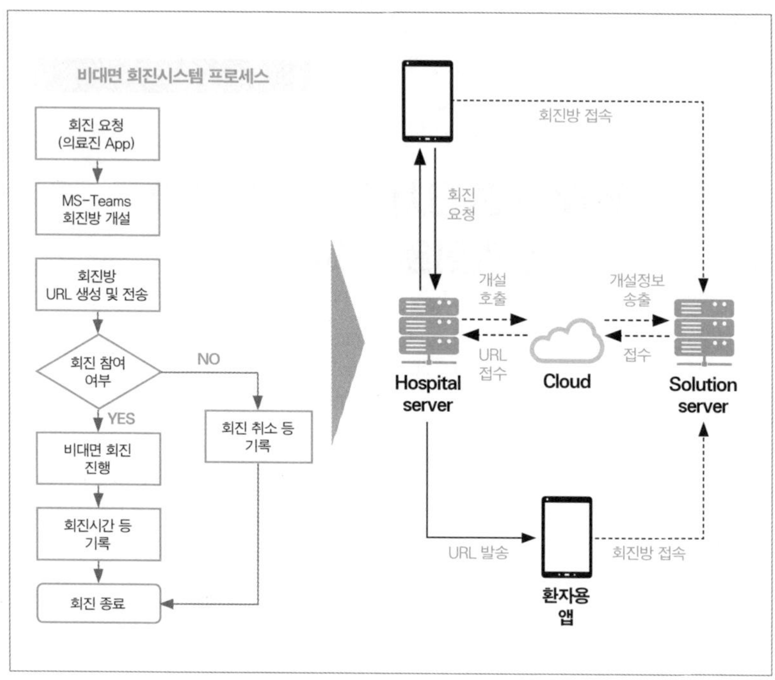

표 5-1. 비대면 회진시스템 개념도

사는 퇴원환자 만족도 점수에서 항상 90점이 넘었지만 B 의사는 70점대에 점수가 머물러 있었다. 무엇이 두 의사 간의 이러한 차이를 만들었을까? 실제 진료가 진행되는 과정을 추적해보니 A 의사는 수술이 다 끝나면 회의실에 보호자들이 모이도록 했다. 그리고 그 자리에서 환자의 수술상태와 향후 주의사항 등을 설명해주는 절차를 진행하고 있었다. 반면에 B 의사는 현실적으로 수술 후 설명을 포기한 상황이었다. 그 진료과정이 퇴원환자 만족도 점수에 결정적인 차이를 만들었다.

일반적으로 회진은 의사가 병실로 이동해서 환자에게 치료과정을 설명해주는 절차이지만, 공간이나 시간을 다르게 적용해도 궁금한 사항에 대해 해소만 된다면 시공간은 문제가 되지 않음을 확인할 수 있었다. 그래서 비대면 회진시스템을 구축하게 되면 의사가 수술실에서 잠시 쉬는 여유시간에 환자나 보호자와 모바일로 연결되는 비대면 회진시스템으로 수술 설명과 주의사항 등에 대한 설명을 전달하는 것이 가능하겠다고 판단했다.

사실 환자의 휴대폰으로 의사가 전화하면 간단히 해결될 수도 있지만, 이 경우에는 의사의 전화번호가 환자의 휴대폰에 기록되는 문제가 있었다. 그래서 가상의 모바일 회진방을 만들고 환자와 의사가 URL 링크를 통해 그 회진방에 접속하는 방식으로 시스템을 설계했다. 산부인과와 응급의학과에서 파일럿 테스트를 진행할 때는 주말 퇴원 및 밤시간에 입원환자와의 비대면 회진을 시도해보았다. 예기치 않은 회진에 환자와 보호자의 만족도가 높아짐을 확인할 수 있었고, 외래진료 시 퇴원환자와의 회진도 가능함을 확인할 수 있었다.

환자 진료 시 활용되는 의사 진료용 모바일 앱으로 환자에게 회진 요청을 하면, 병원 설루션 서버에 회진방이 개설되고 URL 주소가 병원 서버로 전달된다. 이후 병원 서버 내에서 환자가 URL 링크를 통해 회진방에 접속하면 의사의 회진이 가능해진다. 이때 병원 서버와 설루션 서버 간의 정보전달은 클라우드와 상호 약속된 API(Application Programming Interface)로 전달되며, 회진 중에 필요한 내용 기록도 같은 방식으로 병원 서버에 기록할 수 있다.

비대면 회진시스템은 회진 시 발생하는 물리적인 시간과 공간적 제약을 벗어나 의사와 환자가 비교적 자유롭게 소통할 수 있다는 측면에서 혁신적인 시스템이다.

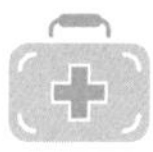

콘텐츠 플랫폼 활용, 질병 주기별 자동 알림

환자는 병원에 오면 궁금한 것이 너무도 많다. 가야 할 장소의 위치를 비롯해 이 검사는 왜 하는지, 약만 먹으면 괜찮은 건지, 수술을 해야 하는지, 수술하면 나을 수 있는지, 질병에 안 좋은 음식은 무엇인지 등 알고 싶은 것이 너무도 많다. 하지만 병원에서는 적시에 설명해주려고 해도 놓치는 경우가 많고, 여러 제약으로 인해 안내문을 주거나 제약회사에서 제공하는 설명서를 하나씩 나눠주는 정도가 최선이다. 게다가 우리나라 의료환경에서는 의료진이 봐야 할 환자가 많다 보니 환자의 궁금증을 모두 해소해주기 어려운 것이 어쩔 수 없는 현실이다.

IT 산업의 급속한 발전으로 질환에 대한 정보를 비롯해 시술, 수술, 주의사항, 식이, 입원, 퇴원, 필요한 서류 등 관련 정보를 모바일 앱으로 쉽게 제공할 수 있게 되었다. 먼저 동영상이나 리플릿 등의 형태로 콘텐츠 플랫폼에 고유번호를 지정하고 등록한다. 그리고 진료프로세스 흐름에 맞게 각 콘텐츠 정보를 환자용 모바일 앱의 알람 기능을 이용하여 적시에 제공해준다.

예를 들어보자. 갑상샘암 확진을 받은 환자가 외래예약을 했더니 모바일 알림톡으로 기본 안내문을 받았다. 환자가 처음 병원에 방문하여 전산 구분에 '초진'이라고 등록하면 '병원 오시는 길' 영상인 URL 링크도 함께 받게 된다. 초진은 처음 방문창구에서 등록할 수 있으며 이때 환자용 모바일 앱 설치를 안내해준다. 이후 환자는 외래진료를 본 후에 검사예약에 대한 안내를 받는다. 검사 처방은 피검사와 CT촬영검사가 있는데, 모바일에 알림창이 나타나 클릭했더니 피검사와 CT촬영검사에 대한 기본 정보를 볼 수 있었다.

검사가 끝나고 수납을 한 환자가 귀가했다. 집에 도착해서 쉬고 있는데 갑상샘암과 관련하여 질환의 특징, 주의해야 할 음식, 치료방법 유형 등과 관련한 정보가 알림창으로 나타난다. 다음 예정일에는 내원 예정 알림을 3일 전과 전날에 각각 안내받았다. 이번 진료예약 때는 검사에 따른 치료방향을 결정하게 되어 긴장했는데, 갑상샘암 판정을 받고 잘 치료받은 사례들을 담은 영상이 모바일 앱에 있어서 열어보았더니 한결 안심되었다. 진료를 받으면서 로봇 수술을 하기로 했다. 수술에 대한 일정과 간단한 설명을 듣고 귀가했다.

환자가 집에 들어와서 저녁을 먹은 후 쉬고 있는데, 저녁 8시쯤 갑상샘암 로봇 수술과 관련한 알림창이 떠서 열어보았다. 사실 필요했던 정보가 적시에 오니 궁금증이 해결되어 편리했다. 수술일자가 다가오니 입원관련 정보가 올라왔다. 입원 시 필요한 편의용품, 입원 절차, 면회 관련 정보, 실비보험 관련 신청 정보 등 알고 있으면 좋은 정보를 확인할 수 있었다. 또한 입원 중에는 위로와 공감이 되는 문구를 보내주니 세심한 배려심이 느껴져서 병원에 대한 신뢰가 더 깊어지는 것 같았다. 퇴원하기 전날에는 퇴원 절차에 대한 알림창이 떠서 천천히 영상을 보면서 가족들과 시간을 맞추고, 필요한 것을 미리 챙겨서 간호사에게 전달했다. 퇴원 후 집으로 가니 이번에는 퇴원 후 주의사항과 함께 향후 치료계획 관련 자료가 도착했다. 궁금한 내용들이 시기별로 바로 도착하니 다른 홈페이지나 환우회 같은 곳에서 정보를 찾아다닐 필요가 없어서 좋았다.

콘텐츠 플랫폼에 등록된 콘텐츠는 현장 부서에서 직접 작업해 등록하는 것이기에 자료의 최신화에도 도움이 될 것이다. 병원에서 콘텐츠

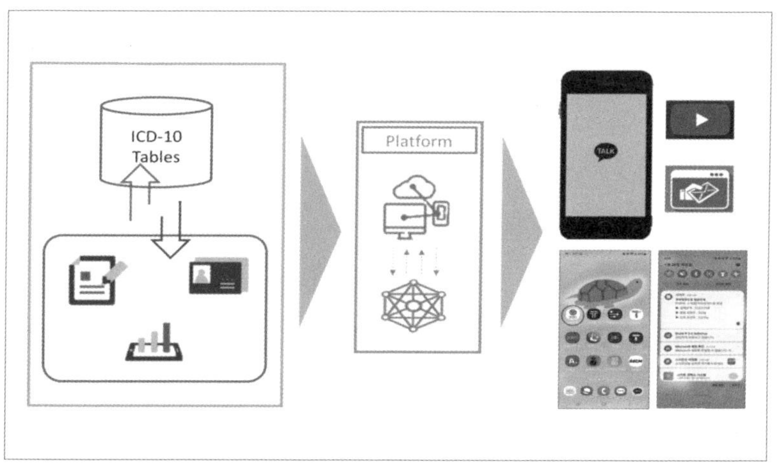

그림 5-2. 콘텐츠 플랫폼 구축 개념도

플랫폼을 만들어 진료프로세스 단계마다의 처방과 시행시기 등을 적시에 제공해준다면 환자 대면진료 시에도 꼭 필요한 진료를 하며 소요시간을 최소화할 수 있다. 의료진과 환자 간 진료상담 시에 누락되는 정보도 상당 부분 줄어들 것이 분명하다.

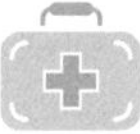

스케줄링 설루션을 통한 다학제시스템

환자의 질환은 단순하지 않다. 전립선암 진단을 받으면 치료하는 방법은 수술, 항암치료, 방사선치료, 중입자치료 등으로 다양하다. 수술은 비뇨의학과에서 주로 진행하고, 항암치료는 종양내과에서 주로 담당한다. 방사선치료와 중입자치료는 방사선종양학과에서 담당하고, 호르몬 치료는 내분비내과에서 이뤄진다. 같은 질병이라도 치료방법에 따라 주진료과와 주치의가 달라지고 고연령층일 경우에는 당뇨병, 고혈압 등을 동반할 수도 있다. 이러한 복합적인 상황을 고려하여 치료의 방향을 선택해야 한다. 그래서 주치의가 정해지면 환자의 정밀검사를 의뢰하고 확진 후 맞춤형 치료를 제공하기 위해 협진의가 포함된 다학제 진료를 진행한다.

현재까지는 다학제 진료가 스케줄 관리의 어려움 때문에 협진예약제 방식으로 이루어지고 있지만, 고도화된 스케줄 설루션을 활용하여 주치의 예약시간을 중심으로 협진의 참여가 자동 배정되는 시스템을 구축한다면 어떨까? 협진의의 스케줄을 최적으로 관리하여 다학제 진료가 상시 운영될 수 있을 것이다. 또한 다학제 진료를 위해서는 회의실만 한 크기의 다학제방을 별도로 설치해야 하지만, 새로운 스케줄링 설루션을 통해 주치의가 함께 진료하는 협진과를 지정하면 시간과 전문임상 분야를 자동으로 분석하여 환자상담을 위한 협진의를 배정받을 수 있게 된다. 다만 많은 의사가 환자가 있는 방으로 이동하여 다학제 진료를 협진 지원할 수는 없으므로, 주치의의 방 벽면에 설루션이 제공되는 운영칩이 내장된 대형화면을 설치하는 것이 좋다. 협진의가 스케줄에 맞춰 가상진료방으로 입실하면 벽면의 화면으로 환자와 주치의의

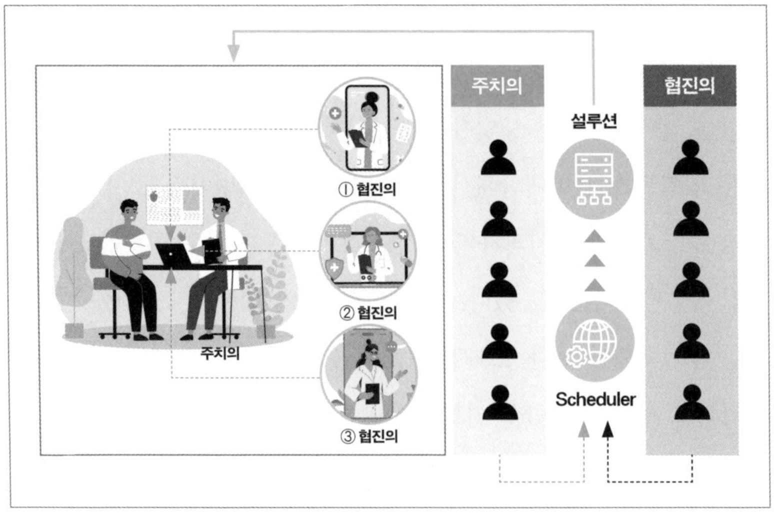

그림 5-3. 스케줄링 설루션 시스템 개념도

진료에 참여할 수 있다. 환자는 동일한 시간과 동일한 장소에서 여러 진료과 전문의로부터 진료를 보게 됨에 따라 여러 번의 예약절차가 한 번으로 통합되고, 통합된 진료로 인해 병원에 재방문할 필요가 사라지며 진료시간도 최소한으로 절약할 수 있게 된다.

결론적으로 환자는 최적의 진료를 받을 수 있으며, 이동 동선과 대기시간 또한 획기적으로 개선할 수 있게 되어 진료프로세스와 환경에 대한 만족도도 높아질 것이다. 병원 입장에서도 환자 진료의 정확성과 신속성이란 상반된 목표를 달성할 수 있을 것이며, 시간과 공간이라는 물리적 제약을 넘어 환자의 진료 빈도를 최대한으로 높이게 되면서 이에 따른 수입 증가로도 연결될 수 있을 것이다.

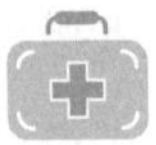

미래의 혁신형 병실

환자가 입원하면 병실에서 치료를 받는다. 미래의 입원실은 어떤 모습일지 예측해보자.

환자는 입원하기 하루 전에 자동 알림메시지를 받았다. 환자용 모바일을 통해 입원하기 전에 필요한 내용을 영상으로 시청하고, 설명서와 필요한 서류는 모바일로 작성하여 저장했다. 입원하는 날 오전에 배정된 병실을 메시지로 알게 되어 필요한 짐을 챙겨 병원으로 출발했다. 해당 병실로 바로 가니 원무매니저가 병실에 대한 기본 안내를 해주면서 부착형 체온계와 손목 밴드를 주었다. 체온 측정의 정확성을 위해서 부착형 체온계는 겨드랑이에 부착하고 손목 밴드도 착용했다. 병동을 이동할 때는 손목 밴드를 통해 출입문이 자동으로 열렸다.

병실로 들어가니 AI 병실 안내관리자가 자신을 소개하고 환자의 이름을 확인했다. 침상 뒤 벽에는 환자의 기본 인적사항이 전자종이(E-paper)로 표기되어 있었다. 침상에서 환자복으로 갈아입고, 입고 온 옷은 옷장에 넣었더니 자동 클리닝이 되었다. 침상에 눕자 모니터가 있었다. 모니터에는 오늘 입원해서 해야 할 검사, 식사, 약 복용 등 시간대별로 해야 할 일들이 표기되어 있었다. 그리고 간호사 문의, 영상회진, 편의물품 주문, 불편사항 접수, 음성서비스 등의 기능도 확인할 수 있었다. 음성서비스 버튼을 클릭하고 달걀 알레르기가 있으니 식사에 참고해달라고 말하니 알레르기 기록을 완료했다는 음성 안내가 나왔다. 잠시 쉬고 있는데 모니터에 간호사 영상이 뜨면서 체온이 높다며

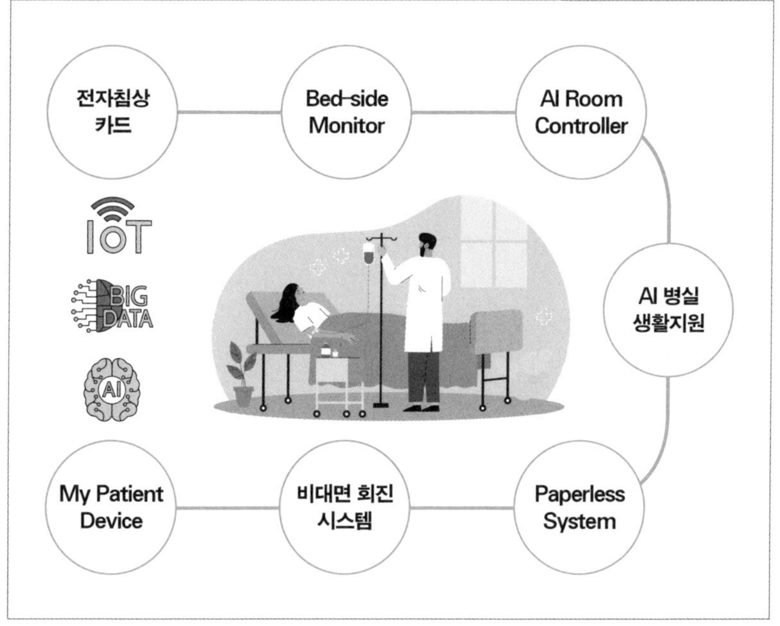

그림 5-4. 미래형 스마트 병실 개념도

상태 확인을 했다. 음성서비스 버튼을 클릭하고 입원해서 받게 될 수술과 조심해야 할 음식 등에 대해 회진 시에 문의해야 하니 메모해달라고 말했다.

저녁식사 후 전공의가 방문했다. AI 병실 안내관리자가 메모해둔 수술 및 음식 관련 문의가 있다고 대신 얘기를 해주었다. 전공의는 환자가 궁금한 점에 답변을 해주고 내일 있을 수술에 대해서도 설명해주면서, 모니터에 수술동의서와 수술 관련 영상이 있으니 모두 시청하고 나서 동의서에 서명하기를 요청했다. 모니터에 수술 안내 영상 시청과 동의서 작성 항목이 추가되었다. 시간 여유가 있어서 모니터에 대고 수술 안내 영상을 보여달라고 말하니 자동으로 영상이 재생되어 시청한 후 동의서에 서명을 했다. 간호사가 방문해서 입원 전에 작성한 자료를 다시 확인하고 현재의 상태를 기록한 다음 모니터를 통해 자신의 생체 기록을 보여주었다. 체온와 심전도가 계속 표기되고 있어서 왠지 안심되었다. 그리고 수술 전에 복용해야 할 약을 받은 다음 이동식 혈압기로 혈압을 측정하자 AI 병실 안내관리자가 혈압이 기록되었다고 알려주었다.

다음 날 오전 7시에 일어나서 세수를 했다. 수술 전까진 금식이라서 아침 식사는 할 수 없어 다시 침상에 누웠다. 8시에 모니터를 통해 비대면 회진 요청이 와서 구두로 "연결해줘"라고 했더니 주치의가 화면에 보였다. 병실로 찾아가지 못한다며 컨디션 등을 물어보고 수술실에서 만나자고 했다. 오후 2시가 되어서 수술실로 이동했고, 4시가 되어서 다시 병실로 왔다. 간호사가 병실로 와서 여러 수액을 몸에 달아주었는데 인퓨전펌프(infusion pump) 장비로 수액이 일정한 속도로 몸속에 주입되게 해주었다. 새벽 2시에 갑자기 간호사가 들어와 몸에 열이 난다면서 해열제 주사를 놓아주었다.

퇴원할 때가 되니 모니터에 퇴원 시 미리 준비해야 할 내용에 관한 영상이 나와서 차분히 시청하고, 진단서와 필요한 각종 서류를 모니터 화면을 통해 신청했다. 간호사가 방문하여 퇴원약, 퇴원 후 주의사항, 여러 증상에 따른 조치요령, 다음 내원일 등을 설명해주었다. 이 내용은 알림톡으로 다시 보내주었다. 모니터에서 진료비와 주차비용을 결제하고 병실 밖으로 나가면서 간호사에게 퇴원약과 서류를 받아 귀가했다.

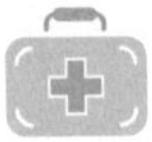

홈헬스케어시스템

병원의 역할은 크게 두 가지로 구분된다. 첫째는 각종 검사를 통해 질병을 진단하고 약 복용, 주사, 수술, 재활 등을 통해 치료하는 것이다. 두 번째는 고혈압, 당뇨병 등 생활습관과 관련된 질환을 조기에 발견하기 위한 목적으로 건강검진을 시행하는 것이다. 사물인터넷, 클라우드, 웨어러블 검사장비, AI 인공지능 등으로 대두되는 IT의 급속한 발전은 홈헬스케어(home healthcare)라는 새로운 시장의 가능성을 보여주고 있다.

웨어러블 장비는 고글, 시계, 반지, 팔찌, 옷, 신발, 밴드 등 다양한 아이디어들로 개발되고 있다. 간단하게 고글이나 스마트밴드 정도만 활용해도 생체정보를 파악하는 것은 가능하다. 고글을 쓰고 게임을 하며 즐거운 시간을 보내는 동안 시력·청력·뇌파와 같은 정보를 수집하

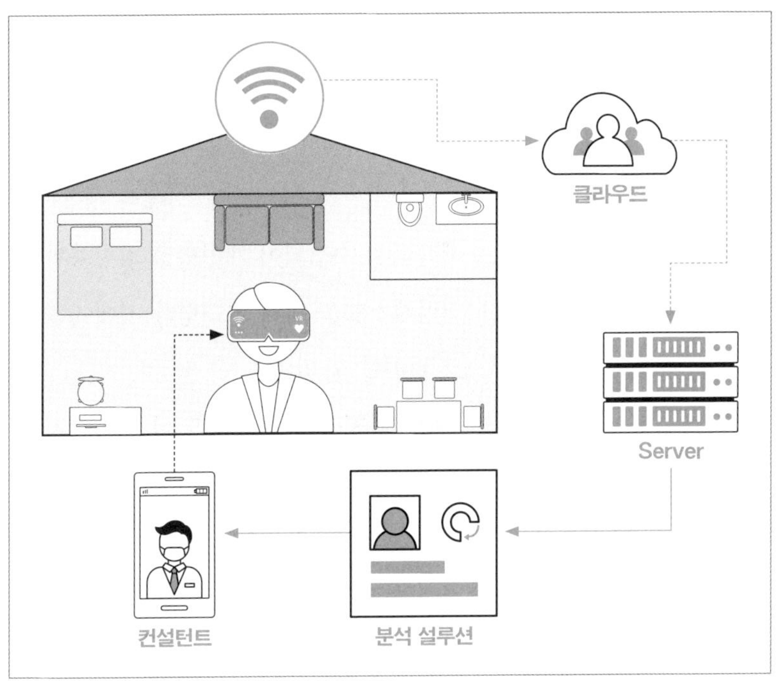

그림 5-5. 홈헬스케어 구성도

고, 스마트워치를 통해 체온·맥박·심전도 등과 같은 생체정보를 측정하고 수집한다. 인바디와 뇌파정보기기가 병합된 장비를 설치하여 매일 아침 1분 정도만 소요하면 체중, 체성분, 골격근, 비만, 근육, 체지방, 뇌파에 대한 검사도 할 수 있다. 혈액 한 방울로 간단한 혈액검사와 혈당 측정도 가능하다. 당뇨 환자의 경우에는 혈액검사도 하루에 한 번 정도 실시한다. 외부로 운동을 갈 때는 스마트워치, 기능성 운동복을 착용한다.

집 또는 외부활동을 통해 생체정보가 수집되면 이 정보는 와이파이 중계기를 통해 클라우드로 전송된다. API 방식으로 전달된 자료를 병원 서버에서 분석하여 AI 설루션으로 모니터링하고 관리한다. 표준화된 기준에서 벗어난 정보는 의료진에게 전달되어 바로 실제 상황을 확인하기 위해 비상연락망으로 확인 절차가 진행된다. 집에서 생활하는 중에 생겨나는 여러 정보는 지속해서 수집되어 개인별로 최적화된 기준으로 재설정된다. 이 모니터링시스템을 통해 초고령화 시대에 홀로 거주하는 사람들을 효과적으로 관리할 수 있다.

현재 병원의 역할은 질병 치료와 정밀 검진으로만 나뉘어 있지만, 미래의 병원 역할 중에는 생활 생체 모니터링도 포함되어 예방산업의 급격한 성장이 예상된다. 웨어러블기기 업체 및 보험회사의 과감한 투자와 함께 해당 산업은 급속하게 성장하고, 병원의 진단 및 치료 영역과의 협업 또한 이루어질 것이다.

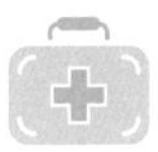

미래 진료시스템 둘러보기

휴일 아침, 잠에서 깨어 호수공원을 산책하듯이 가볍게 뛰었다. 오랜만에 운동을 해서일까? 유독 숨이 많이 차오른다는 느낌이 있었다. 앉아서 잠시 쉬는데 어지러움이 있어 눈을 감았다. 체력은 자신 있었는데 갑작스러운 증상에 당황했다. 오늘은 쉬기로 하고 내일 집 근처 의원에 검진을 예약했다. 의원에 방문하니 세심하게 나의 증상을 살피고 간단한 검사를 진행한 뒤 다시 상담에 들어갔다. 3차병원과 함께 진료를 볼 것을 제안하여 승낙을 하니 옆에 있던 다른 모니터에 3차병원 의사가 등장해 진료상담을 진행했다. 심장에 문제가 있을 수 있고, 일시적으로 자율신경계에 불균형이 생겨 심박수가 느려져 혈압이 떨어져서 생기는 현상일 수도 있다는 의견이었다. 진료의뢰서를 발급해줄 테니 3차병원에서 정밀검사를 진행하며 추가 진료를 받자고 했고 3차병원 예약도 해주었다.

3차병원에서 진료예약 알림톡이 도착했다. 환자용 모바일 앱을 설치하라는 안내가 있어서 바로 설치했다. 사전 문진 안내 알림메시지가 보여서 환자용 모바일 앱에서 진료에 필요한 기본 문진을 작성한 다음 저장했다. 진료예약일에 맞추어 3차병원 입구로 들어가니 '내원 사실을 병원에 통보할까요?'라는 메시지가 휴대폰에 도착해서 '네' 버튼을 눌렀다. 원무부서에 방문해 진료의뢰서와 기타 자료를 제출하고 진료실 앞으로 갔다. 간호사는 내가 도착한 것을 어떻게 알았는지 이름을 불렀다. 간호사와 기본 문진을 다시 확인했다. 간호사가 손목에 스마트밴드를 채워주고는 혈압과 기본 생체를 체크하는 검사를 진행하도록 안내해주었다. 모바일 앱에서 주기적으로 수집된 환자 정보를 키오스크 장비에 인식하자 내 정보가 활성화되었다. 내가 할 일이라곤 혈압계에 팔을 넣고 준비가 되면 시작 버튼을 눌러주는 것 정도였다.

의사와 만나는 시간이 되어서 진료실 방으로 들어갔다. 의사는 스마트밴드와 혈압, 생체정보를 화면으로 보여주면서 이상수치에 관한 설명을 해주었다. 심장 질환이 의심된다며 심도자 검사와 심초음파 검사를 진행하자고 했다. 진료비는 모바일 앱에 '오픈 카드 등록하기'로 카드를 등록했더니 자동으로 결제되고, 내역은 모바일 앱에서 바로 확인되었다. 실비보험 청구 여부 버튼을 클릭하고 가입 보험사도 클릭하니 즉시 보험 신청이 되었다.

오후에 집에 도착하니 실비보험 청구 금액이 입금되었다는 알람과 함께, 다음에 있을 심도자 검사와 심초음파 검사 예약 일정 알림메시지도 도착했다. 집 정리를 마치고 소파에 앉아 검사 메시지와 연계된 검사 영상을 천천히 살펴보았다. 내가 받을 검사가 어떤 검사인지, 검사 방법은 무엇인지, 검사 전날 금식을 해야 하는지 등 필요한 정보를 바로 알 수 있었다. 문득 오늘 저녁에 고기 음식을 먹어도 괜찮은지 궁금했다. 모바일 앱에 '의사에게 문의하기' 버튼이 있어서 질의를 했더니 바로 고기 음식을 먹어도 괜찮다는 답을 받았다.

다음 날 아침에 일어나서 물을 한 잔 마시는데 흉통이 와서 걱정되었다. 그때 병원에서 전화가 왔다. 방금 심전도 그래프가 이상했다며 어떤 일이 있었는지 물어봤다. 병원에서 착용한 스마트밴드로 수집된 정보가 병원으로 전달되었던 것이다. 검사 일정을 바로 당일 오후로 바꿔주고 병원으로 오도록 안내를 받았다. 오후에 병원에 내원하여 검사받은 다음, 만약 심장조형술을 시행하여 혈관 상태를 파악해야 한다면 내일 입원해야 한다고 했다.

검사 후 귀가하자 병실 배정 알림메시지가 도착했다. 입원수속을 위한 서류를 천천히 작성하여 '저장' 버튼을 눌렀다. 다음 날 입원을 하기 위해 병실로 바로 이동하니 원무매니저가 신분을 확인하고는 병실생활에 필요한 설명을 해주며 함께 병실로 들어갔다. 이후 간호사가 체온측정 밴드를 겨드랑이에 부착해주었고 낙상, 위생, 식사 등에 대한 세부적인 설명과 침대에 설치된 모니터 사용법도 알려주었다. 저녁에 식사를 하고 나니 의사가 방문해서 혈관조영술에 관해 설명해주었다. 이후 모니터로 관련 영상과 설명서를 다시 보면서 동의서에 서명을 했다.

다음 날 아침, 이송 직원과 함께 혈관조영술 시술실로 들어가 혈관

조영술을 받았다. 수술 후에는 막혀 있던 혈관을 뚫었다는 설명을 들었다. 간호사가 수액을 팔에 주입해준 덕에 편안하게 잠들 수 있었다. 아침이 되자 기분이 상쾌했다. 퇴원 설명을 듣고 향후 주의사항과 치료계획에 대한 상세한 설명도 들었다. 그리고 당분간 스마트밴드를 착용하라고 하면서 처음 방문한 의원에 자료가 함께 공유되니 다음 진료는 의원으로 방문하여 받으라고 했다.

집에 귀가하자 심장 질환에 대한 교육 영상이 도착했다. 주의해야 할 음식, 어떤 운동을 주기적으로 하면 좋은지와 같은 지식을 접할 수 있었다. 그리고 일주일 치 약을 받았는데, 모바일 앱이 알람을 통해 약 먹을 시간을 자동으로 알려준다. 의원에서 진료를 보며 스마트밴드로 수집된 자료와 퇴원 후 컨디션을 확인했다. 당분간 스마트밴드는 착용하다가 한 달 정도 모니터링한 다음에 괜찮으면 스마트밴드를 반납하기로 했다.

이렇게 당황스럽고 불안했던 치료가 마무리되었다. 치료는 끝이 났지만 아직도 자그마한 증상이 발생하여 모바일 앱으로 문의하면 답변과 함께 필요한 정보를 바로 보내줘서 안심할 수 있다. 마치 바로 곁에 나만의 주치의가 항상 있는 것 같다.

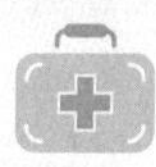

가치를 여는 열쇠

28년간 병원에서 근무하며 직접 체득한 병원 행정 업무의 전문성을 고려하여 이 책에서는 병원행정가를 병원의 관리운영 업무를 하는 관리행정가, 환자 진료와 관련한 모든 행정 업무를 담당하는 원무행정가, 환자 중심 진료의 재배치와 진료의 효율성을 디자인하는 프로세스디자인행정가 등으로 구분했지만 더 많은 전문 분야를 기준으로 다양하게 세분할 수도 있다. 병원행정가는 연극 무대의 배우처럼 여러 배역을 소화할 수 있는 능력을 자연스럽게 갖춘 사람처럼 보인다.

2021년 9월, 수술실 CCTV 설치 법률안이 통과되어 2023년 9월부터 본격적으로 시행되었다. 법안을 시행하기 위해서는 세부적인 기준을 시행규칙으로 만들어야 하는데, 시행규칙은 2023년 3월에 입법예고되었다. 본격적으로 병원 내 수술실에 CCTV를 설치하고 운영해야 했다. 수술실 운영에는 수술실위원회에서 해당 업무를 담당하고 주요 외과 의사가 참여한다. 병원의 모든 CCTV 설치 및 영상관리 담당은 시설관리팀이다. 하지만 수술실 CCTV는 설치한 이후에도 녹화 요청과 열람 업무를 하는 절차가 필요하다. 환자와 의사소통을 진행하는 업무는 수술실 간호팀과 원무부서가 담당할 수밖에 없다. 그렇다면 수술실 CCTV는 어느 부서에서 설치해야 할까? 각 부서에서 의견을 들어보면 수술실 CCTV에 대한 부분적인 역할을 수행하기 때문에 어렵다는 의견이 다수이다. 이런 상황은 병원행정가에게는 의료진과의 공감대 형성, 입찰 절차, 녹화 및 열람신청 프로세스 구축, 전산 프로그램 개발 과정 등 관리행정가와 프로세스디자인행정가의 역할이 모두 요구되고 있다.

병원의 전반적인 관리 운영을 책임지고 있는 병원 사무팀에서 수술실위원회 회의에 참석하여 의사결정과 의료진과의 공감대 형성을 이끌어냈고, 실무 운영 부서와 회의를 개최하여 수술실 CCTV 설치, 녹화 및 열람 절차 및 의사소통 프로세스 구축, 각종 안내 및 법적 서식 구비, 전산 프로그램 의뢰 및 설계 등을 구축하는 과정을 진행했다. 사실 병원 사무팀은 수술실 CCTV 설치 및 프로세스가 구축되고 나면 실제 실무가 진행될 때는 수술실 CCTV와 연관되는 부분이 전혀 없다. 하지만 시스템적인 체계를 구축하고 난 현재 시점에선 수술실 CCTV와 관련된 문제가 발생하면 제일 먼저 병원 사무팀으로 문의가 오고 있다. 결국 수술실 CCTV 운영의 중심 부서로 모든 사람에게 인식되었다. 무대에 올라가지 않아도 되는 엑스트라가 연극의 중심에서 새로운 가치로 탄생하는 순간이다.

병원행정가가 주연으로 캐스팅되는 경우는 많지 않다. 하지만 주연을 빛나게 하는 조연이나 주연의 역할을 대역하는 엑스트라의 역할을 수행하다가, 주연처럼 빛나는 새로운 가치를 만들어내는 병원행정가들의 사례가 수없이 많다. 전문화된 분야를 도화지에 비유할 때, 마치 하얀 도화지 속에 한 가지만 잘 그려내는 것보다 전혀 존재하지 않은 것을 자신만의 상상력으로 하나씩 채워 여러 그림을 완성해가는 즐거움은 병원행정가들이 가질 수 있는 특별한 선물과도 같다. 결국 병원행정가에게도 자신의 열정을 한 방향으로 선택하는 순간이 오게 된다. 여러 선택지 가운데 가치 있는 미래의 길을 여는 열쇠가 바로 자기 자신에게 있다는 사실을 기억해주면 좋겠다.

병원행정가로의 미래를 그리는 이들이 이 책 《병원행정가는 이렇게 일한다》를 통해서 자신만의 가치를 높일 작은 힌트를 발견할 수 있기를 진심으로 바란다.

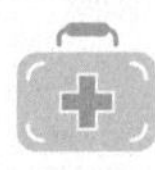

병원행정가는 이렇게 일한다

지 은 이 손종영

펴 낸 날 1판 1쇄 2024년 5월 24일

대표이사 양경철
편집주간 박재영
편　　집 강지예
디 자 인 박찬희

발 행 처 ㈜청년의사
발 행 인 양경철
출판신고 제313-2003-305(1999년 9월 13일)
주　　소 (04074) 서울시 마포구 독막로 76-1(상수동, 한주빌딩 4층)
전　　화 02-3141-9326
팩　　스 02-703-3916
전자우편 books@docdocdoc.co.kr
홈페이지 www.docbooks.co.kr

ISBN 979-11-93135-21-1 (13510)

• 책값은 뒤표지에 있습니다.
• 잘못 만들어진 책은 서점에서 바꿔드립니다.